John E. Wanebo / Nadia Khan / Joseph M. Zabramski / Robert F. Spetzler

Moyamoya Disease: Diagnosis and Treatment

烟雾病诊断与治疗

主　编　〔美〕　约翰·E.韦尼伯
　　　　〔瑞士〕纳迪亚·卡恩
　　　　〔美〕　约瑟夫·M.扎布拉姆斯基
　　　　〔美〕　罗伯特·F.斯佩茨勒
主　审　赵继宗　王　硕　赵元立
主　译　张　东
副主译　王　嵘　叶　迅

天津出版传媒集团

天津科技翻译出版有限公司

著作权合同登记号：图字：02-2016-132

图书在版编目（CIP）数据

烟雾病诊断与治疗 /（美）约翰•E. 韦尼伯
(John E. Wanebo) 等主编 ; 张东主译 . — 天津 : 天津
科技翻译出版有限公司 , 2019.3
书名原文 : Moyamoya Disease:Diagnosis and
Treatment
ISBN 978-7-5433-3812-8

Ⅰ .①烟… Ⅱ .①约… ②张… Ⅲ .①脑血管疾病—
诊疗 Ⅳ .① R743

中国版本图书馆 CIP 数据核字 (2018) 第 058638 号

Copyright © 2014 of the original English language edition by Thieme Medical
Publishers,Inc.,New York,USA.
Original title:
Moyamoya Disease：Diagnosis and Treatment by
John E. Wanebo / Nadia Khan / Joseph M. Zabramski / Robert F. Spetzler

----

中文简体字版权属天津科技翻译出版有限公司。

授权单位 :Thieme Medical Publishers,Inc
出　　　版 :天津科技翻译出版有限公司
出 版 人 :刘 庆
地　　　址 :天津市南开区白堤路 244 号
邮政编码 :300192
电　　　话 :022-87894896
传　　　真 :022-87895650
网　　　址 :www. tsttpc. com
印　　　刷 :山东鸿君杰文化发展有限公司
发　　　行 :全国新华书店
版本记录 :787×1092　16 开本　12.75 印张　300 千字
　　　　　　2019 年 3 月第 1 版　2019 年 3 月第 1 次印刷
　　　　　　定价 :158.00 元

（如发现印装问题,可与出版社调换）

主审简介

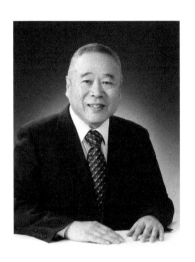

赵继宗　主任医师,中国科学院院士,神经外科医学家。1969 年毕业于第四军医大学,1989—1990 年在美国 MD Anderson 肿瘤医院进修。首都医科大学附属北京天坛医院神经外科学系教授、主任,国家神经性疾病临床医学研究中心主任。中华医学会神经外科学分会第四、五届主任委员,中国卒中学会会长,世界神经外科联盟执委,Dandy 神经外科学会中国主委。7 种国际神经外科杂志编委。

长期从事神经外科临床与临床基础研究。在国内率先建立具有国际先进水平的微创神经外科技术平台,降低患者手术后神经功能缺损,将神经外科手术从脑解剖结构保护提升到脑功能保护,推动我国神经外科学达到国际先进水准。主编《颅脑肿瘤外科学》《血管神经外科学》和《神经外科学》等专著 13 部。主持编纂了我国《临床诊疗指南:神经外科分册》和《临床技术操作规范:神经外科分册》。获得国家科技进步二等奖 3 项,北京市和中华医学科技一等奖 2 项。

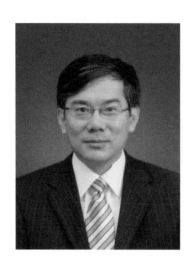

王硕　主任医师,教授,博士生导师,现任首都医科大学附属北京天坛医院神经外科主任,脑血管病房主任,首都医科大学神经外科学院副院长。主要从事脑血管疾病及颅内肿瘤的外科治疗。每年完成脑血管病和颅内肿瘤手术 500 台以上,手术致残率和死亡率较低,达到国际先进水平。承担"十二五"和"十三五"等多项国家级和省市级基础和临床的脑血管疾病课题。获国家科技进步二等奖 3 项,北京市科技进步奖 5 项,中华医学会科技奖 3 项,获北京市跨世纪人才和 2005—2006 年度卫生部有突出贡献中青年专家。目前担任中华医学会神经外科学分会主任委员;中国卒中学会脑血管外科分会主任委员;中国医师协会神经外科医师分会常委;中国研究型医院学会脑血管病学专业委员会副主任委员;海峡两岸医药卫生交流协会神经外科专业委员会副主任委员;国家卫生计生委脑卒中防治专家委员会出血性外科专业委员会副主任委员;中国医师协会整合医学分会整合神经外科学副主任委员;中国神经科学学会神经外科学基础与临床分会副主任委员;北京医师协会神经外科专家委员会主任委员;中华医学会北京分会神经外科学分会副主任委员;担任《中华医学杂志》编委,《中华神经外科杂志》副总编辑,《中华神经外科杂志》(英文版)副总编辑,《中国卒中杂志》编委,《中国临床神经外科杂志》编委等。

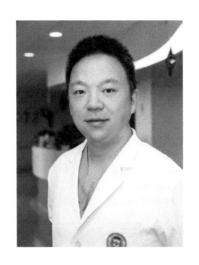

赵元立　主任医师，教授，博士生导师，现就职于首都医科大学附属北京天坛医院神经外科。1996年毕业于中国协和医科大学八年制医学专业，获得医学博士学位。此后一直在北京天坛医院神经外科工作。2015年起兼任北京大学国际医院神经外科主任。主要从事脑血管外科、颅脑肿瘤以及颅脑创伤的临床工作及基础研究。1998年入选北京市科技新星计划，2000年当选为北京市卫生系统先进个人。国家"十五"期间，作为课题主要成员参与"脑卒中规范化外科治疗"科技支撑计划，参与制定并推广脑出血治疗指南，获得良好的社会效益和经济效益，获教育部科技进步推广二等奖。主持"十一五""十二五"国家科技支撑计划分课题。于2003年、2005年和2009年作为课题组主要成员3次获得国家科技进步二等奖，多次获得省部级科技奖励。目前承担多项国家自然科学基金等科研项目。参与筹备我国第一本神经外科英文期刊，目前担任 *Chinese Neurosurgical Journal* 编辑部主任，并担任 *World Neurosurgery*、*Neurosurgery* 等神经外科专业国际主要期刊的国际编委和审稿人。

主译简介

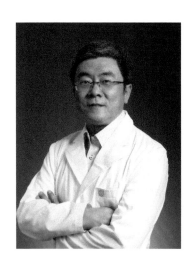

　　张东　主任医师,教授,医学博士,博士生导师,比利时自由大学 Erasme 医院访问学者,现任首都医科大学附属北京天坛医院神经外科脑血管病 2 病区主任。长期从事神经外科疾病尤其是脑血管疾病和老年脑肿瘤的外科治疗,在脑动脉瘤、脑血管畸形等出血性疾病的治疗,以及颅内外血管搭桥手术治疗烟雾病和动脉粥样硬化等缺血性脑血管病方面达到较高的学术水平,在学科领域具有较大的影响。负责并参与多项国家自然科学基金项目,参与"十一五""十三五"科技攻关等重大科研计划。获得国家科技进步二等奖 2 项(参与),中华医学会科技奖一等奖和北京市科技进步一等奖、二等奖多项(参与)。发表学术论文 40 余篇,参编由赵继宗主编的《神经外科学》《血管神经外科学》《微创神经外科学》和《神经外科手术精要与并发症》等学术专著多部。

副主译简介

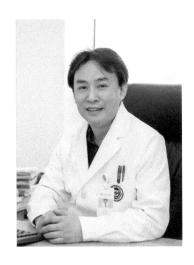

王嵘　主任医师，教授，博士生导师，现就职于首都医科大学附属北京天坛医院神经外科及北京大学国际医院神经外科。任国家卫计委脑防办缺血性脑卒中外科专家委员会常务委员，中华医学会神经外科学分会青年委员，北京神经外科学会青年委员，中国研究型医院学会脑血管病学专业委员会委员，中国医师协会脑血管病专业委员会委员。研究方向为：脑血管病外科治疗与基础研究、神经外科术中影像引导与监测技术的应用。主要从事颅脑血管病的临床手术治疗，如烟雾病、颅内动脉闭塞、颈内动脉狭窄、脑动脉瘤、脑动静脉畸形等疾病。近年来，以缺血性脑病的手术治疗为主要发展方向，尤其擅长颅内外动脉搭桥术、颈动脉内膜剥脱术及颅脑动脉疾病的复合手术。作为主编及副主编组织编写人卫社教材 2 部。

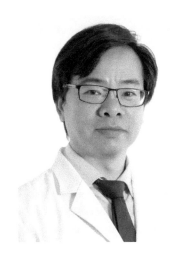

叶迅　博士，副主任医师，先后在澳大利亚 Alfred 医院和美国巴罗神经病学研究所做访问学者，主要从事脑血管疾病的外科治疗及基础研究。任中国研究型医院学会脑血管病学专业委员会青年委员会常务委员，北京医学会介入学分会复合手术学组委员，*Chinese Neurosurgical Journal* 审稿人，北京市"神经系统 3D 打印临床医学转化"工程技术研究中心主要负责人之一。主持并参与多项校级、国家级课题，近 5 年发表论文 20 余篇，SCI 收录论文 10 余篇，参编神经外科专著 2 部。

译者名单

主　审

赵继宗　首都医科大学附属北京天坛医院

王　硕　首都医科大学附属北京天坛医院

赵元立　首都医科大学附属北京天坛医院

主　译

张　东　首都医科大学附属北京天坛医院

副主译

王　嵘　首都医科大学附属北京天坛医院

叶　迅　首都医科大学附属北京天坛医院

学术秘书

郝　强　首都医科大学附属北京天坛医院

译　者　（按姓氏汉语拼音排序）

陈　玉　首都医科大学附属北京天坛医院

陈晓霖　首都医科大学附属北京天坛医院

邓晓峰　首都医科大学附属北京天坛医院

段　然　北京大学国际医院

费小斌　首都医科大学附属北京天坛医院

葛培聪　首都医科大学附属北京天坛医院

郭　庚　山西医科大学第一医院

郝　强　首都医科大学附属北京天坛医院

姜朋军　首都医科大学附属北京天坛医院

金蔚涛　北京大学国际医院

李　姝　首都医科大学附属北京天坛医院

刘　畅　首都医科大学附属北京天坛医院

刘兴炬　首都医科大学附属北京天坛医院

马　力　首都医科大学附属北京天坛医院

谭存鑫　北京大学国际医院

王　昊　首都医科大学附属北京天坛医院

王　亮　北京大学国际医院

王　嵘　首都医科大学附属北京天坛医院

叶　迅　首都医科大学附属北京天坛医院

张　东　首都医科大学附属北京天坛医院

张　俊　北京大学国际医院

张　谦　首都医科大学附属北京天坛医院

赵　阳　北京大学国际医院

赵雅慧　首都医科大学附属北京天坛医院

周梦圆　首都医科大学附属北京天坛医院

编者名单

Hiroshi Abe, MD, PhD
Assistant Professor of Neurosurgery
Department of Neurosurgery
Faculty of Medicine, Fukuoka University
Fukuoka, Japan

Norberto Andaluz, MD
Associate Professor of Neurosurgery
Department of Neurosurgery
University of Cincinnati College of Medicine
UC Neuroscience Institute
Mayfield Clinic
Cincinnati, Ohio

Terry C. Burns, MD, PhD
Neurosurgery Resident
Department of Neurosurgery
Stanford University School of Medicine
Stanford, California

E. Sander Connolly Jr., MD
Professor of Neurological Surgery
Vice Chairman of Neurosurgery
Director, Cerebrovascular Research Laboratory
Surgical Director, Neuro-Intensive Care Unit
Neurological Surgery
Columbia University
New York, New York

Douglas J. Cook, MD, FRCS(C)
Assistant Professor
Department of Neurosurgery
Queen's University
Ontario, Canada

Marcus Czabanka, MD
Department of Neurosurgery
University Medicine Charité, Berlin
Berlin, Germany

Colin P. Derdeyn, MD
Professor of Radiology, Neurology, and
    Neurological Surgery
Mallinckrodt Institute of Radiology
Washington University School of Medicine
St. Louis, Missouri

Andrew J. Duren, BA
Department of Neurosurgery
Columbia University College of Physicians
    and Surgeons
New York, New York

Vijeya Ganesan, MB ChB, MD
Senior Lecturer Paediatric Neurology
Neurosciences Unit
UCL Institute of Child Health
London, United Kingdom

Peter A. Gooderham, MD
Cerebrovascular Surgery Fellow
Department of Neurosurgery
Stanford University School of Medicine
Stanford, California

Toshiaki Hayashi, MD, PhD
Department of Neurosurgery
Miyagi Children's Hospital
Sendai, Japan

Toshio Higashi, MD, PhD
Associate Professor of Neurosurgery
Department of Neurosurgery
Faculty of Medicine, Fukuoka University
Fukuoka, Japan

Kiyohiro Houkin, MD, PhD
Professor
Department of Neurosurgery
Hokkaido University
Sapporo, Japan

Kiyonobu Ikezaki, MD, PhD
Professor of Medicine
Neuroscience Center
Fukuoka Sanno Hospital
International University of Health and
  Welfare
Fukuoka, Japan

Tooru Inoue, MD, PhD
Professor of Neurosurgery
Department of Neurosurgery
Faculty of Medicine, Fukuoka University
Fukuoka, Japan

Richard A. Jaffe, MD, PhD
Professor of Anesthesia
Department of Anesthesia
Stanford University School of Medicine
Stanford, California

Nadia Khan, MD
Associate Professor and Head of Moyamoya
  Center
Division of Pediatric Neurosurgery
Department of Surgery
University Children's Hospital Zurich
Zurich, Switzerland

Tomomi Kimiwada, MD, PhD
Department of Neurosurgery
Miyagi Children's Hospital
Sendai, Japan

Boris Krischek, MD, PhD
Professor of Neurosurgery
Department of Neurosurgery
University Hospital of Cologne
Cologne, Germany

Jaime R. López, MD
Associate Professor
Department of Neurology and Neurological
  Sciences
Department of Neurosurgery
Stanford University School of Medicine
Stanford, California

Michael P. Marks, MD
Professor of Radiology and Neurosurgery
Chief of Interventional Neuroradiology
Department of Radiology
Stanford University School of Medicine
Stanford University Medical Center
Stanford, California

Diana G. McGregor, MB, BCh
Clinical Associate Professor of Anesthesia
Department of Anesthesia
Stanford University School of Medicine
Stanford, California

Takeshi Mikami, MD, PhD
Associate Professor
Department of Neurosurgery
Sapporo Medical University
Sapporo, Japan

Jeannine V. Morrone-Strupinsky, PhD
Arizona Neuropsychological Services
Chandler, Arizona

Peter Nakaji, MD, FACS, FAANS
Professor of Neurosurgery
Director, Neurosurgery Residency Program
Director, Minimally Invasive Neurosurgery
Division of Neurological Surgery
Barrow Neurological Institute
Phoenix, Arizona

Ramon L. Navarro, MD
Cerebrovascular Surgery Fellow
Department of Neurosurgery
Stanford University School of Medicine
Stanford, California

Joanne Ng, MB ChB
Clinical Research Fellow
Neurosciences Unit
UCL Institute of Child Health
London, United Kingdom

George P. Prigatano, PhD, ABPP-CN
Newsome Chair, Department of Clinical
    Neuropsychology
Barrow Neurological Institute
St. Joseph's Hospital and Medical Center
Phoenix, Arizona

Hyoung Kyun Rha, MD, PhD
Professor
Department of Neurosurgery
St. Mary's Hospital
Catholic University
Seoul, Korea

Constantin Roder, MD
Department of Neurosurgery
University of Tübingen
Tübingen, Germany

James R. Sagar, MD
Stroke Research Fellow
Mallinckrodt Institute of Radiology
Washington University School of Medicine
St. Louis, Missouri

Reizo Shirane, MD, PhD
Professor of Pediatric Neurosurgery
Departments of Pediatric Neurosurgery
Miyagi Children's Hospital
Tohoku University
Sendai, Japan

Edward R. Smith, MD
Associate Professor of Surgery (Neurosurgery),
    Harvard Medical School
Department of Neurosurgery
Boston Children's Hospital
Boston, Massachusetts

Robert F. Spetzler, MD
Director and J.N. Harber Chair of Neurological
    Surgery
Barrow Neurological Institute
St. Joseph's Hospital and Medical Center
Phoenix, Arizona

Professor, Department of Surgery
Section of Neurosurgery
University of Arizona College of Medicine
Tucson, Arizona

Robert M. Starke, MD, MSc
Resident in Neurological Surgery
Department of Neurological Surgery
University of Virginia
Charlottesville, Virginia

Gary K. Steinberg, MD, PhD
Bernard and Ronni Lacroute-
    William Randolph Hearst Professor of
    Neurosurgery and the Neurosciences
Department of Neurosurgery
Stanford University School of Medicine
Stanford, California

Teiji Tominaga, MD, PhD
Department of Neurosurgery
Tohoku University Graduates School of
    Medicine
Sendai, Japan

Michael Tymianski, MD, PhD, FRCS(C)
Professor of Surgery
Division of Neurosurgery
University of Toronto
Ontario, Canada

Peter Vajkoczy, MD
Professor
Department of Neurosurgery
Charite Universitaetsmedizin Berlin
Berlin, Germany

Gregory J. Velat, MD
Division of Neurological Surgery
Barrow Neurological Institute
St. Joseph's Hospital and Medical Center
Phoenix, Arizona

John E. Wanebo, MD, FACS
Director, Barrow Moyamoya Center
Barrow Neurological Institute
St. Joseph's Hospital and Medical Center
Phoenix, Arizona

Assistant Clinical Professor of Neurosurgery
University of Arizona
Phoenix, Arizona

Head, Division of Neurosurgery
Scottsdale Healthcare
Scottsdale, Arizona

Associate Professor of Surgery
Uniformed Services University of the
    Health Sciences
Bethesda, Maryland

Yasuhiro Yonekawa, MD
Professor Emeritus
University of Zurich
Zurich, Switzerland

Joseph M. Zabramski, MD
Professor of Neurological Surgery and Chief of
  Cerebrovascular Surgery
Barrow Neurological Institute
St. Joseph's Hospital and Medical Center
Phoenix, Arizona

Chairman, Department of Surgery
Scottsdale Healthcare
Scottsdale, Arizona

Mario Zuccarello, MD
Professor and Frank H. Mayfield Chair for
  Neurological Surgery
Chairman
Department of Neurosurgery
University of Cincinnati College of Medicine
Cincinnati, Ohio

中文版序言

　　烟雾病在东亚各国如日本、韩国发病率较高，在我国以河南、山东等省市多见，成人及儿童均有发病，且可因出血、缺血性卒中造成终身残疾，为患者及其家庭带来痛苦与不幸。1969 年，日本医师 Jiro Suzuki 和 Akira Takaku 首次提出"烟雾病"的概念，距今已经近 50 年，经过无数科学家及医学工作者的努力，对于该病的认识有了一定的进步，对于该病的治疗也形成了一定的规范。在此基础上，John E. Wanebo、Nadia Khan、Joseph M. Zabramski、Robert F. Spetzler 联合世界范围内的烟雾病专家，结合他们多年的治疗及研究经验，共同编写了此书。

　　此译本为迄今为止我国第一本关于烟雾病的译著。对于此书的出版是十分合理且明智的。本书的英文原版出版于 2013 年，其中的许多观点及内容目前仍在沿用，暂无过时的风险。相对于其他烟雾病专著，本书更加系统、全面地阐述了烟雾病的各个方面，包括流行病学、自然史、遗传学、诊断、治疗、手术方式等，更加难能可贵的是，本书中提供了许多最新的研究进展以及以往的烟雾病专著中未涵盖的论题。

　　对于希望了解烟雾病的临床医生及研究工作者来说，本书均具有极大的参考价值，既能为初学者提供快速且全面的了解烟雾病的方法，也可为希望深入了解该病的研究工作者和高年资临床医生提供便捷的门径。我们真诚地向各界人士推荐本译著，希望本书能提高广大医疗工作者对烟雾病的认识，促进对于该病的更深入研究，从而进一步使广大烟雾病患者受益。

赵继宗

中文版前言

　　我国是烟雾病发病率最高的国家之一,因此,了解及认识烟雾病和诊疗手段对于中国神经外科医生来说尤为必要。然而,目前距离"烟雾病"的概念首次提出已接近 50 年,我国尚无一本介绍烟雾病特点及其诊疗方式的专著或译著,广大同行只能通过神经外科专著的只言片语以及海量的文献来认识该疾病。为了解决该问题,我们组织了一批医务工作人员对本书进行了翻译,希望能对渴望及需要系统了解、认识烟雾病的神经外科医生提供初步的帮助。

　　本书主要包括三部分内容:第一部分回顾了烟雾病及烟雾综合征的自然史、诊断、影像学表现、遗传学等的经典内容及研究进展,讨论了烟雾病的主要背景知识;第二部分主要介绍了烟雾病的治疗手段,包括内外科治疗、不同的手术方式、麻醉管理等;第三部分比较了各国烟雾病的特征。本书内容丰富且深入浅出、重点突出、易于阅读,并且提供了许多最新的研究进展,为理解烟雾病提供了系统的方案,是任何参与烟雾病管理的医生的必读书目。此外,本书中对于手术方式有详细的介绍,并且通过丰富的图片形式展现,适合于希望学习烟雾病术式的外科医生。

　　我们真诚地希望本书能够为可能诊治烟雾病患者的神经外科同行提供帮助,也希望此书能够有助于增进各亚专业的临床医生以及研究人员对烟雾病的了解。首都医科大学天坛医院神经外科十分荣幸能够参与本书的翻译及出版工作。感谢几位年轻译者和编辑的辛勤劳动。但书中难免有错误及不足之处,恳请各位同道及读者指正!

序言一

出版一本关于烟雾病的新书的时机已经成熟。自从日本医师 Jiro Suzuki 和 Akira Taka-ku 在 1969 年首次描述这种"孤儿"疾病之后,关于该病的研究不断进展。我第一次见到烟雾病病例是在 20 世纪 60 年代末,那时我还是住院医生,该病例没有被明确诊断为烟雾病,因为当时关于烟雾病的知识还没有传播到北美地区;直到 20 年之后,在经历了两次卒中之后,该患者才获得确诊。直到 20 世纪 70 年代后期,Harold Hoffman 及其同事的工作成果发布以后,我才首次了解儿童烟雾病的临床表现。1982 年,我进行了个人的首例儿童烟雾病手术。至今已获得了许多关于该疾病的知识。本书由 John E. Wanebo、Nadia Khan、Joseph M. Zabramski 和 Robert F. Spetzler 等共同编写,更新了有关该疾病的最新知识。第 1 篇包括 Ki-yohiro Houkin 和 Takeshi Mikami 关于"综合征"与"疾病"的定义——这是在过去几十年间才被区分开的,还有多伦多的学者们编写的烟雾病典型影像学表现,以及哥伦比亚神经外科医生编写的本病自然史的综述。我们中的许多人都对烟雾病的遗传性感兴趣,Constantin Roder 和 Boris Krischek 编写的章节回顾了这方面的内容。烟雾病治疗的一个难点是解读烟雾病的脑灌注影像诊断以确定治疗方案,这部分内容由圣路易斯华盛顿大学经验丰富的影像专家编写。如我们所知,烟雾病已在世界各国广泛报道,由辛辛那提研究小组编写的一章专门讨论了烟雾病在全球范围内的流行病学。烟雾病最鲜为人知的一个方面是皮质微血管的作用,由柏林神经外科编写的章节论述了这一主题。菲尼克斯神经病学和神经心理学研究组描述了如何将心理测试用于评估烟雾病的患者,以上共同构成本书的第 1 篇。

本书的第 2 篇讨论了可用于烟雾病患者的各种治疗方法。来自伦敦和斯坦福的团队回顾了内科治疗和血管内治疗。血管内治疗的章节坦率地讨论了该方案治疗此疾病的局限性,并提供了反对在烟雾病患者群体中使用血管内技术的论据。来自波士顿、菲尼克斯、苏黎世和日本的神经外科学家讨论了烟雾病患者进行皮层血运重建的一些外科手术方法。斯坦福大学麻醉小组对麻醉患者的麻醉和围术期患者管理策略进行了回顾。

本书的第 3 篇讨论了本病中最引人注目和最重要的方面之一,即烟雾病患者手术后的长期预后,数据来自斯坦福、日本和韩国的烟雾病治疗团队。这些章节对于所有治疗烟雾病患者的医生都是重要的,因为该问题是患者和家属在晚期随访期间最常关注的问题之一,这一问题仍在全世界的患者队列中继续研究。

本书对于治疗成人和儿童卒中和一过性脑缺血发作（TIA）患者的神经内科医生和神经外科医生大有裨益。书中提供的信息将帮助相关专业的医生诊断病情，解读和进行诊断性检查。神经外科医生可获得用于治疗烟雾病的各种外科技术的详细描述，并从临床实践的长期经验中受益。希望本书出版后，编者们可以再次聚首编撰第 2 版，不断更新关于该疾病的知识，令所有相关专业的医生都能继续学习。

R. Michael Scott，MD

小儿神经外科研究会主席

外科（神经外科）教授

哈佛医学院

波士顿儿童医院

波士顿，马萨诸塞州

序言二

　　烟雾病在 20 世纪 60 年代被确认为单一的临床病种,"moyamoya"一词首次出现在 Jiro Suzuki 于 1969 年发表的英语文章中。从那时起,烟雾病的临床和基础研究主要由日本团体进行,如自发性 Willis 环闭塞症研究委员会,因为该病在亚洲具有相对较高的发病率。随着关注和报道的增加,Suzuki 在 1986 年首次出版关于本病的英文专著,第一届烟雾病国际研讨会在 1996 年由 Masashi Fukui 教授主办。自此,对烟雾病的认识已经传播到世界各地,关于烟雾病的几项综述也定期发表,多来自于亚洲国家。John E. Wanebo、Nadia Khan、Joseph M. Zabramski 和 Robert F. Spetzler 联合该领域中世界领先的专家,将他们多年的治疗经验共同编纂成书。

　　本书由多人编撰,结构合理,是所有参与烟雾病患者治疗与护理的医生的必读书目。本书篇幅适中,易于阅读,且提供了烟雾病的最新进展,特别是在其病因和发病机制、流行病学和长期预后等方面。

　　本书分为 3 篇。第 1 篇阐述烟雾病的重要背景知识并讨论了烟雾病的诊断方法,对相关专业领域的神经病学家和神经放射学家较有帮助。第 2 篇着重于患者的护理,涵盖内科治疗、血管内治疗以及各种用于治疗烟雾病的血运重建术。一个专门的章节总结了烟雾病患者的麻醉管理。第 3 篇比较了美国、日本和韩国进行旁路手术后的长期预后。

　　虽然这本书主要是为神经外科医生编写,但也适用于机构、图书馆和其他临床医生(除神经外科医生外,还包括神经内科医生、神经放射学医生、儿科医生和麻醉师等),以及研究烟雾病的相关科研人员。

　　编者相信,世界各地有许多读者正面临着治疗烟雾病患者的挑战。基于编者的努力,我真诚地希望人们对于烟雾病将有更正确的认识,使其在世界范围内获得广泛研究,本书将有助于阐明病因并建立完全治愈这种疾病的方案。

Kiyonobu Ikezaki,MD,PhD
国际医疗福利大学
福冈,日本

前　言

《烟雾病诊断与治疗》主要面向直接参与烟雾病患者治疗与护理的神经内科医生和神经外科医生。了解和治疗烟雾病需要通过多学科交叉的途径，由几个专家共同合作治疗成年和儿童患者。因此，包括儿科医生、神经心理学家、儿童发展专家、护士、康复医生、麻醉师和放射科医生在内的各种护理人员将从这些信息中受益。

虽然烟雾病较罕见，但该病目前已被广泛认识，应该积极治疗。关于该主题的论文大量涌现，自1970年以来已发表了2000多篇，其中一半在近10年发表。但目前关于烟雾病的图书正在变得过时，最近两本关于这一主题的英文图书出版于2001年和2010年。

本书由神经外科医生编写，分为3篇。第1篇介绍了关于烟雾病的定义和表现的最新知识；第2篇描述了脑血运重建术的正确指征；第3篇详细阐述了治疗烟雾病的外科技术及其结果。

本书展现了关于烟雾病病理生理学和自然史的最新进展，由本领域专家阐述了重要的诊断工具，如神经认知检查和脑血流检查。以前的烟雾病书目中未涵盖的话题，如关于皮层微血管、遗传学、神经精神评估和血管内治疗，在本书中也有介绍。在治疗技术方面，包括直接和间接血运重建，通过精确的描述和详细的图示进行了详细的说明，总结了几十年来的内科和外科手术治疗的经验教训。

《烟雾病诊断与治疗》受益于巨大的国际投入，反映了来自亚洲、北美洲到欧洲8个国家的领先机构的理念和长期治疗经验。

我们希望提供一本实用的、具有临床导向的参考书，从而为临床医生和神经外科医生在日常实践和培训中提供帮助。

John E. Wanebo，MD，FACS

Nadia Khan，MD

Joseph M. Zabramski，MD

Robert F. Spetzler，MD

致　谢

　　本书的编辑工作是由巴罗神经病学研究所神经科学出版办公室的卓越团队努力完成的。我们要感谢编辑 Shelley Kick 和 Dawn Mutchler，以及编辑助理 Clare Prendergast、Talisa Umfress 和 Mandi Leite，他们为本书投入了大量的时间和精力。特别要感谢 Clare Prendergast 对我们的指导。感谢我们的插图画家 Mark Schornak 和 Kristen Larson，他们的插图使解剖和外科概念更加形象。感谢制作视频的动画师 Michael Hickman。我们还要感谢 Jaime-Lynn Canales，他负责插图的排版。此外，我们还要感谢 Marie Clarkson，他对本书包括的视频和相应的音频进行了编辑和准备。

John E. Wanebo

Nadia Khan

Joseph M. Zabramski

Robert F. Spetzler

献给我的父母 Harold 和 Claire，他们指引了我的道路；献给我的孩子 Oliver、Grace 和 Ella；献给我亲爱的妻子 Sonja，感谢她的鼓励和支持。

John E. Wanebo, MD, FACS

献给瑞士苏黎世烟雾病中心所有的患儿和家属们，希望本书可以进一步增强人们对烟雾病的认识。献给我们的医师、护士和手术室工作人员，感谢他们提供的高质量的医护服务。

Nadia Khan, MD

非常感谢本书的编写团队成员。我衷心地希望本书的出版可以改善烟雾病患者的生活，鼓励研究者们对该病的病理与治疗进行更多的研究。

Joseph M. Zabramski, MD

我从患者身上学到很多，把本书献给他们，并希望更多的患者可以受益于本书中呈现的关于烟雾病的知识。

Robert F. Spetzler, MD

目　录

第 1 篇
烟雾病的诊断：
定义、分型、症状学

第1章
烟雾病和烟雾综合征

Kiyohiro Houkin，Takeshi Mikami

引言

烟雾病以双侧颈内动脉（ICA）末端原发性慢性进行性狭窄为特点，这种特殊的脑血管疾病可在大脑基底部形成一些由侧支通路构成的异常网状血管，来代偿原发病导致的脑缺血，这些网状血管又称为"Moya-moya 血管"（烟雾血管）。Moyamoya 在日语里表示"一缕烟"的意思，用来描述这类患者的脑血管造影中侧支血管的形态[1]。烟雾病的概念是在 20 世纪 60 年代确立的[2-3]。脑血管造影可以展示本病独特的病程变化：从初期颈内动脉末端的轻微狭窄到末期双侧颈内动脉闭塞。在疾病终末期，整个大脑血运由颈外动脉系统和椎基底动脉系统代偿[1-4]。

烟雾病另一个特点是其独特的临床表现。儿童患者多表现为脑缺血：从一过性脑缺血发作（TIA）到完全性卒中不等。儿童 TIA 和完全性卒中可由过度换气诱发，如吹凉热的食物和吹奏管乐器。而半数成人患者表现为颅内出血。许多患者还主诉有偏头痛样头痛。部分患儿可表现为类似于舞蹈症的不自主运动。

流行病学

烟雾病的发病率有明显的种族差异。虽然在世界范围内都有发病，但主要集中在东亚地区。1994 年，Wakai 等人[5]进行的日本流行病学研究显示，烟雾病患病率为 3.16/100 000，发病率为 0.35/100 000。美国的研究显示，其发病率为 0.086/100 000。与高加索人相比，不同种族发病率的比值分别为：亚裔美国人 4.6[95% 置信区间（CI），3.4~6.3]；非洲裔美国人 2.2（95%CI，1.3~2.4）；印第安人 0.5（95%CI,0.3~0.8）[6]。近期日本（北海道地区）的一项调查显示，烟雾病发病率比之前的全国范围的调查结果明显升高[7,8]。这种发病率的升高可能反映了对烟雾病和家族性烟雾病认识水平的提高。

磁共振成像（MRI）及磁共振血管造影

（MRA）技术为烟雾病患者的无症状家族成员提供了一种无创的检查手段。近几年，无症状烟雾病和非典型症状（如头痛）烟雾病逐渐受到关注[9,10]。这些无症状和非典型症状患者数量的增加，可能是由于近年来 MRI 的普及和行头部体检的人数增多。事实上，近期日本的研究表明：家族性烟雾病占 10%~16%，某些地区无症状烟雾病患者占 17%。男女比例比较明确，为 1：2[5]。目前仍没有合理的理论解释这种女性多发的现象。

烟雾综合征的定义仍不明确。烟雾综合征的脑血管造影表现和烟雾病类似，但其他特点不同。烟雾综合征的临床症状也和烟雾病类似。对烟雾综合征的流行病学尚无系统研究。

诊断标准

烟雾病是以其造影的特征表现定义的，尚无明确的实验室检查标准。1977 年，由日本健康劳动和福利省支持的研究小组从基础和临床方面对烟雾病进行了研究。1995 年，该研究小组发布了烟雾病诊断（表 1.1）和治疗指南[11]。

虽然脑血管造影在烟雾病的诊断中非常重要，但是 MRA 和 MRI 也能清晰显示颅内主要血管的病变，并成为烟雾病诊治的独立参考检查（图 1.1 和图 1.2）。基于磁共振技术的发展，从 1994 年开始，烟雾病的诊断指南把 MRA 和 MRI 作为确诊的检查之一[12,13]。随着 MRI 技术的迅猛发展，MRA 成为诊断烟雾病的一种具有高特异性和高敏感性的可靠检查手段，逐步替代传统的脑血管造影[14-17]。

在典型的儿童病例中，仅通过 MRI 即可确立诊断。但是在老年患者中，即使高分辨率 MRI 也不能明确地区分烟雾病和动脉粥样硬化。这种情况下，诊断必须依靠传统的造影。

烟雾病发病时的不同表现

如前所述，烟雾病可以在从儿童到成人的任何年龄发病。然而，有趣的是，其有两个发病年龄高峰：一个是 10 岁之前，另一个是中年。发病症状随年龄和烟雾病类型而异。在儿童中，常常表现为脑缺血，尤其是在过度换气后，如大哭、吹奏乐器、吃过热食物等。症状包括运动性瘫痪（四肢瘫、偏瘫、单瘫）、感觉异常、意识障碍、癫痫发作、头痛，多为间断性反复发作。对于多数患者，症状出现在身体的一侧，偶尔左右侧交替发病。部分患者表现为不自主运动，如舞蹈症[18]和肢体震颤。在脑缺血反复发作的患者中，会出现严重的脑萎缩，从而导致智力或精神障碍，儿童患者还可能出现注意力下降或多动症。

烟雾病患者的大脑后动脉在进展期前通常是通畅的[2]。部分后动脉受累的患者会出现视力或视野受损[19]。与成人患者不同，儿童，尤其 5 岁以下的患儿极少表现为脑出血。成人患者中，尤其是 25 岁或以上的患者常表现为突发性脑出血（脑室出血、蛛网膜下腔出血、脑实质出血），因脑出血的位置不同表现为意识丧失、头痛、无力、言语不清等。

组织学上，随着颈内动脉进行性狭窄，代偿性生成侧支血管或烟雾状血管，出血多是由于这些血管脆弱破裂[21]。颅底血流动

表 1.1　烟雾病诊断标准

A. 脑血管造影是诊断必不可少的检查,至少应该有以下表现:

　　1. 颈内动脉末端和(或)大脑前动脉和(或)大脑中动脉近端狭窄或闭塞

　　2. 动脉期,狭窄或闭塞血管周围出现异常血管网

　　3. 表现为双侧病变

B. 如果 MRI 和 MRA 有以下所有表现,可以不进行传统的脑血管造影:

　　1. MRA 表现为颈内动脉末端和大脑前动脉、大脑中动脉近端的狭窄或闭塞

　　2. MRA 表现为基底节区异常血管网。MRI 中一侧基底节区出现两个以上的血管流空信号时即可诊断为基底节区异常血管网

　　3.(1)和(2)为双侧病变

C. 因为烟雾病病因不清,有以下基础病变的脑血管疾病患者需要排除:

　　1. 动脉硬化

　　2. 自身免疫性疾病

　　3. 脑膜炎

　　4. 脑肿瘤

　　5. 唐氏综合征

　　6. 神经纤维瘤病

　　7. 颅脑外伤

　　8. 颅脑放射损伤

　　9. 其他(如镰状细胞贫血、结节性硬化)

D. 有诊断意义的病理学表现:

　　1. 颈内动脉末端及其周围的血管内膜增厚和继发的管腔狭窄或闭塞通常为双侧病变。在增厚的内膜中偶尔有脂质沉积

　　2. Willis 环的组成部分,如大脑前动脉、大脑中动脉和后交通动脉常表现为不同程度的狭窄或闭塞,伴有血管内膜纤维细胞增厚、内弹性膜弯曲、中膜变薄

　　3. Willis 环周围出现大量小血管(穿支和吻合支)

　　4. 软脑膜中小血管呈密网状聚集

诊断:参考 A~D,标准按以下划分(尸检时没有行脑血管造影的患者只参考 D)

　　1. 确诊病例:完全符合 A 或 B 和 C。儿童病例一侧符合 A-1 和 A-2(或 B-1 和 B-2),且对侧颈内动脉末端明显狭窄

　　2. 疑似病例:完全符合 A-1 和 A-2(或 B-1 和 B-2)和 C(单侧病变)

Source: Text used with permission from Elsevier. From Fukui M, Members of the Research Committee on Spontaneous Occlusion of the Circle of the Willis (Moyamoya Disease) of the Ministry of Health and Welfare.Guidelines for the diagnosis and treatment of spontaneous occlusion of the circle of Willis ('Moyamoya disease'). Clin Neural Neurosurg 1997;99(Suppl 2):S238-S240.[11]

力学改变也会导致微小动脉瘤形成[20]。颅内出血多表现为脑室内少量出血,因此症状比较轻微。然而,严重出血也会导致多发性神经功能缺失或进展为严重情况,从而导致死亡。此外,患者再次出血的可能性大,大约半数患者因出血死亡。

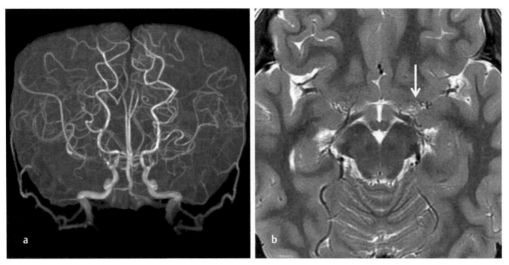

图 1.1   （a）MRA 示双侧颈内动脉末端闭塞改变。（b）T2 加权磁共振成像示基底池水平流空信号，提示烟雾血管（箭头）。

烟雾综合征

烟雾综合征是指与基础疾病相关的颈内动脉末端或大脑前和（或）中动脉近端血管狭窄或闭塞伴有异常血管网形成。在单侧病变的病例中，如果有基础疾病，也为烟雾综合征。其在日语中称为"rui-moyamoya disease"，英语中称为"quasi-moyamoya disease"。文献中报道过的和烟雾综合征相关的基础病见表 1.2[22,23]。

烟雾综合征可影响所有种族的人群。儿童患者常常伴有先天性疾病；成人患者常常伴有获得性疾病 [24, 25]。烟雾综合征可表现为癫痫或头痛，或无症状 [24, 25]。如果合并

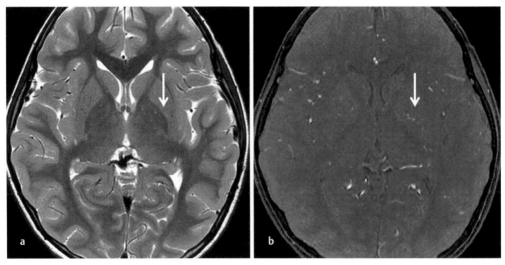

图 1.2   T2 加权（a）和时间飞跃 MRI 序列；（b）显示基底节区小的流空信号（箭头）。

表 1.2　烟雾综合征及其相关疾病

先天性疾病	获得性疾病
血液疾病	**自身免疫性疾病**
再生障碍性贫血	系统性红斑狼疮
Fanconi 贫血	抗磷脂抗体综合征
镰状细胞贫血	血小板减少性紫癜
地中海贫血	结节性动脉炎
球形红细胞增多症	干燥综合征
C- 蛋白缺乏症	甲状腺功能亢进
S- 蛋白缺乏症	
	肿瘤
先天畸形	鞍旁肿瘤
唐氏综合征	
神经纤维瘤病 - Ⅰ型	**感染性疾病**
结节性硬化	钩端螺旋体感染
马方综合征	结核感染
主动脉弓狭窄	脑膜感染
肌纤维不良	
成骨不全	**其他**
特纳综合征	颅脑损伤
先天性巨结肠	颅脑放射损伤
肾母细胞瘤	口服避孕药
多囊肾	药物滥用 (可卡因等)
Prader Willi 综合征	
Apert 综合征	**血管性疾病**
Alagille 综合征	脑动脉瘤
Williams 综合征	动静脉畸形
Noonan 综合征	静脉血管瘤
	海绵状血管瘤
代谢疾病	动脉粥样硬化性血管病
高脂蛋白血症	肾性高血压
糖原贮积症	其他未分类的疾病
脂质透明变性	
NADH-CoQ 还原酶活性异常	
丙酮酸激酶缺乏症	
高胱氨酸尿症	

缩写 :CoQ,辅助 Q10;NADH,烟酰胺腺嘌呤二核苷酸。

基础疾病导致的智力缺陷或者其他类型的　　脑血管病,会使临床表现更加复杂 [25]。

烟雾综合征的治疗和烟雾病类似。有趣的是，伴有激素异常的烟雾综合征，如甲状腺功能亢进，或伴有自身免疫疾病的烟雾综合征，纠正激素水平治疗或免疫抑制剂治疗是有效的 [26, 27]。已证实血运重建术（直接和间接）对合并神经纤维瘤病、唐氏综合征、放射损伤的烟雾综合征是有效的 [28-30]。基础疾病的自然病史会影响烟雾综合征患者的预后 [31]。

单侧烟雾病

单侧烟雾病也指可疑烟雾病，其表现为单侧颈内动脉末端狭窄或闭塞，伴有烟雾血管的形成。这种单侧病变可能合并基础疾病，如甲状腺功能亢进、脑动静脉畸形、唐氏综合征、Apert 综合征、神经纤维瘤病、放射性血管病、系统性红斑狼疮、干燥综合征。当和基础疾病并发时，仍然称为烟雾综合征。如果儿童患者一侧颈内动脉末端狭窄伴有烟雾血管形成，而对侧病变轻微，也可以确诊为烟雾病。这些改变只在烟雾病中可以见到，并且大多数患者最终进展为典型的双侧烟雾病 [11]。随着 MRI 的普及，无症状烟雾病的数量越来越多。因此，烟雾病真正的发病率要比目前报道的高。

有 10%~39% 的单侧烟雾病患者进展为双侧病变 [32, 33]。有学者认为，发病年龄越小，进展速度越快 [34]。然而，也有成人患者从单侧进展为双侧 [35]。

（张东 谭存鑫 译）

参考文献

1. Suzuki J, Takaku A. Cerebrovascular "moyamoya" disease. Disease showing abnormal net-like vessels in base of brain. Arch Neurol 1969;20(3):288–299

2. Kudo T. Spontaneous occlusion of the circle of Willis. A disease apparently confined to Japanese. Neurology 1968;18(5):485–496

3. Nishimoto A, Takeuchi S. Abnormal cerebrovascular network related to the internal cartoid arteries. J Neurosurg 1968;29(3):255–260

4. Suzuki J, Kodama N. Cerebrovascular "Moyamoya" disease. 2. Collateral routes to forebrain via ethmoid sinus and superior nasal meatus. Angiology 1971; 22(4):223–236

5. Wakai K, Tamakoshi A, Ikezaki K, et al. Epidemiological features of moyamoya disease in Japan: findings from a nationwide survey. Clin Neurol Neurosurg 1997; 99(Suppl 2):S1–S5

6. Uchino K, Johnston SC, Becker KJ, Tirschwell DL. Moyamoya disease in Washington State and California. Neurology 2005;65(6):956–958

7. Baba T, Houkin K, Kuroda S. Novel epidemiological features of moyamoya disease. J Neurol Neurosurg Psychiatry 2008;79(8):900–904

8. Kuriyama S, Kusaka Y, Fujimura M, et al. Prevalence and clinicoepidemiological features of moyamoya disease in Japan: findings from a nationwide epidemiological survey. Stroke 2008;39(1):42–47

9. Kuroda S, Hashimoto N, Yoshimoto T, Iwasaki Y; Research Committee on Moyamoya Disease in Japan. Radiological findings, clinical course, and outcome in asymptomatic moyamoya disease: results of multicenter survey in Japan. Stroke 2007;38(5):1430–1435

10. Ikeda K, Iwasaki Y, Kashihara H, et al. Adult moyamoya disease in the asymptomatic Japanese population. J Clin Neurosci 2006;13(3):334–338

11. Fukui M. Guidelines for the diagnosis and treatment of spontaneous occlusion of the circle of Willis ('moyamoya' disease). Research Committee on Spontaneous Occlusion of the Circle of Willis (Moyamoya Disease) of the Ministry of Health and Welfare, Japan. Clin Neurol Neurosurg 1997;99(Suppl 2): S238–S240

12. Houkin K, Aoki T, Takahashi A, Abe H. Diagnosis of moyamoya disease with magnetic resonance angiography. Stroke 1994;25(11):2159–2164

13. Yamada I, Matsushima Y, Suzuki S. Moyamoya disease: diagnosis with three-dimensional time-of-flight MR angiography. Radiology 1992;184(3):773–778

14. Yamada I, Suzuki S, Matsushima Y. Moyamoya disease: comparison of assessment with MR angiography and MR imaging versus conventional angiography. Radiology 1995;196(1):211–218

15. Hasuo K, Mihara F, Matsushima T. MRI and MR angiography in moyamoya disease. J Magn Reson Imaging 1998;8(4):762–766

16. Takanashi JI, Sugita K, Niimi H. Evaluation of magnetic resonance angiography with selective maximum intensity projection in patients with childhood moyamoya disease. Eur J Paediatr Neurol 1998;2(2):83–89

17. Kuroda S, Houkin K. Moyamoya disease: current concepts and future perspectives. Lancet Neurol 2008; 7(11):1056–1066

18. Lyoo CH, Oh SH, Joo JY, Chung TS, Lee MS. Hemidystonia and hemichoreoathetosis as an initial manifestation of moyamoya disease. Arch Neurol 2000; 57(10):1510–1512

19. Miyamoto S, Kikuchi H, Karasawa J, Nagata I, Ikota T, Takeuchi S. Study of the posterior circulation in moyamoya disease. Clinical and neuroradiological

evaluation. J Neurosurg 1984;61(6):1032–1037

20. Iwama T, Hashimoto N, Murai BN, Tsukahara T, Yonekawa Y. Intracranial rebleeding in moyamoya disease. J Clin Neurosci 1997;4(2):169–172

21. Kawaguchi S, Sakaki T, Morimoto T, Kakizaki T, Kamada K. Characteristics of intracranial aneurysms associated with moyamoya disease. A review of 111 cases. Acta Neurochir (Wien) 1996;138(11):1287–1294

22. Scott RM, Smith ER. Moyamoya disease and moyamoya syndrome. N Engl J Med 2009;360(12):1226–1237

23. Roach ES, Golomb MR, Adams R, et al; American Heart Association Stroke Council; Council on Cardiovascular Disease in the Young. Management of stroke in infants and children: a scientific statement from a Special Writing Group of the American Heart Association Stroke Council and the Council on Cardiovascular Disease in the Young. Stroke 2008;39(9):2644–2691

24. Rosser TL, Vezina G, Packer RJ. Cerebrovascular abnormalities in a population of children with neurofibromatosis type 1. Neurology 2005;64(3):553–555

25. Inoue T, Matsushima T, Fujii K, Fukui M, Hasuo K, Matsuo H. [Akin moyamoya disease in children]. No Shinkei Geka 1993;21(1):59–65

26. Czartoski T, Hallam D, Lacy JM, Chun MR, Becker K. Postinfectious vasculopathy with evolution to moyamoya syndrome. J Neurol Neurosurg Psychiatry 2005;76(2):256–259

27. Im SH, Oh CW, Kwon OK, Kim JE, Han DH. Moyamoya disease associated with Graves disease: special considerations regarding clinical significance and management. J Neurosurg 2005;102(6):1013–1017

28. Ishikawa T, Houkin K, Yoshimoto T, Abe H. Vasoreconstructive surgery for radiation-induced vasculopathy in childhood. Surg Neurol 1997;48(6):620–626

29. Jea A, Smith ER, Robertson R, Scott RM. Moyamoya syndrome associated with Down syndrome: outcome after surgical revascularization. Pediatrics 2005;116(5):e694–e701

30. Scott RM, Smith JL, Robertson RL et al. Long-term outcome in children with moyamoya syndrome after cranial revascularization by pial synangiosis. J Neurosurg 2004;100(2 Suppl Pediatrics):142–149

31. Kestle JR, Hoffman HJ, Mock AR. Moyamoya phenomenon after radiation for optic glioma. J Neurosurg 1993;79(1):32–35

32. Houkin K, Abe H, Yoshimoto T, Takahashi A. Is "unilateral" moyamoya disease different from moyamoya disease? J Neurosurg 1996;85(5):772–776

33. Hirotsune N, Meguro T, Kawada S, Nakashima H, Ohmoto T. Long-term follow-up study of patients with unilateral moyamoya disease. Clin Neurol Neurosurg 1997;99(Suppl 2):S178–S181

34. Kawano T, Fukui M, Hashimoto N, Yonekawa Y. Follow-up study of patients with "unilateral" moyamoya disease. Neurol Med Chir (Tokyo) 1994;34(11):744–747

35. Kuroda S, Ishikawa T, Houkin K, Nanba R, Hokari M, Iwasaki Y. Incidence and clinical features of disease progression in adult moyamoya disease. Stroke 2005;36(10):2148–2153

第2章
烟雾病的分类和影像学表现

Douglas J. Cook，Michael Tymianski

引言

烟雾病最早在 1957 年提出，是一种原发性颈内动脉末端闭塞性疾病 [1]。"Moya-moya"一词来源于日语，意为"烟雾"或"一缕烟"，用以描述颈内动脉进行性狭窄后，为代偿缺血区域而生成的扩张的侧支血管和新生血管的血管造影表现 [2-4]。

烟雾病分类

烟雾病分类主要依据血管造影的表现和相关疾病的临床病史。其特征性造影表现包括：双侧或单侧受累，存在或缺乏与烟雾病相关的全身或局部症状，颈内动脉床突上段（C1~C2 段）或远端前后循环血管受累（图 2.1 和表 2.1）。

"烟雾病"一词特指特发性、双侧颈内动脉床突上段的末端闭塞性疾病 [2, 5]。"烟雾综合征"用于描述单侧或双侧出现烟雾样血管，同时伴有其他基础疾病的临床表现（表 2.2）；或者单侧特发性颈动脉疾病的临床表现 [3]。有学者用"不典型烟雾病"描述烟雾样血管形成但是没有颈内动脉末端闭塞或合并动脉瘤、假性动脉瘤的病例 [6, 7]。以上说明烟雾病分类混杂不清。有些学者提出，"烟雾病"用于描述出现双侧、特发性烟雾样血管的病例，而"造影烟雾病"系指在血管造影中表现有烟雾样血管，但患者合并有其他疾病，或者单侧烟雾病变和其他血管病变 [8]。但是这种分类没有被广泛采用。

烟雾病分期

烟雾病是进行性发展的脑血管病。从开始的颈动脉狭窄进展为闭塞、硬膜或软膜的烟雾样血管增多、筛骨侧支血管呈网状代偿缺血脑区。最终，随着烟雾样血管的闭塞减少，疾病进展为仅仅由颈外动脉向颅内代偿。Suzuki 分期（图 2.2 和表 2.3）是目前较常用的分期系统，其根据血管造影的特点将烟雾病分成 6 期 [2,9]。

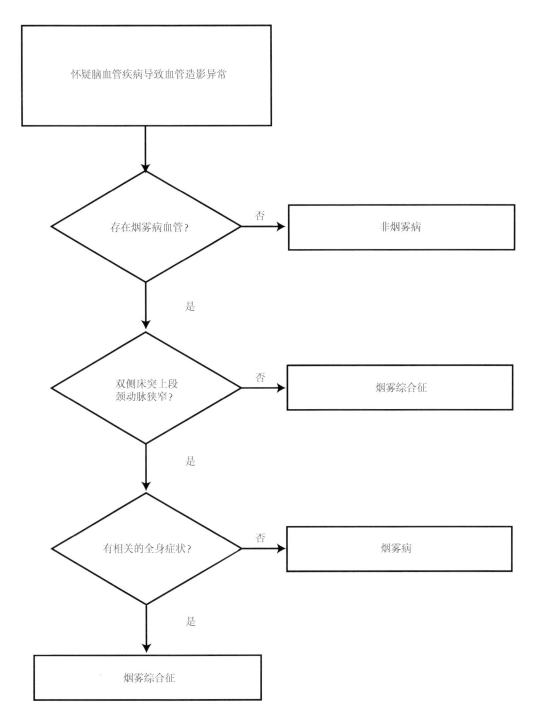

图 2.1 烟雾病分类流程图。根据造影表现、烟雾血管的多少、单侧或双侧、相关疾病的临床病史判断病例属于烟雾病或烟雾综合征。

表 2.1　烟雾综合征相关的疾病 *

鉴别诊断
血管性疾病
动脉粥样硬化 †
颅脑损伤手术 / 颅底骨折
高血压
肌纤维发育不良
肾动脉狭窄
巨大头颈部血管瘤
主动脉弓狭窄
感染性疾病
结核感染
钩端螺旋体感染
肿瘤
头颈部放射治疗 †
结节性硬化
鞍旁肿瘤
发育异常
神经纤维瘤病 †
唐氏综合征 †
Apert 综合征
马方综合征
特纳综合征
周围型神经纤维瘤病
先天性巨结肠
先天性心脏病
血液疾病 / 感染性疾病 / 内分泌疾病
镰状细胞贫血
甲状腺功能亢进
再生障碍性贫血
Fanconi 贫血
系统性红斑狼疮

*Lists compiled from Scott and Smith[3] and Natori et al.[8]

† 通常合并烟雾综合征。

表 2.2　烟雾病分类

烟雾病
双侧、特发性颈内动脉鞍突上段闭塞
诊断的双峰年龄：5 岁和 40 岁
亚裔为主
男女比例为 1：2
烟雾综合征
合并其他疾病（见表 2.1）
单侧颈内动脉病变（即使为特发性）
散发
不典型烟雾病
非颈内动脉分布区出现烟雾血管
合并动脉瘤或假性动脉瘤
合并动静脉畸形

影像学表现

影像学检查手段的选择和检查顺序根据患者症状而定。对于出血患者，首先行 CT 检查，再行数字减影脑血管造影检查，以确诊烟雾病并判断病变级别，如果需要也可以为急诊手术做准备（图 2.3）。对于有缺血症状的患者，包括卒中和一过性脑缺血发作，应进行弥散加权 MRI 检查，以判断梗死区域和烟雾血管位置，MRA 可用于判断颈动脉狭窄（图 2.4）。如果基于解剖的影像学检查发现卒中和血流相关缺血（如分水岭梗死）相符或缺血定位不清，可以应用功能影像检查：如脑血流测定（CBF）和脑血管储备力测定，可以识别有卒中风险的脑组织区域（图 2.5）。一些研究者认为，脑血管储备力受损是行血运重建术干预的指征 [10,11]。

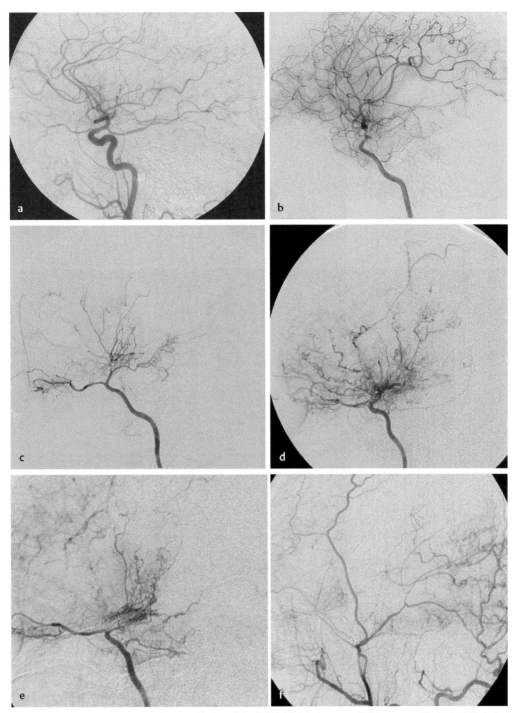

图 2.2　颈内动脉（a~e）和颈外动脉（f）血管造影的代表性图像显示 Suzuki 分期。（a）Ⅰ 期:颈内动脉床突上段狭窄。（b）Ⅱ 期:大脑中动脉扩张和颅底开始形成烟雾样血管。（c）Ⅲ 期:大脑中动脉、前动脉闭塞,但是后交通动脉通畅,烟雾血管进一步增多。（d）Ⅳ 期:烟雾血管大量形成,后交通动脉闭塞。（e）Ⅴ 期:烟雾血管减少,颈外动脉代偿形成。（f）Ⅵ 期:颈外动脉造影图像显示烟雾血管进一步减少甚至缺失,主要由颈外动脉代偿颅内供血。

表 2.3   Suzuki 分期[a]

Suzuki 分期	血管造影表现（基于颈内动脉血管造影）
I	单独的颈内动脉床突上段（C1~C2 段）狭窄
II	颈内动脉狭窄加重，颅内其他血管扩张，颅底颈内动脉供血区烟雾样血管初步形成
III	颅底烟雾样血管进一步增多、茂密，颈内动脉严重狭窄，大脑中动脉、前动脉血流减慢
IV	烟雾血管开始减少，颈内动脉严重狭窄，大脑中动脉、前动脉、后动脉供血减少
V	烟雾血管进一步减少，同侧的大脑前、中、后动脉完全闭塞
VI	烟雾血管消失，颈外动脉通过硬脑膜侧支代偿颅内血供

[a]Data from Suzuki and Takaku.[2]

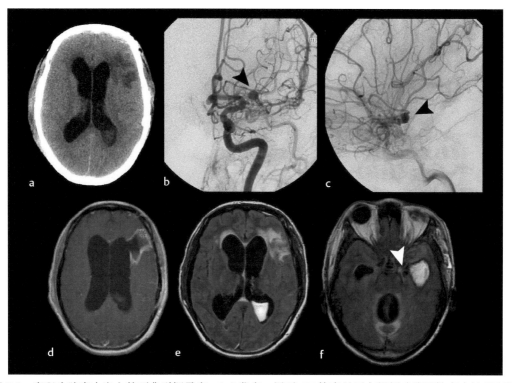

图 2.3   表现为脑室内出血的不典型烟雾病。（a）发病一周后 CT 检查显示左侧额叶陈旧性卒中灶（星号）和左侧枕脚亚急性出血灶。左侧颈内动脉（b）前后位、（c）侧位血管造影显示大脑中动脉闭塞，远端通过烟雾样血管代偿。箭头所示动脉瘤（另一个不典型烟雾病的特点），其位于异常大脑中动脉穿支血管上。动脉瘤可能是出血来源。（d）T1 加权对比增强 MRI 图像显示一个亚急性或慢性卒中囊，周围高信号，和 CT 相对应（星号）。（e，f）轴位液体衰减反转恢复（FLAIR）MRI 显示左额叶陈旧性卒中灶、侧脑室枕角和颞角亚急性出血灶以及脑室扩张。

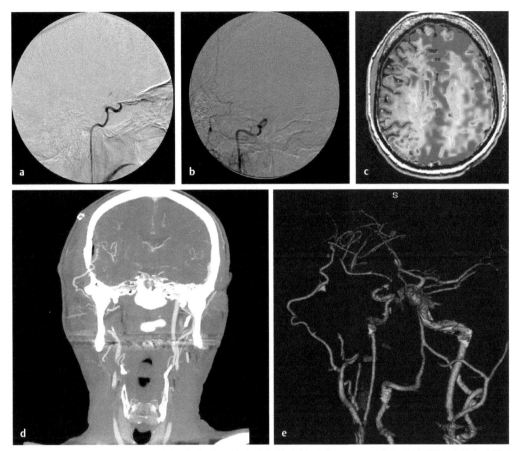

图 2.4　烟雾综合征：单侧颈内动脉闭塞伴随颈外动脉代偿血管形成。（a,b）脑血管造影显示颈内动脉床突上段闭塞。患者表现为一过性运动性脑缺血发作以及脑血管储备力下降（c）。患者接受右侧颞浅动脉－大脑中动脉旁路术，术后症状改善。（d）术后 CTA 显示血流通过颞浅动脉向颅内供血。（e）CTA 三维重建显示颞浅动脉与大脑中动脉吻合通畅。

计算机断层扫描

在卒中发作或出血急性期应首选 CT 检查（图 2.3）。脑室内、脑实质内和蛛网膜下腔出血可以通过 CT 诊断，并可以指导急诊治疗（如分流或血肿清除）。除了上述急性表现，CT 还可以显示慢性缺血改变，表现为皮层下或皮层的低密度灶，表明该处之前或目前有栓塞性缺血。

计算机断层扫描血管造影术

现代的 CT 血管造影（CTA）技术可提供脑血管的高分辨率图像，是显示颅内大血管的最佳手段，可以清楚显示颈内动脉闭塞或狭窄。在 Ⅱ 期病例中，扩张的颅内血管和代偿的硬脑膜血管在 CTA 上也能显示。主要的烟雾样血管可以在基底节区或皮层显示；但是，此检查对其显示不良。在病变的晚期（Ⅴ期和Ⅵ期），CTA 可以显示颈外动脉的代偿血管和颅内主要血管分支的闭塞、

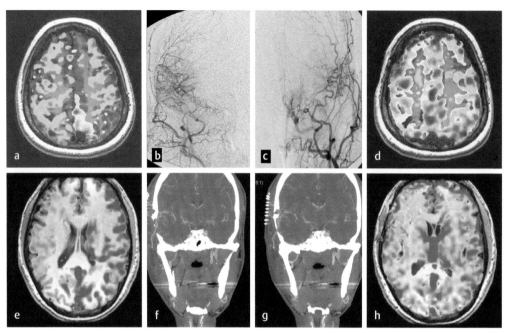

图2.5 脑血管储备力检查（缺氧情况下血氧水平依赖的MRI图像）在诊断烟雾病慢性缺血和术后随访中有重要作用。（a）患者1（上排）：诊断为烟雾病，患者双侧脑血管储备力受损（蓝色区）。该患者接受了双侧颞浅动脉贴敷术。图示术后右侧（b）和左侧（c）血管造影。（d）术后1年，脑血管储备力检查提示双侧恢复正常。（e）患者2（下排）：确诊为烟雾病，脑血管储备力检查显示右侧受损。患者接受右侧颞浅动脉-大脑中动脉旁路术后右侧大脑中动脉血运重建良好（f,g）。（h）术后复查，患者右侧脑血管储备力恢复正常。

狭窄和（或）缺失。CTA可以提供清晰的三维重建图像，显示不典型烟雾病中的小动脉瘤或假性动脉瘤[12]。但是CTA的瞬时分辨率较差，可能对动脉期或静脉期血管结构的显示产生偏差。因为扫描时对比剂通过病变区域的时间不同，导致对烟雾病分级过高或过低评估[13]。手术后行CTA可用于判断旁路血管的通畅程度（图2.4d，e和图2.5f,g）。

磁共振成像

MRI是观察烟雾病的脑血管和脑实质的一种有用工具。典型的MRI检查包括多种序列，可以显示烟雾病的不同特点。在T2加权像上，颈内动脉狭窄或闭塞表现为血管径变细或流空信号消失。此外，应用钆对比剂或动脉自旋回波序列可以显示颈内动脉的狭窄或闭塞。烟雾样血管表现为基底池和基底节的流空信号，代表了扩张的硬膜-软膜吻合血管和扩张的豆纹动脉。对比增强T1加权和液体衰减反转恢复（FLAIR）序列可显示软脑膜增强，被称为"Ivy征"，表示软脑膜代偿支形成和（或）脑膜支血管密集（图2.3f）[14]。

MRI可以很好地显示急性、慢性缺血和卒中。在急性发病期，弥散抑制像或弥散加权像可以显示卒中（图2.6）。T1加权钆对比增强MRI可以显示卒中的亚急性进程。卒中慢性期T2加权像表现为皮质下或者皮质的萎缩和脑室扩大及室旁脑水肿。

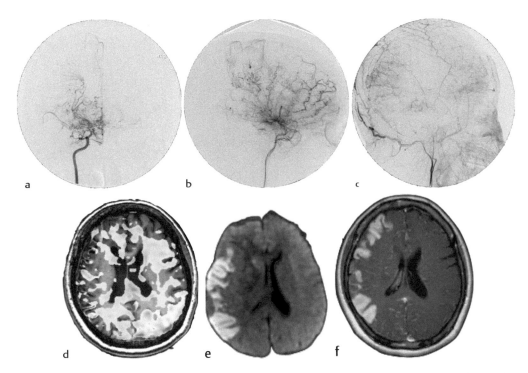

图 2.6　该患者是因为一过性脑缺血发作导致左侧肢体无力而发现的烟雾病患者。右侧颈内动脉前后位
（a）和侧位（b）造影图显示为 Ⅲ 期烟雾病。（c）右侧颈外动脉造影图像显示皮层血流部分代偿。（d）用血氧
水平依赖 MRI 进行的高碳酸下脑血管储备力研究显示，双侧脑血管储备力受损（蓝色），右半球较左侧更严
重。此后，患者出现腹膜后出血和低血容量性休克，致使她出现了双侧上下肢无力。（e）弥散 MRI 显示右
侧皮层卒中，在 T1 加权像上明显增强（f）。右半球在 T1 加权钆增强 MRI 中也表现为 Ivy 征。

FLAIR 图像显示慢性卒中区表现为高信号，大脑皮质区和白质区可能出现组织萎缩或胶质细胞增生。

　　"分水岭"区卒中代表血管末端血流灌注不足，栓塞性卒中表现为血管腔闭塞及血管远端供血区梗死。鉴别烟雾病缺血性损伤的病因对于选用何种检查至关重要并最终决定治疗方法。因此，MRI 对于表现为缺血的烟雾病患者是早期重要的检查。

　　在烟雾病的长期随访中，MRI 也非常重要，因为其可以检测颈内动狭窄闭塞性疾病的同侧和对侧病灶。MRI 还可以显示旁路血管的通畅性，而且可以较好地显示脑实质

来判断有没有新发或进展的梗死。最近一项关于术后随访 MRI 的研究显示，患者在进行有效的颞浅动脉 - 大脑中动脉旁路术后皮质增厚，此征象有可能成为判断治疗效果的影像学指标[10]。

血管造影

　　烟雾病中的"烟雾"源自颈动脉血管造影观察到的表现。此外，Suzuki 分期也是以造影为依据的（图 2.2）[2]。因此，血管造影成像是烟雾病诊断的金标准。但也有些学者认为，通过一些无创的检查也能诊断烟雾病并制订治疗方案[15]。

现代介入血管造影技术通过静脉和动脉期造影剂注射提供了高分辨率的血管影像以及三维影像。导管血管造影检查可以选择性地观察颈内动脉、椎动脉、颈外动脉，因此可以清楚地看到颈内动脉的闭塞程度和代偿血管的起源。不典型烟雾病中的动脉瘤、动静脉畸形在血管造影中显示最佳，因为造影可以提供高分辨率、局部放大的图像 [6,12,16]。

脑血流和脑血管储备力成像

功能影像可以直接或间接地显示脑血流量（CBF）和脑代谢功能。在烟雾病中，这些检查会直接影响血管重建术，无论是有症状的缺血患者还是无症状的患者，脑血流动力学异常都是脑卒中前兆 [17,18]。

血流通过示踪剂（常常用增强剂）测定，这种示踪剂随着脑血流循环可以进行连续监测。通过测定所关注脑区示踪剂的浓度随时间变化的曲线，可计算出平均血流通过时间（MTT）并预估脑血流容积（CBV）[19]。根据已知的血流容积，相对脑血流量可以通过中心容积定理（CBF=CBV/MTT）定量计算，计量单位是 mL/（100g 脑组织·min）。血流图是把通过上述方法算出的相对脑血流量的每一像素在轴位图中表示出来。一般认为，在烟雾病中，脑血流的减弱和血管管径的狭窄相关且在缺血的脑区明显，提示需要血运重建术治疗 [20]。

对于早期有缺血症状或无症状的患者，脑组织代谢的直接测定和脑血管储备力的测定（脑组织代谢的间接测定）都可以用来指导治疗。脑代谢需求量是通过一种无创技术测算的：利用正电子发射断层显像技术（PET）测算脑组织的氧摄取分数。氧摄取分数可通过静脉注射放射性核素标记的氧（$^{15}O_2$）来计算，可评估脑组织从血液中摄取了多少氧。在缺血情况下，脑组织为了满足代谢需氧量，会从减慢的脑血流中的红细胞中摄取更多的氧分，其氧摄取分数是增高的。

脑血管的自调节发生在小动脉水平，在pH 值、NO 信号、旁分泌介质变化的区域，脑组织需氧量会发生变化。血管的自调节是通过改变管壁平滑肌的收缩和舒张来改变血流阻力，从而使血流量减少或增加。正常情况下，在应对刺激需要改变血流时，脑组织小动脉可以收缩或舒张。这种能力称为脑血管反应力。然而，在烟雾病患者中，如果长期血量不足，小动脉需保持最大限度地扩张来满足血供需求。所以，在进一步的缺氧或高碳酸刺激时，小动脉就丧失了扩张调节的能力，称为"脑血管储备力耗竭"。脑血管储备力耗竭的患者很容易出现缺血症状并可发生卒中 [18]。

脑血管储备力是通过测定提高血液碳酸浓度前后的脑血流量得出的。血液碳酸浓度可通过应用乙酰唑胺（一种碳酸酐酶抑制剂）改变潮气末二氧化碳分压 [21] 或通过抑制呼吸进行调节。在正常患者中，血液碳酸根浓度升高时脑血流量会增加。在脑血流储备力耗竭的患者中，随着血液碳酸根浓度的升高，脑血流量不会增加甚至会减少。这种随着碳酸根浓度升高而脑血流量减少的情况称为"盗血现象"，被认为和卒中风险增加相关。

CT 灌注成像和 MRI 灌注成像

CT 灌注成像是通过应用放射性对比剂跟踪脑血管血流。MRI 灌注成像是通过钆对比剂或血管内源性对比剂形成动脉白旋标记序列。CBF 是通过平均血流通过时间和脑血流容积算出的，CBV 是通过灌注曲线算出的（见前文）。这些方法会因为血压变化、红细胞容积变化、患者活动产生的伪影而发生变化。双侧颈动脉狭窄患者的动脉灌注功能较难测算。CT 灌注成像或 MRI 灌注成像结合乙酰唑胺激发试验可以测定脑血管反应力及盗血现象（图 2.7）。

氙气 CT

氙气是一种不透射线的可弥散气体。患者吸入氧气和氙气的混合气体，氙气就可以弥散入脑组织。随着血流的增加，氙气集聚，以此来测算 CBF。同样的，可以在应用乙酰唑胺前后或呼吸抑制前后行氙气 CT 扫描来测定脑血管反应力（图 2.8）。但是氙气吸入会有一些副反应，包括呕吐、头痛、抽搐及呼吸衰竭，因此有些患者难以进行此项检查。

正电子发射断层显像

如前文所述，应用 $^{15}O_2$ 做标记行 PET 扫描可测算脑摄氧分数。通过这种方法也可以直接应用 $H_2^{15}O$ 定量测算脑血流量，应用 $C^{15}O$ 测算血流容积。这使得 PET 成为一种有用的工具。PET 受限于其可用性以及 ^{15}O 半衰期短。但是，在产生放射性粒子时必须使用回旋加速器或高能直线加速器。

单光子发射断层计算机显像

单光子发射断层计算机显像（SPECT）检查中需要静脉注射示踪剂，如 ^{123}I-IMP-ARG 或 ^{99m}Tc-HMPAO。这种示踪剂可以通过血脑屏障，并可以暂时和脑组织结合。与脑组织结合的示踪剂的量和脑血流量相关。在这期间，可利用伽马射线测定示踪剂的量，从而推算脑血流量。在烟雾病中，需要分两步测算脑血流反应力。首先测定基线脑血流量；然后应用乙酰唑胺后再次测定脑血流量。两次检查要间隔一定的时间，使示踪剂充分代谢掉。

血氧水平依赖磁共振成像

血氧水平依赖（BOLD）MRI 是一种功能性扫描技术，它利用的是微血管内红细胞所含的去氧血红蛋白（dHb）产生的异质性和相邻脑组织中去氧血红蛋白的相对均质性 [22]。BOLD 序列对去氧血红蛋白敏感，因此，随着 dHb 浓度的升高，BOLD 信号强度会降低。在神经元放电后，随着氧耗增加，dHb 浓度升高，BOLD 信号会有短暂降低。几秒后，脑血管自调节可提高局部脑组织的血流量，BOLD 信号会升高。BOLD 序列可以直接测定神经元活动。

BOLD 技术也被用来测定脑血管反应力，通过应用呼吸控制装置控制呼气末 CO_2，在高碳酸条件前后分别摄片 [21, 23, 24]。为应对高碳酸环境，脑血管反应力正常的脑组织可以通过脑血管的自我调节增加脑血流，在 BOLD 上表现为高信号。但是在脑血管储备力耗竭的脑组织，血管因为慢性、长期的扩张，无法通过再扩张提高脑血流，导致 dHb 浓度的升高，在 BOLD 上表现为信号降低 [25, 26]。在此情况下，该区域的 CBF 由于盗血现象可能减少，血流从血量减少区域流向邻近区域，即扩张的血管床。这种无创、非放射性的方法可以用于诊断、分期和血运重建术后的随访（图 2.4，图 2.5 和图 2.9）[10]。

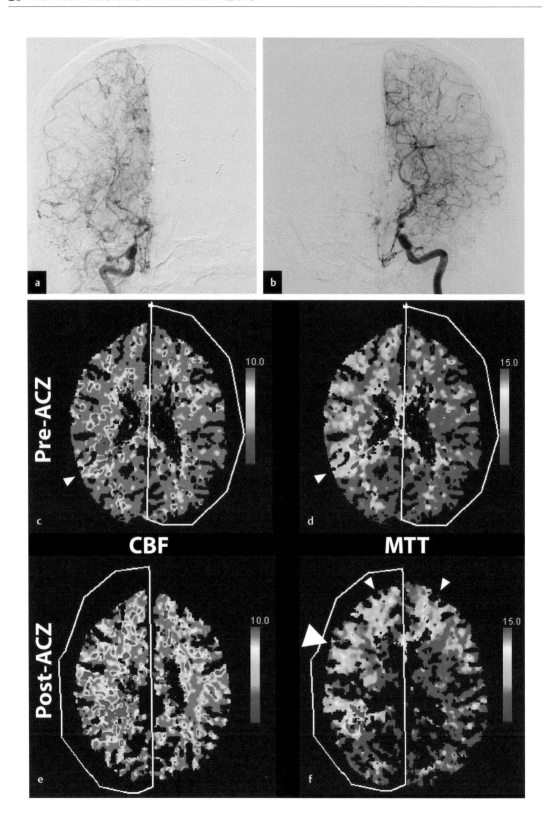

图 2.7　CT 灌注成像可以测算脑血流量（CBF）、平均血流通过时间（MTT）和脑血流容积。通过乙酰唑胺激发试验可以评估脑血管储备力和盗血现象。一例双侧烟雾病患者，右侧（a）和左侧（b）导管血管造影正位图像显示颈内动脉闭塞，中动脉供血区侧支血管形成。基线水平的 CT 灌注成像显示 CBF（c）和 MTT（d）提示右侧中动脉供血区 CBF 相对升高（c，箭头），MTT 延迟（d，箭头）。（e，f）应用乙酰唑胺之后，（e）CBF 不对称地增加。左侧大脑半球 CBF 相对降低，提示脑血管储备力下降。应用乙酰唑胺之后，（f）右侧中动脉供血区（大箭头）和双侧前动脉供血区（小箭头）MTT 延长。MTT 的延长提示血流通过烟雾血管的时间延长。（Used with permission from Barrow Neurological Institute.）

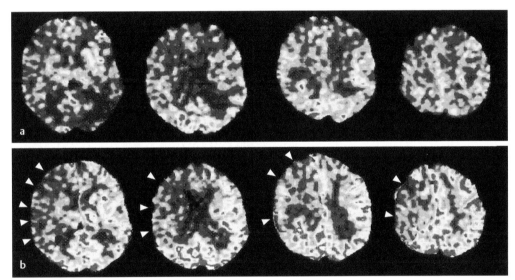

图 2.8　氙气 CT 灌注检查显示预估的脑血流量（CBF）。在应用乙酰唑胺前后分别测算脑血管储备力。本例患者右侧颈内动脉闭塞。（a）显示两侧半球的脑血流量对称。应用乙酰唑胺后，（b）右侧大脑中动脉供血区未能显示血流增加（箭头）。这种现象提示，右侧中动脉供血区脑血管储备力耗竭，该区域的小血管长期扩张来代偿慢性缺血，失去了再扩张的能力。（Used with permission from Barrow Neurological Institute.）

结论

　　烟雾病的分类基于血管造影表现和临床病史。分类的目的在于监控烟雾病患者可能发生的病情恶化，如卒中和出血。单侧病变患者在随访过程中有很高的概率发展为双侧病变。

　　烟雾病的影像学检查方法包括用于分期和分类的解剖学影像检查以及用于指导缺血和无症状患者治疗选择的功能性影像学检查。影像学检查对于随访来说也是必不可少的，因为从影像学检查中可发现疾病进展的证据也可用于指导治疗方案。

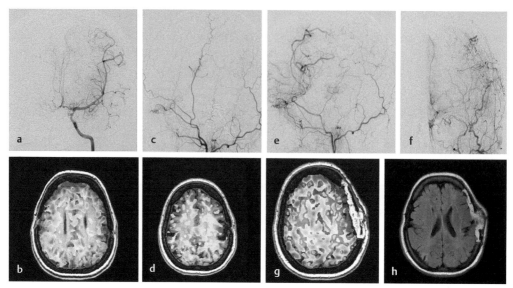

图2.9　本例早期烟雾病患者接受了双侧颞浅动脉贴敷术（EDAS）。（a）左侧颈内动脉血管造影图上显示烟雾病早期。（b）高碳酸脑血管储备力图像显示，在 EDAS 术后 1 年，脑血管储备力良好。（c）左侧颈外动脉血管造影图像显示，EDAS 术后血管再生不良。该患者术后仍有间断性语言困难和找词困难。（d）复查脑血管储备力，证实左侧大脑半球血管储备力受损。因为颞浅动脉已用于 EDAS，本次应用颈外动脉供血，以大网膜瓣贴敷在左侧大脑半球。侧位（e）和前后位（f）颈外动脉血管造影显示，左侧大脑半球大网膜瓣贴敷位置血管生成良好。（g）脑血管储备力检查显示，大网膜贴敷术后脑血管储备力恢复正常。（h）T1 加权 MRI 显示左侧大脑半球表面大网膜贴敷术后的脂肪信号。

（王嵘　谭存鑫　译）

参考文献

1. Takeuchi KS, Shimizu K. Hypoplasia of the bilateral internal carotid arteries. Brain Nerve 1957;9:37–43

2. Suzuki J, Takaku A. Cerebrovascular "moyamoya" disease. Disease showing abnormal net-like vessels in base of brain. Arch Neurol 1969;20(3):288–299

3. Scott RM, Smith ER. Moyamoya disease and moyamoya syndrome. N Engl J Med 2009;360(12):1226–1237

4. Kono S, Oka K, Sueishi K. Histopathologic and morphometric studies of leptomeningeal vessels in moyamoya disease. Stroke 1990;21(7):1044–1050

5. Fukui M. Guidelines for the diagnosis and treatment of spontaneous occlusion of the circle of Willis ('moyamoya' disease). Research Committee on Spontaneous Occlusion of the Circle of Willis (Moyamoya Disease) of the Ministry of Health and Welfare, Japan. Clin Neurol Neurosurg 1997;99(Suppl 2):S238–S240

6. Grabel JC, Levine M, Hollis P, Ragland R. Moyamoya-like disease associated with a lenticulostriate region aneurysm. Case report. J Neurosurg 1989;70(5):802–803

7. Adams HP Jr, Kassell NF, Wisoff HS, Drake CG. Intracranial saccular aneurysm and moyamoya disease. Stroke 1979;10(2):174–179

8. Natori Y, Ikezaki K, Matsushima T, Fukui M. 'Angiographic moyamoya' its definition, classification, and therapy. Clin Neurol Neurosurg 1997;99(Suppl 2):S168–S172

9. Suzuki J, Kodama N. Moyamoya disease—a review. Stroke 1983;14(1):104–109

10. Fierstra J, Maclean DB, Fisher JA, et al. Surgical revascularization reverses cerebral cortical thinning in patients with severe cerebrovascular steno-occlusive disease. Stroke 2011;42(6):1631–1637

11. Mikulis DJ, Krolczyk G, Desal H, et al. Preoperative and postoperative mapping of cerebrovascular reactivity in moyamoya disease by using blood oxygen level-dependent magnetic resonance imaging. J Neurosurg 2005;103(2):347–355

12. Kawaguchi S, Sakaki T, Morimoto T, Kakizaki T, Kamada K. Characteristics of intracranial aneurysms associated with moyamoya disease. A review of 111 cases. Acta Neurochir (Wien) 1996;138(11):1287–1294

13. Romero JR, Pikula A, Nguyen TN, Nien YL, Norbash A, Babikian VL. Cerebral collateral circulation in carotid artery disease. Curr Cardiol Rev 2009;5(4):279–288

14. Maeda M, Tsuchida C. "Ivy sign" on fluid-attenuated inversion-recovery images in childhood moyamoya disease. AJNR Am J Neuroradiol 1999;20(10):1836–1838

15. Bacigaluppi S, Dehdashti AR, Agid R, Krings T, Tymianski M, Mikulis DJ. The contribution of imaging in diagnosis, preoperative assessment, and follow-up of moyamoya disease: a review. Neurosurg Focus 2009;26(4):E3

16. Nakashima T, Nakayama N, Furuichi M, Kokuzawa J, Murakawa T, Sakai N. Arteriovenous malformation in association with moyamoya disease. Report of two cases. Neurosurg Focus 1998;5(5):e6

17. Lee M, Zaharchuk G, Guzman R, Achrol A, Bell-Stephens T, Steinberg GK. Quantitative hemodynamic studies in moyamoya disease: a review. Neurosurg Focus 2009;26(4):E5

18. Ogasawara K, Ogawa A, Yoshimoto T. Cerebrovascular reactivity to acetazolamide and outcome in patients with symptomatic internal carotid or middle cerebral artery occlusion: a xenon-133 single-photon emission computed tomography study. Stroke 2002;33(7):1857–1862

19. Jackson A. Analysis of dynamic contrast enhanced MRI. Br J Radiol 2004;77(Spec No 2):S154–S166

20. Neff KW, Horn P, Schmiedek P, Düber C, Dinter DJ. 2D cine phase-contrast MRI for volume flow evaluation of the brain-supplying circulation in moyamoya disease. AJR Am J Roentgenol 2006;187(1):W107-15

21. Mandell DM, Han JS, Poublanc J, et al. Mapping cerebrovascular reactivity using blood oxygen level-dependent MRI in Patients with arterial steno-occlusive disease: comparison with arterial spin labeling MRI. Stroke 2008;39(7):2021–2028

22. Logothetis NK, Pfeuffer J. On the nature of the BOLD fMRI contrast mechanism. Magn Reson Imaging 2004;22(10):1517–1531

23. Blockley NP, Driver ID, Francis ST, Fisher JA, Gowland PA. An improved method for acquiring cerebrovascular reactivity maps. Magn Reson Med 2011;65(5):1278–1286

24. Vesely A, Sasano H, Volgyesi G, et al. MRI mapping of cerebrovascular reactivity using square wave changes in end-tidal PCO2. Magn Reson Med 2001;45(6):1011–1013

25. Conklin J, Fierstra J, Crawley AP, et al. Impaired cerebrovascular reactivity with steal phenomenon is associated with increased diffusion in white matter of patients with Moyamoya disease. Stroke 2010;41(8):1610–1616

26. Heyn C, Poublanc J, Crawley A, et al. Quantification of cerebrovascular reactivity by blood oxygen level-dependent MR imaging and correlation with conventional angiography in patients with Moyamoya disease. AJNR Am J Neuroradiol 2010;31(5):862–867

第3章
烟雾病的自然史

Robert M. Starke, Andrew J. Duren, E. Sander Connolly Jr.

引言

烟雾现象是一种导致颅内动脉进行性闭塞的慢性血管病。随着颅内大动脉的狭窄加重,一些代偿性小血管形成,最终形成造影上"一缕烟"的特殊征象。烟雾病的自然史难以评估且因人而异。烟雾病病程可能经历以下几个阶段:潜伏期、慢性无症状期、症状反复期和快速进展期。

因为疾病的异质性,除了临床特征多种多样,烟雾现象的自然史也很难判断。与烟雾病不同,烟雾现象系指有烟雾样代偿血管形成的疾病,它是由一种已知疾病导致的。根据文献报道,烟雾病和烟雾综合征的最终结局没有什么不同,但这两种疾病常常有明显不同的病程。儿童和成人患者都可能有不同的症状和不同的结局。在亚洲人群中,烟雾病有一种明确的基因型。发病年龄呈双峰状。儿童多由于代偿血管形成不良而表现为缺血;成人常常由于代偿血管管壁脆弱表现为颅内出血[1,2]。许多研究表明,欧洲和美国的烟雾现象可能有不同的病因和预后[3-13]。烟雾病患者的种族特点反映了当地的种族分布情况,而且儿童和成人常常表现为缺血症状而不是出血。

虽然疾病本身存在异质性,但疾病总体预后的差异反映了选择和治疗方式的差异。不同研究中入组的病例都是根据临床表现分组的,疾病的严重程度在不同研究中也不同。日本卫生福利部根据不同的临床表现将烟雾现象划分成四种:缺血型(63.4%)、出血型(21.6%)、癫痫型(7.6%)和其他类型(7.5%)[14, 15]。无症状或偶然发现的单侧或双侧病例可能需进一步分类。

药物治疗不可靠,患者依从性也不好,只有一些严重的患者才接受手术治疗。即使在手术治疗的患者中,治疗方式和预后也多种多样。目前仍没有随机对照研究证明不同治疗方式的效果差异。最后,对预后的判断标准在不同的研究中也不同。虽然许多研究都表明,认知功能受损随病程推迟而逐渐加重。但全面的功能评估和认知评估方法鲜有报道。虽然有很多不同的因素影响疾病的自然史及病程，但大多数病例都会进行性加重，预后不佳 [7, 16-18]。而且，无症状烟雾病患者也会随着病程进展而出现症状，进而加重 [16,17]。没有证据证明药物治疗可以减缓疾病进展，但有研究表明术后选择性应用药物可以改善预后 [5, 7, 12, 19-33]。患者发病时的神经功能状态是预后最好的判断指标 [32]。早期诊断、密切监测、适时干预是良好预后的主要因素。提高对烟雾现象自然史的认识对改善患者的早期预后和识别能够从干预治疗中获益的病例很有必要。

儿童烟雾现象的自然史

烟雾现象是儿童卒中的一个少见原因，仅占约 6%[34-36]。在亚洲，儿童发病高峰是 10 岁前 [1, 2, 13, 15, 37]。在北美，发病年龄多在 18 岁前，多数患者入院时平均年龄是 10 岁 [13]。和成人烟雾病一样，儿童烟雾综合征病因也多种多样，大多数儿童都会经历反复发作的一过性脑缺血发作（TIA）和（或）缺血性卒中。缺血性卒中经常发生在多个脑区，并累及分水岭区。缺血性卒中可能由体弱、发热、哭闹、咳嗽或过度换气诱发 [35]。在儿童中，一过性脑缺血发作或卒中可能难以被发现，因为发病年龄过小或患者语言及运动功能尚未发育完善，从而延迟诊断和治疗。

虽然烟雾现象的自然史难以预测，但有学者认为 50% 以上未经治疗的患者的神经功能障碍会逐渐加重且预后不良 [5,7,16,35,39,40]。该病的总体进展和预后主要与以下因素相关：血管狭窄和闭塞程度、侧支血管代偿的程度、发病时神经功能缺损的程度、脑梗死的程度，以及血管储备力受损程度 [41]。烟雾现象经常导致智力低下和智力迟钝 [6,42-44]。

儿童烟雾现象通常比成人进展更快，虽然儿童发病时症状多较轻 [45, 46]。儿童烟雾现象可进展至成人烟雾现象。2 岁前发病的患者预后尤其差。一项研究显示，大多数烟雾病患儿在 5~10 年内造影上会有严重进展，有些在青春期后仍然会继续恶化 [46]。

虽然也有"无症状"病例的报道，但是大多数儿童和成人都会进展为有症状型患者。无症状病例可能是处于疾病的早期 [47]。在 Kuroda 等人 [48] 进行的研究中，20% 患者有无症状性脑梗死，40% 患者行 O_2 耗损或乙酰唑胺实验表现为血流动力学异常。在一项对患者平均随访 43.7 个月的研究中，34 例没有接受手术治疗的无症状患者中有 7 例在随访过程中出现一过性脑缺血发作、卒中发作或颅内出血。也就是说 3.2% 的无症状患者会发展为症状型。

烟雾现象的药物治疗

血小板抑制剂和抗凝药有时被用于烟雾现象的治疗，但是目前尚没有自然史证据证明其疗效。抗血小板治疗常用于病情较轻的患者或手术条件较差的患者。在一项包括 651 例口服药物治疗患者的研究中，38% 的患者最终因为疾病的进展而行手术治疗 [15, 49]。对于由血栓导致出现缺血症状和围术期及术后出现缺血症状的患者，也常常采用抗血小板治疗 [32, 50, 51]。有些患者表现为边缘性头痛或难治性头痛，常采用钙通道阻滞剂治疗，这也是烟雾现象相当常见的症状。因为抗凝治疗有出血的风险，而且很难控制抗凝的程度，因此其只用于 TIA 频繁发作或经抗血小板治疗仍然发生多发性脑梗死的患者（Ⅲ 类推荐）[35]。有癫痫发作的患者常给予抗癫痫药物治疗，但对这部分患者仍无最好的治疗措施。

儿童患者治疗后的自然史

随机临床试验是评估手术和药物治疗方式哪种最合适的理想手段，然而，随机临床试验在这种发病率很低的疾病中难以进行。由于目前对烟雾病的自然病史不明确，手术只是一种辅助治疗，所以很难对手术的疗效做出准确评估[33]。虽然缺少临床随机对照试验，但仍有大量的文献表明，经恰当选择的儿童烟雾现象患者术后有良好效果。

手术治疗的指征包括：放射影像学表现有进展；氧摄取研究、CT 灌注成像、乙酰唑胺试验证明血流不足或血流动力学异常；认知功能下降；临床症状恶化。虽然对儿童患者进行直接和联合血运重建术都有成功实施的报道，但是因为儿童血管太细而常常采用间接旁路术。在一项对 143 例患者术后至少随访 1 年的研究中，67% 的患者术前有卒中史；7.7% 有围术期卒中；仅 3.2% 有术后卒中[32]。另一项研究对 46 例患者术后进行了至少 5 年的随访，发现有 2 例发展为迟发性卒中。

另有 3 项大型研究表明，围术期卒中发生率很低（4%），96% 或以上的患者术后 5 年未发生卒中[16, 20, 32]。最近一项关于烟雾现象手术治疗的荟萃分析回顾了 57 项研究，共计 1448 例患者[19]。大多数研究来源于日本。不到 10% 来源于西方机构。只有不到 15% 的研究报道了手术适应证，而且不同的研究之间差别也很大。有 73% 的病例进行了间接血运重建术，其中 23% 进行了联合血运重建术。总的围术期卒中和反复缺血事件的发生率分别是 4.4% 和 6.1%。87% 的患者症状性脑缺血发作减轻或完全消失，但没有脑功能和发育状态的全面数据。不同的手术方式的效果总体没有差异，但是直接血运重建术和联合手术后新生的侧支血管明显多于间接血运重建术。

虽然旁路手术围术期卒中发生率很低，但在临近血运重建手术时，报道的缺血事件发生率是 4%~31%[5, 7, 21, 22, 24, 27, 31, 52]。儿童在围术期发生缺血的风险高，因为儿童哭闹和过度换气导致的 CO_2 分压降低会使脑血管收缩。因此推荐在术前、术中、术后采取措施，防止低碳酸血症、疼痛、低血压、低血容量和发热[32, 53]。术后稍微升高血压可能会使患者受益[53]，但对于行直接旁路术的患者，升高血压会增加发生脑过度高灌注综合征的风险。

目前推荐的治疗方法对烟雾现象患儿有效，如果患者选择合适，血运重建术可以减少卒中风险，改善预后（Ⅰ类推荐，B 级证据）[35]。手术适应证包括：缺血症状加重；脑血流不足，脑灌注不足，没有手术禁忌征（Ⅰ类推荐，B 级证据）[35]。在住院期间，减轻疼痛和焦虑可以减少过度换气导致的血管收缩和卒中发生（Ⅱb 类推荐，C 级证据）[35]。术中和术后防止低血压、低血容量、发热和低碳酸血症可以减少卒中发生的风险（Ⅱb 类推荐，C 级证据）[35]。

虽然有大量的文献表明，手术治疗对儿童烟雾现象是安全有效的，但是关于术后功能改善的程度缺少研究数据。此外，手术对患者自然病史的影响程度也不清楚。一套标准化的烟雾病评估和治疗指南，对于判断治疗时间和方式至关重要。

烟雾综合征的自然史及其治疗

与烟雾病是原发性烟雾样血管不同,烟雾综合征的烟雾样血管则是继发于其他已知的基础疾病。有很多疾病可以和烟雾综合征并存,但很难判断这些疾病是不是烟雾综合征的原因。最常见的和烟雾现象并存的疾病包括:神经纤维瘤病、唐氏综合征、颅脑放射损伤和镰状细胞贫血。美国华盛顿和加利福尼亚的出院病例库显示,烟雾现象的合并疾病包括:高血压(31%)、冠心病(12%)、糖尿病(10%)、外周血管疾病(3.0%)、高血脂(1.3%)、镰状细胞病(4.4%)、唐氏综合征(3.0%)和Ⅰ型神经纤维瘤病(2.3%)[54]。烟雾病和烟雾现象的自然史是否不同尚不清楚。

在烟雾综合征中,只有合并镰状细胞贫血的亚组受到广泛关注。在美国,大约有100 000例镰状细胞贫血患者,其中1/10的儿童患者20岁之前会有卒中发作[35, 55]。大型随机试验支持对所有镰状细胞贫血的患者常规行经颅多普勒超声筛查。如果患者行经颅多普勒超声提示血流速度偏高(>200cm/s),或者有卒中病史,经过输血治疗后卒中再发率会减少至1/10倍[35, 56-59]。但是,对这些患者来说,长期输血会增加铁过载、感染、免疫异常的风险,当然也会导致高额费用[59]。

对于有卒中史的镰状细胞贫血患者,如果颈内动脉床突上段狭窄或闭塞,这些患者发展为烟雾现象的概率高达43%[55, 60, 61]。这些患者比无烟雾血管形成的镰状细胞贫血患者发生卒中的风险高5倍[55, 60, 61]。此外,一些大型的关于输血治疗镰状细胞贫血的研究会把MRA提示颅内血管重度狭窄的儿童患者排除在外[57]。一些小型研究表明,除输血治疗外,手术也可改善合并镰状细胞贫血和烟雾现象患者的缺血症状[62-64]。目前,对于血管造影确诊镰状细胞贫血且经颅多普勒超声提示血流速度加快或颅内血管储备力不足的患者,手术治疗的效果仍不确定。

目前推荐对镰状细胞贫血和合并镰状细胞贫血和烟雾血管的患者进行间断性输血可能有效。对于2~16岁的镰状细胞贫血患者,如果经颅多普勒超声检查显示血流速度异常,采用输血治疗可以减少异常的镰状血红蛋白,从而降低卒中发生率(Ⅰ类推荐,A级证据)[35, 57, 58]。根据美国心脏病协会制订的指南,儿童镰状细胞贫血合并脑梗死的患者,应该常规给予红细胞输注治疗,同时给予避免铁过载的治疗(Ⅰ类推荐,B级证据)[35, 57, 58]。对于镰状细胞贫血的患者,在行脑血管造影前,应该先通过输血治疗来减少镰状血红蛋白的比例(Ⅰ类推荐,C级证据)[35, 57, 58]。对于出现脑梗死的镰状细胞贫血患者,通过输血治疗将镰状血红蛋白降低至30%以下是合适的(Ⅱa类推荐,C级证据)[35, 57, 58]。对于合并颅内出血的镰状细胞贫血的儿童患者,应该检查脑血管结构是否异常(Ⅱa类推荐,B级证据)[35]。对于镰状细胞贫血的儿童患者,如果经颅多普勒超声检查正常,应该每年复查一次;如果异常,应该每月复查一次(Ⅱa类推荐,B级证据)[35, 57, 58]。经颅多普勒超声检查结果临界或轻度异常的患者应该每3~6个月复查一次。对于合并卒中发作的镰状细胞贫血的儿童及青年患者,如果不能坚持长期输血治疗,可以考虑应用羟基脲治疗(Ⅱa类推荐,B级证据)[35]。对于镰状细胞贫血的儿童患者,可以考虑骨髓移植治疗（Ⅱb 类推荐，C 级证据）[35]。对于镰状细胞贫血的儿童患者，如果在接受最佳的药物治疗后仍有脑血管功能异常，应该考虑血运重建手术治疗（Ⅱb 类推荐，C 级证据）[35]。

未经治疗的成人患者的自然史

对于未经治疗的烟雾现象成人患者，尚缺乏自然史的研究资料。与儿童相比，成人多出现颅内出血，经常导致严重的后果[45, 46]。约 60% 成人患者会出现颅内出血，尤其是女性和西班牙裔患者[1, 2, 12, 13, 15, 37]。虽然儿童期烟雾病比成人期烟雾病更容易进展，但是成人烟雾病也并不稳定[65]。在 Kuroda 等人进行的研究中，对 120 例成人烟雾现象患者进行了至少 14 年的随访，其中有 15 例发生进展。总体上，大约有 20% 的成人患者会发生进展，女性比男性患者更容易发生进展[13, 47]。

虽然没有具体的统计数据，但是成人烟雾现象比儿童有更高的致残率和致死率，而且预后也更差。Hallemeier 等人进行的一项研究发现，在接受药物治疗的单侧烟雾病和双侧烟雾病患者中，5 年无卒中生存率分别是 35% 和 18%[7]。首次缺血发作后再次发生缺血的 Kaplan-Meier 曲线和 Kraemer 等[9]的研究结果相似。

虽然总体预后不佳，但是美国出院后的患者预后更不容乐观。在出院后，75% 的患者没有改善，10% 的患者需要短暂的医疗康复或家庭治疗[13]。53 例患者（2.32%）在住院期间死亡。出血性卒中是院内死亡的第一位危险因素，其次是缺血性卒中。然而，研究结果可能因为院内死亡率低而受限，烟雾现象的总致死率和致残率可能比研究得出的结果更高，因为该研究仅限于住院患者。

虽然很少有人研究成人功能和认知的转归情况，但是我们发现 2/3 的未治疗患者都有认知功能受损[6]。大部分患者有显著的认知功能障碍，包括思维编程速度（29%）、语言记忆力（31%）、语言流利度（26%）和执行功能（25%）。大多数患者的肢体力量和灵敏度也会受影响。此外，有 28% 的患者有中到重度的抑郁。这些病变机制提示某些小血管供血区在长期血流低灌注中受损。

单侧烟雾现象的自然史

烟雾现象常表现为单侧颅内血管受累。这种单侧血管病变是双侧烟雾病的早期形式还是另一种病变尚不清楚。然而，单侧病变常常进展为双侧病变。在 3 项研究共 512 例烟雾现象患者中，14% 的患者为单侧病变。在这些单侧病变的患者中，有 44% 的患者在平均 1.5~2.2 年内进展为双侧病变[47, 48, 66]。疾病进展的危险因素包括：对侧颈内动脉、大脑前动脉、大脑中动脉异常，颅脑放射损伤，亚洲血统，烟雾现象家族史，心脏病史和低龄发病。发病年龄小于 7 岁预示着快速的疾病进展。因此，对于这部分患者，在随访中应更加关注其侧支代偿和疾病的整体进展情况。

治疗后成人患者的自然史

虽然没有随机对照的临床研究来对比保守治疗、药物治疗和外科手术治疗烟雾病的差异,但是已有的报道显示外科手术治疗疗效比较理想。接受手术治疗的患者多为有症状和进行性加重或血流不足的患者。因此,手术干预要比保守治疗的预后更好。一些研究表明,大多数病例是因为进行性加重才行手术治疗的[14, 67]。在美国,随着对烟雾现象的诊断率增长,住院率相应也有增长,进行旁路手术治疗的患者也有所增加[13]。

在成人患者中,因为选择手术患者的标准不同,患者疾病严重程度也不同,手术治疗效果难以判断。外科治疗手段包括:直接血运重建术(颞浅动脉 – 大脑中动脉搭桥术或颞浅动脉 – 大脑前动脉旁路术),间接血运重建术(硬膜血管贴敷术、颞肌贴敷术、颞浅动脉颞肌贴敷术、颞浅动脉贴敷术、硬膜翻转术、多点钻孔术和腹膜贴敷术)或联合手术。目前,尚无证据证明间接血运重建术和直接血运重建术哪一种疗效更佳[68]。

我们回顾了 43 例行颞浅动脉贴敷术的患者(共 67 侧半球手术)[12]。在平均随访41 个月(4~126 个月)后,影像检查表明98% 的患者有侧支血管生长,SPECT 显示82% 的患者血流灌注改善。术后 5 年无梗死生存率为 70%。围术期(术后 48 小时内)半球梗死发生率为 3%。在随访中,共有10 次 TIA 发作,6 次脑梗死和 1 次颅内出血。选择手术半球要根据患者的症状或病变的严重程度,手术侧大脑半球的 5 年无梗死生存率是 94%,而非手术侧大脑半球是36%(P=0.007)。在排除了年龄、性别因素后,手术侧大脑半球比非手术侧发生脑梗死的概率少 89%(危险比 0.11;95% 置信区间:0.02~0.56)。在所有 43 例患者中,38 例(88%)术后改良 Rankin 量表评分有改善或

保持在术前水平。

一项关于烟雾现象患者行血运重建术的大型研究[20] 纳入了 233 例成人患者(389次手术)和 96 例儿童患者(168 次手术),95.1% 的成人患者和 76.2% 的儿童患者接受了直接血运重建术[20]。另一项研究纳入了 264 例患者,共 450 次手术(平均随访 4.9年),手术致残率为 3.5%,致死率为 0.7%(按每侧大脑半球计算)。术后 5 年的累积围术期或继发性卒中发生率和死亡率为5.5%。在 171 例表现为 TIA 的患者中,91.8% 的患者在 1 年以后 TIA 消失。在进行改良 Rankin 量表评分后,发现总体的生活质量有所改善。

虽然有些外科医师认为血运重建术对出血患者疗效欠佳,但也有些研究表明手术对出血患者还是有效的。最佳的治疗方式尚不清楚。在关于出血型烟雾现象患者的系列研究中,28.3% 行保守治疗的患者及19.1% 行手术治疗的患者发生再出血[69, 70]。其他研究也发现,出血后行血运重建术可以降低再出血率。

结论

虽然烟雾现象自然史尚不清楚,但是有很大一部分患者疾病进展。儿童和成人患者的总体预后不良。外科血运重建术的致残率和致死率较低,且大部分患者术后长期预后都有改善。对于行临床观察、药物治疗及手术治疗的烟雾病患者,其认知功能的变化需要进一步研究。亟须针对这部分患者制订一套标准方法以便判断手术指征和手术时间。

(谭存鑫　葛培聪 译)

参考文献

1. Nishimoto A. [Moyamoya disease(author's transl)]. Neurol Med Chir (Tokyo) 1979;19(3):221–228

2. Saeki N, Yamaura A, Hoshi S, Sunami K, Ishige N, Hosoi Y. [Hemorrhagic type of moyamoya disease]. No Shinkei Geka 1991;19(8):705–712

3. Andaluz N, Choutka O, Zuccarello M. Trends in the management of adult moyamoya disease in the United States: results of a nationwide survey. World Neurosurg 2010;73(4):361–364

4. Burke GM, Burke AM, Sherma AK, Hurley MC, Batjer HH, Bendok BR. Moyamoya disease: a summary. Neurosurg Focus 2009;26(4):E11

5. Chiu D, Shedden P, Bratina P, Grotta JC. Clinical features of moyamoya disease in the United States. Stroke 1998;29(7):1347–1351

6. Festa JR, Schwarz LR, Pliskin N, et al. Neurocognitive dysfunction in adult moyamoya disease. J Neurol 2010;257(5):806–815

7. Hallemeier CL, Rich KM, Grubb RL Jr, et al. Clinical features and outcome in North American adults with moyamoya phenomenon. Stroke 2006;37(6):1490–1496

8. Khan N, Schuknecht B, Boltshauser E, et al. Moyamoya disease and Moyamoya syndrome: experience in Europe; choice of revascularisation procedures. Acta Neurochir (Wien) 2003;145(12):1061–1071, discussion 1071

9. Kraemer M, Heienbrok W, Berlit P. Moyamoya disease in Europeans. Stroke 2008;39(12):3193–3200

10. Lee S, Lee S, Kim S, Pokorski R. Moyamoya disease: review of the literature and estimation of excess morbidity and mortality. J Insur Med 2009;41(3):207–212

11. Mesiwala AH, Sviri G, Fatemi N, Britz GW, Newell DW. Long-term outcome of superficial temporal artery-middle cerebral artery bypass for patients with moyamoya disease in the US. Neurosurg Focus 2008;24(2):E15

12. Starke RM, Komotar RJ, Hickman ZL, et al. Clinical features, surgical treatment, and long-term outcome in adult patients with moyamoya disease. Clinical article. J Neurosurg 2009;111(5):936–942

13. Starke RM, Crowley RW, Maltenfort M, et al. Moyamoya disorder in the United States. Neurosurgery 2012;71(1):93–99

14. Fukui M. Current state of study on moyamoya disease in Japan. Surg Neurol 1997;47(2):138–143

15. Fukui M. Guidelines for the diagnosis and treatment of spontaneous occlusion of the circle of Willis ('moyamoya' disease). Research Committee on Spontaneous Occlusion of the Circle of Willis (Moyamoya Disease) of the Ministry of Health and Welfare, Japan. Clin Neurol Neurosurg 1997;99(Suppl 2):S238–S240

16. Choi JU, Kim DS, Kim EY, Lee KC. Natural history of moyamoya disease: comparison of activity of daily living in surgery and non surgery groups. Clin Neurol Neurosurg 1997;99(Suppl 2):S11–S18

17. Kuroda S, Ishikawa T, Houkin K, Nanba R, Hokari M, Iwasaki Y. Incidence and clinical features of disease progression in adult moyamoya disease. Stroke 2005;36(10):2148–2153

18. Scott RM, Smith ER. Moyamoya disease and moya-moya syndrome. N Engl J Med 2009;360(12):1226–1237

19. Fung LW, Thompson D, Ganesan V. Revascularisation surgery for paediatric moyamoya: a review of the literature. Childs Nerv Syst 2005;21(5):358–364

20. Guzman R, Lee M, Achrol A, et al. Clinical outcome after 450 revascularization procedures for moyamoya disease. Clinical article. J Neurosurg 2009;111(5):927–935

21. Han DH, Nam DH, Oh CW. Moyamoya disease in adults: characteristics of clinical presentation and outcome after encephalo-duro-arterio-synangiosis. Clin Neurol Neurosurg 1997;99(Suppl 2):S151–S155

22. Houkin K, Ishikawa T, Yoshimoto T, Abe H. Direct and indirect revascularization for moyamoya disease surgical techniques and peri-operative complications. Clin Neurol Neurosurg 1997;99(Suppl 2):S142–S145

23. Houkin K, Kamiyama H, Abe H, Takahashi A, Kuroda S. Surgical therapy for adult moyamoya disease. Can surgical revascularization prevent the recurrence of intracerebral hemorrhage? Stroke 1996;27(8):1342–1346

24. Ishikawa T, Houkin K, Kamiyama H, Abe H. Effects of surgical revascularization on outcome of patients with pediatric moyamoya disease. Stroke 1997;28(6):1170–1173

25. Kim DS, Kye DK, Cho KS, Song JU, Kang JK. Combined direct and indirect reconstructive vascular surgery on the fronto-parieto-occipital region in moyamoya disease. Clin Neurol Neurosurg 1997;99(Suppl 2):S137–S141

26. Kim DS, Yoo DS, Huh PW, Kang SG, Cho KS, Kim MC. Combined direct anastomosis and encephaloduro-arteriogaleosynangiosis using inverted superficial temporal artery-galeal flap and superficial temporal artery-galeal pedicle in adult moyamoya disease. Surg Neurol 2006;66(4):389–394, discussion 395

27. Matsushima T, Inoue T, Suzuki SO, Fujii K, Fukui M, Hasuo K. Surgical treatment of moyamoya disease in pediatric patients—comparison between the results of indirect and direct revascularization procedures. Neurosurgery 1992;31(3):401–405

28. Matsushima Y, Suzuki R, Yamaguchi T, Tabata H, Inaba Y. [Effects of indirect EC/IC bypass operations on adult moyamoya patients]. No Shinkei Geka 1986;14(13):1559–1566

29. Mizoi K, Kayama T, Yoshimoto T, Nagamine Y. Indirect revascularization for moyamoya disease: is there a beneficial effect for adult patients? Surg Neurol 1996;45(6):541–548, discussion 548–549

30. Morioka M, Hamada J, Todaka T, Yano S, Kai Y, Ushio Y. High-risk age for rebleeding in patients with hemorrhagic moyamoya disease: long-term follow-up study. Neurosurgery 2003;52(5):1049–1054, discussion 1054–1055

31. Nakashima H, Meguro T, Kawada S, Hirotsune N, Ohmoto T. Long-term results of surgically treated moyamoya disease. Clin Neurol Neurosurg 1997;99(Suppl 2):S156–S161

32. Scott RM, Smith JL, Robertson RL et al. Long-term outcome in children with moyamoya syndrome after cranial revascularization by pial synangiosis. J Neurosurg 2004 February;100(2 Suppl Pediatrics):142–9

33. Ueki K, Meyer FB, Mellinger JF. Moyamoya disease: the disorder and surgical treatment. Mayo Clin Proc 1994;69(8):749–757

34. Nagaraja D, Verma A, Taly AB, Kumar MV, Jayakumar PN. Cerebrovascular disease in children. Acta Neurol Scand 1994;90(4):251–255

35. Roach ES, Golomb MR, Adams R, et al; American Heart Association Stroke Council; Council on Cardio-vascular Disease in the Young. Management of stroke in infants and children: a scientific statement from a Special Writing Group of the American Heart Association Stroke Council and the Council on Cardiovascular Disease in the Young. Stroke 2008;39(9): 2644–2691

36. Soriano SG, Sethna NF, Scott RM. Anesthetic management of children with moyamoya syndrome. Anesth Analg 1993;77(5):1066–1070

37. Baba T, Houkin K, Kuroda S. Novel epidemiological features of moyamoya disease. J Neurol Neurosurg Psychiatry 2008;79(8):900–904

38. Kuroda S, Houkin K. Moyamoya disease: current concepts and future perspectives. Lancet Neurol 2008; 7(11):1056–1066

39. Ezura M, Yoshimoto T, Fujiwara S, Takahashi A, Shirane R, Mizoi K. Clinical and angiographic follow-up of childhood-onset moyamoya disease. Childs Nerv Syst 1995;11(10):591–594

40. Kurokawa T, Tomita S, Ueda K, et al. Prognosis of occlusive disease of the circle of Willis (moyamoya disease) in children. Pediatr Neurol 1985;1(5):274–277

41. Maki Y, Enomoto T. Moyamoya disease. Childs Nerv Syst 1988;4(4):204–212

42. Lee JY, Phi JH, Wang KC, Cho BK, Shin MS, Kim SK. Neurocognitive profiles of children with moyamoya disease before and after surgical intervention. Cerebrovasc Dis 2011;31(3):230–237

43. Weinberg DG, Rahme RJ, Aoun SG, Batjer HH, Bendok BR. Moyamoya disease: functional and neurocognitive outcomes in the pediatric and adult populations. Neurosurg Focus 2011;30(6):E21

44. Yamada I, Matsushima Y, Suzuki S. Childhood moyamoya disease before and after encephalo-duro-arterio-synangiosis: an angiographic study. Neuroradiology 1992;34(4):318–322

45. Houkin K, Yoshimoto T, Kuroda S, Ishikawa T, Takahashi A, Abe H. Angiographic analysis of moyamoya disease—how does moyamoya disease progress? Neurol Med Chir (Tokyo) 1996;36(11):783–787, discussion 788

46. Ishii K, Isono M, Kobayashi H, Kamida T. Temporal profile of angiographical stages of moyamoya disease: when does moyamoya disease progress? Neurol Res 2003;25(4):405–410

47. Kuroda S, Hashimoto N, Yoshimoto T, Iwasaki Y; Research Committee on Moyamoya Disease in Japan. Radiological findings, clinical course, and outcome in asymptomatic moyamoya disease: results of multicenter survey in Japan. Stroke 2007;38(5):1430–1435

48. Kuriyama S, Kusaka Y, Fujimura M, et al. Prevalence and clinicoepidemiological features of moyamoya disease in Japan: findings from a nationwide epidemiological survey. Stroke 2008;39(1):42–47

49. Ikezaki K. Rational approach to treatment of moyamoya disease in childhood. J Child Neurol 2000; 15(5):350–356

50. Scott RM. Moyamoya syndrome: a surgically treatable cause of stroke in the pediatric patient. Clin Neurosurg 2000;47:378–384

51. Scott RM. Surgery for moyamoya syndrome? Yes. Arch Neurol 2001;58(1):128–129

52. Matsushima Y, Aoyagi M, Suzuki R, Tabata H, Ohno K. Perioperative complications of encephalo-duro-arterio-synangiosis: prevention and treatment. Surg Neurol 1991;36(5):343–353

53. Nomura S, Kashiwagi S, Uetsuka S, Uchida T, Kubota H, Ito H. Perioperative management protocols for children with moyamoya disease. Childs Nerv Syst 2001; 17(4–5):270–274

54. Uchino K, Johnston SC, Becker KJ, Tirschwell DL. Moyamoya disease in Washington State and California. Neurology 2005;65(6):956–958

55. Kirkham FJ, DeBaun MR. Stroke in children with sickle cell disease. Curr Treat Options Neurol 2004;6(5): 357–375

56. Adams R, McKie V, Nichols F, et al. The use of transcranial ultrasonography to predict stroke in sickle cell disease. N Engl J Med 1992;326(9):605–610

57. Adams RJ, Brambilla D; Optimizing Primary Stroke Prevention in Sickle Cell Anemia (STOP 2) Trial Investigators. Discontinuing prophylactic transfusions used to prevent stroke in sickle cell disease. N Engl J Med 2005;353(26):2769–2778

58. Adams RJ, McKie VC, Hsu L, et al. Prevention of a first stroke by transfusions in children with sickle cell anemia and abnormal results on transcranial Doppler ultrasonography. N Engl J Med 1998;339(1):5–11

59. Lee MT, Piomelli S, Granger S, et al; STOP Study Investigators. Stroke Prevention Trial in Sickle Cell Anemia (STOP): extended follow-up and final results. Blood 2006;108(3):847–852

60. Dobson SR, Holden KR, Nietert PJ, et al. Moyamoya syndrome in childhood sickle cell disease: a predictive factor for recurrent cerebrovascular events. Blood 2002;99(9):3144–3150

61. Roach ES. Etiology of stroke in children. Semin Pediatr Neurol 2000;7(4):244–260

62. Fryer RH, Anderson RC, Chiriboga CA, Feldstein NA. Sickle cell anemia with moyamoya disease: outcomes after EDAS procedure. Pediatr Neurol 2003;29(2): 124–130

63. Hankinson TC, Bohman LE, Heyer G, et al. Surgical treatment of moyamoya syndrome in patients with sickle cell anemia: outcome following encephaloduroarteriosynangiosis. J Neurosurg Pediatr 2008; 1(3):211–216

64. Smith ER, McClain CD, Heeney M, Scott RM. Pial synangiosis in patients with moyamoya syndrome and sickle cell anemia: perioperative management and surgical outcome. Neurosurg Focus 2009;26(4):E10

65. Suzuki J, Kodama N. Moyamoya disease—a review. Stroke 1983;14(1):104–109

66. Kelly ME, Bell-Stephens TE, Marks MP, Do HM, Steinberg GK. Progression of unilateral moyamoya disease: A clinical series. Cerebrovasc Dis 2006; 22(2–3):109–115

67. Vilela MD, Newell DW. Superficial temporal artery to middle cerebral artery bypass: past, present, and future. Neurosurg Focus 2008;24(2):E2

68. Starke RM, Komotar RJ, Connolly ES. Optimal surgical treatment for moyamoya disease in adults: direct versus indirect bypass. Neurosurg Focus 2009; 26(4):E8

69. Fujii K, Ikezaki K, Irikura K, Miyasaka Y, Fukui M. The efficacy of bypass surgery for the patients with hemorrhagic moyamoya disease. Clin Neurol Neurosurg 1997;99(Suppl 2):S194–S195

70. Yoshida Y, Yoshimoto T, Shirane R, Sakurai Y. Clinical course, surgical management, and long-term outcome of moyamoya patients with rebleeding after an episode of intracerebral hemorrhage: An extensive follow-Up study. Stroke 1999;30(11):2272–2276

第4章
烟雾血管病的遗传学

Constantin Roder，Boris Krischek

引言

"烟雾"一词用于描述具有共性特征（如血管狭窄）并表现为颅内大血管生成脆弱侧支血管的一系列不同疾病。在这些病理改变的基础上，其诊断标准为：双侧出现烟雾血管表现，但无已知系统性疾病或外源性致病因素，定义为烟雾病；双侧或单侧出现烟雾血管且有已知系统性疾病（例如唐氏综合征或神经纤维瘤）或可能致病病史（如放射治疗或大脑感染），定义为烟雾综合征；先天单侧烟雾血管则可能为烟雾病[1]。烟雾病不同类型（家族性和散发性）、患者种族（亚洲人和高加索人）、发病年龄（青少年和成年人）或临床表现（缺血性和出血性病例）有其不同的临床特征[2]。尽管人们对烟雾病的一些临床差异已有所了解，但在致病原因方面的知识仍然有限。目前已有多个关于遗传因素致病的报道[2]。

烟雾病的遗传因素证据

烟雾病在不同种族和家族之间发病率不同是该疾病由遗传因素导致的最强证据[2]。烟雾病在亚洲国家（主要是日本和韩国）比在高加索人群中更为常见。由于烟雾病较少见，同时影像技术也在不断发展，因此烟雾病的发病率数据不断变化。在日本，发病率是（0.3~1）/100 000。在非亚洲国家，发病率仅为日本的1/10。

具有亚洲血统的人群即使生活在非亚洲国家，其烟雾病发病率也高于当地非亚裔人群，因此烟雾病发病率似乎不受环境或地域因素的影响[3]。在加利福尼亚的亚裔美国人中，发病率为0.28/100 000，与亚洲发病率相似，从而支持烟雾病的遗传病因学论点。在所有烟雾病例中，家族性烟雾病占9%~15%。散发病例出现症状的平均年龄为30岁，家族性病例为11.8岁。早现现象（指某种遗传病在连续世代中出现发病年龄一代比一代早的现象）可在患病家庭中出现。散发病例中女性和男性的比例为 1.8：1，家族性病例中为 5：1[3]。

除了以上所描述的地区差异和烟雾病的家族性，烟雾病与有遗传背景的其他疾病相关联，如 I 型神经纤维瘤病（NF-I）或唐氏综合征，还可以提供关于此疾病成因的线索。烟雾病的女性患病率（女性与男性之比为 1.8：1）可能与遗传因素有关，但激素因素也可能参与。亚洲和高加索地区烟雾病患者临床表现方面，如蛛网膜下腔出血、缺血性卒中或发病年龄的差异，已在前文有所描述。遗传因素很可能与这些差异有关，但由于现有数据不一致，无法排除环境、激素等其他未知因素，因此这种可能性仍仅为推测 [4]。

烟雾病的遗传学研究

一些烟雾病遗传学研究已经发表（表 4.1）。然而，由于采用了不同的分析技术，比较和理解这些研究结果具有挑战性。以当前遗传学知识来理解，本章将简要分析不同的研究设计，讨论现有的研究数据。这些研究按使用的技术进行分类，当采用联合技术时，讨论则集中于最重要的研究结果。

遗传方式

可通过患病家庭表型和对疾病模式进行后续分析确定遗传方式。例如，Mineharu 等人在 52 例烟雾病患者中对 15 例高度患病的家庭进行了表型分析 [5]，发现了一种不完全外显的常染色体显性遗传模式。该分析还显示，母系遗传率高于父系遗传率（3.44：1）。而最常见的母系遗传是从母亲遗传给女儿（60%）。这些非孟德尔遗传模式表明，表观遗传因素，如基因组印迹或性别决定因子和（或）基因均与家族性烟雾病形成有关。

连锁分析

连锁研究通过追踪与相关表型相关联的基因标记来确定患病家族中可能的致病基因组序列的共分离现象（密切相关的基因和遗传标记一同遗传的倾向）。如果基因标记与患病患者有关联，则假定致病基因在基因标记附近。这些基因标记与可能的致病基因分离，即减数分裂前期染色体交叉的概率十分低。根据基因标记，可进行全基因组或仅在特定基因组区域进行分析。然而，连锁研究只能对家族性病例进行研究分析。目前有 5 项连锁研究结果已经发表。

1999 年，Ikeda 等人分析了 22 条常染色体的 371 个微卫星标记，在染色体 3p24.2~p26 之间发现联动标记 D3S3050[6]。与希佩尔 - 林道综合征和马方综合征相关的基因位于该基因组区域。因此，作者提出染色体 3p 可能编码一个对血管壁内稳态的形成和维持有重要作用的基因产物，从而可能与遗传血管疾病的成因有关。

Inoue 等人对 6 号染色体上 15 个微卫星标记 [人类白细胞抗原（HLA）基因] 进行了连锁分析 [7]。在被检测的 19 个家族中，有 16 个家族的成员含有基因标记 D6S441。基于烟雾病和 NF-I 偶尔共存的现象，它的致病基因已被标记至染色体 17q11.2。Yamauchi 等人研究了 24 个烟雾病家族的 17 号染色体上的 22 个微卫星标记的基因型 [8]。位于染色体 17q25 上 D17S785 和 D17S836 之间的 9-cM 区域内的标志 D17S939 表现出较强连锁。这一发

表 4.1　烟雾血管病遗传研究中的重要染色体定位研究

参考文献	染色体定位	研究类型	患者种族	样本数目	主要发现
Mineharu 等 2006[5]		遗传模式判断	日本人	52 例家族性烟雾病	不完全外显的常染色体显性遗传
Roder 等 2010[20]	1p13.3, 10q11.21	相关性研究	高加索人	40 例散发性烟雾病	疾病与 PSRC-1 (rs599839) 和 CXCL12 (rs501120) 多态性相关
Ikeda 等 1999[6]	3p24.2~p26	连锁分析	日本人	37 例家族性烟雾病	D3S3050 连锁
Roder 等 2010[22]	5q31~32 19q31.1	相关性研究	高加索人	40 例散发性烟雾病	疾病与 PDG-FRB (rs382861) 和 TGFB1 (rs1800471) 多态性相关
Inoue 等 1997[16]	6p21.3	相关性研究	日本人	71 例散发性烟雾病	疾病与 HLA-DQB1 *0502, HLA-DRB1*0405, HLA-DQB1*0401 等位基因相关
Inoue 等 2000[7]	6p25.2	连锁分析	日本人	20 例同胞家族性烟雾病	D6S441 连锁
Han 等 2003[14]	6p21.3	相关性研究	韩国人	28 例散发性烟雾病	疾病与 HLA-B35 等位基因相关
Hong 等 2009[15]	6p21.3	相关性研究	韩国人	54 例散发性烟雾病 16 例家族性烟雾病	疾病与 HLA-DRB1*1302, HLA-DQB1*0609 等位基因相关
Sakurai 等 2004[9]	8q23,12p12	连锁分析	日本人	12 例家族性烟雾病	D8S546,D12S1690 连锁
Guo 等 2009[25]	10q23.3	多系统遗传性疾病的遗传分析	高加索人	5 例多系统遗传性疾病家族的综合征性烟雾病	疾病与 ACTA2 (R258H/C) 突变相关
Shimojima 等 2009[26]	10q23.3	相关性研究	日本人	46 例散发性烟雾病 7 例家族性烟雾病	疾病与 ACTA2 突变无相关性
Milewicz 等 2010[28]	10q23.3	相关性研究，多系统遗传性疾病的遗传分析，其他	高加索人	5 例多系统遗传性疾病家族的综合征性烟雾病	疾病与 ACTA2 (R179H) 突变,多系统的平滑肌细胞功能障碍综合征相关
Roder 2010[27]	10q23.3	相关性研究	高加索人	40 例散发性烟雾病	1 例发生 ACTA2 (R179H) 突变的散发性烟雾病患者

（待续）

表 4.1　烟雾病遗传研究中的重要染色体定位研究（续）

参考文献	染色体定位	研究类型	患者种族	样本数目	主要发现
Li 等 2010[27]	11q22.3	相关性研究	中国汉族	177 例散发性烟雾病 31 例家族性烟雾病	疾病与 MMP3 的 1171bp 上的 5A/6A 基因型相关
Yamauchi 等 2000[8]	17q25	连锁分析	日本人	56 例家族性烟雾病	与 D17S939 和 D17S785~D17S836 之间连锁
Mineharu 等 2008[11]	17q25.3	连锁分析	日本人	55 例家族性烟雾病	D17S704,D17S180,17q 末端连锁
Nanba 等 2005[17]	17q25	相关性研究	日本人	4 例家族性烟雾病	与已分析基因无关联（DNAI2, AANAT, PSR, HCNGP, HN1, SGSH, SYNGR2,EVPL,TIMP2）
Kang 等 2006[18]	17q25.3	相关性研究	韩国人	50 例散发性烟雾病 11 例家族性烟雾病	疾病与 rs8179090（TIMP2, -418bp）多态性相关
Liu 等 2009[21]	17q25.3	连锁分析,相关性研究	日本人,韩国人,中国人,高加索人	179 例散发性烟雾病	17q25.3 连锁,疾病与 RAPTOR 的转示位点-1480bp 上的 ss161110142 连锁
Kamada 等 2011[23]	17q25.3	全基因组关联分析	日本人	72 例散发性烟雾病	疾病与 RNF213（p.R4859K）变异相关
Liu 等 2011[24]	17q25.3	连锁分析,相关性研究,功能分析	日本人,韩国人,中国人,高加索人	42 个东亚家族,207 例东亚散发性烟雾病患者,1 个高加索人家族, 49 例高加索散发性烟雾病患者	疾病与 RNF213（p.R4859K）变异相关
Hervé 等 2010[29]	X 染色体	遗传模式判断	阿尔及利亚人	4 例多系统遗传性疾病家族的综合征性烟雾病	遗传的 X 连锁隐性模式
Miskinyte 等 2011[30]	Xq28	遗传模式判断,连锁分析,多系统遗传性疾病的遗传分析,功能分析	高加索人	10 例多系统遗传性疾病家族的综合征性烟雾病	MTCP1/MTCP1NB 和 BRCC3 缺失,常见表型改变

现表明,在该区域有家族性烟雾病致病基因位点。然而,由于这两个基因位点之间的物理距离较大,对该基因区段的描述不支持 NF-Ⅰ基因直接参与烟雾病的发生。

在对 12 个患有烟雾病家庭的全基因组分析中,Sakurai 等人报道了与 D8S546(8q23)的连锁和 D12S1690(12p12)的提示性连锁[9]。作为一个可能的候选基因,作者认为可诱导早期生长应答的 β 转化生长因子,其基因位点位于 8q22.3。此前,已报道 β 转化生长因子(TGFB1)在培养的颗浅动脉平滑肌细胞和烟雾病患者的血清中有所增加[10]。

2008 年,Mineharu 等人完成了一项在 15 个日本大家族中的基因组范围的参量连锁分析[11]。结果表明,位于 17q 染色体端粒与 D17S1806 之间的一个 3.5Mb 大小区域的 D17S704 有连锁现象。在这个区域中发现了 94 个基因,其中 BAI1 相关蛋白 2(BAIAP2)、金属蛋白酶组织抑制剂(TIMP2)、ras 相关 C3 肉毒毒素基质 3(RAC3)以及原癌基因家族中的一员 RAB40B,已经被选定作为深入研究的候选基因。然而,针对 5 个家族中的先证者,对这些基因的编码外显子以及邻近内含子间区域进行测序,并未发现新的疾病相关突变。

关联研究

关联研究是基于单个病例对照设计,并能同时应用于散发病例和家族性病例的分析方法。其检测的基因组序列长度可能从单个碱基对(SNP)到完整(候选)基因,长序列甚至为全基因组分析。

由于编码了细胞间交流与识别的细胞表面抗原蛋白,HLA 系统包含对免疫功能至关重要的元素。因受到免疫因子参与烟雾病形成假说的支持(例如,自身免疫疾病或患者感染),血清学[11, 12]和遗传学分析[7, 14-16]被用于阐述 HLA 分子在烟雾病发生机制中所扮演的角色。在病例对照研究的基础上,对 HLA 基因型进行等位基因突变关联检测。值得一提的是,所有 HLA 基因都定位在 6 号染色体上。其中 HLA-DQB1*0502、HLA-DRB1*0405、HLA-DQB1*0401、HLA-B35、HLA-DRB1*1302 和 HLA-DQB*0609[14-16]之间有显著关联。然而,这些结果中没有一个能在进一步研究中得到再现。鉴于 HLA 系统的异质性,疾病相关的某种特定变异的关联可能性必然受随机一致性的影响。

Nanba 等人[17]完成了在 17q25 上的标志物 D17S785 和 D17S835 之间的 9-cM 区域的候选基因序列分析。这个区域被 Yamauchi 等[8]描述为与家族性烟雾病有关。基于以下标准可能与烟雾病发生机制共存,或已知在大脑中的特定表达模式,Nanba 等人选择了这个区域中 65 个已知基因中的 9 个来进行分析[17]。生物信息学也用于对以确定 17q25 上候选基因为目标的 ~2.100 表达序列标签进行分析。然而,并没有发现疾病相关突变或新的候选基因。

基于 Ikeda 等人[6](3p24.2-p26)和 Yamauchi 等人[8](17q25)的连锁研究结果,Kang 等分析了启动子区域、外显子 - 内含子连接点和作为候选基因 TIMP4(3p25)和 TIMP2(17q25)的外显子[18]。在 TIMP2(位置在 -418bp,rs8179090)的启动子区域中的多态性被认为与韩国人群中家族性烟雾病高度相关。然而,这些发现无法在其他

种群中得到重现 [5.19.20]。

2010 年，Liu 等人发表了一项包含来自日本、韩国、中国和欧洲样本的多中心研究结果 [21]。当他们对早期连锁分析进一步深入研究后发现，这个连锁信号被限制在 17q25.3 上一个 2.1Mb 大小的区域 [11]。该研究团队选取 4 个不相干样本，对这个区域中 CARD14、RAPTOR 和 AATK 基因进行测序。他们在 Raptor 基因转录点 -1480bp 的位置上发现一个新的多态性（ss161110142）。在不同人群中对该多态性进一步分析证明，等位基因 A 在亚洲烟雾病患者中相对常见，但在高加索人群样本中无法找到。作者总结认为，ss161110142 突变在东亚烟雾病患者中是初始单体型。RAPTOR 被认为与血管平滑肌细胞增殖、γ- 干扰素引起的内膜扩张以及 HLA 调控的内皮细胞增殖相关联。因此，这可能是一个与烟雾病病因相关的合理的候选基因。

基于细胞外基质异常合成引发烟雾病的理论，Li 等人 [19] 分析了 208 例患者中 MMP2、MMP3、MMP9 和 MMP13 上的 5 个功能性启动子多态性及 TIMP2 [18] 的潜在功能性启动子的多态性。在家族性和散发性病例中均发现在 -1171 位点上 MMP3 功能性启动子多态性与烟雾病显著关联，强调 MMP 和 TIMP 之间的不平衡可能在烟雾病生成机制中产生作用。

2010 年，Roder 等人发表了首篇关于高加索烟雾病患者的遗传研究 [20, 22]。他们的第一项研究是检测已出现病理性改变的烟雾病患者的编码细胞因子及生长因子的基因 SNP。他们发现 PDGFRB 的启动子区域 rs382861 有一个显著关联。同时 rs1800471 上有一个关联、rs1800470 有（相对的）趋势，

均位于 TGFB1 的第一个外显子。除此以外，已知 TGFB1 是一个强效血管生成因子，负责维持细胞外基质。在该烟雾病研究中，最常见的 rs1800470 和 rs1800471 的等位基因组合因增加了体外的 TGFB1 水平而被熟知 [22]。

第二项研究建立在常见的组织病理学异变的描述上，例如烟雾病患者和动脉粥样硬化患者的血管壁内膜增厚或平滑肌细胞迁移 [20]。作者分析了那些已被认为与动脉粥样硬化相关的基因的 SNP。该研究发现了 rs599839 显著关联性和其他 3 个 SNP（rs8326，rs34208922，rs501120）的意义关联趋势。在冠心病患者体内，rs599839 与低密度脂蛋白的水平有关。rs501120 SNP 位于 CXCL12 的上游，参与干细胞归巢和局部缺血组织的血管再生。因此，CXCL12 可能是参与烟雾病发生机制的基因。

Kamada 等人 [23] 发表了第一个烟雾病全基因组研究，其中包括对 785 720 个 SNP 的分析。研究发现，在 17q25 末端区域存在一个紧密关联，这个关联包括 RNF213 上的 7 个 SNP，它是一个编码表达在脾脏和白细胞上的指蛋白基因。突变分析揭示 RNF213 的上一个初始突变（p.R4859K）和三个错义突变使之成为参与烟雾病生成机制的强有力的候选基因。

Liu 等人发表了一篇包括连锁分析、外显子组分析和 17q25.3 的部分关联分析以及敲减斑马鱼 RNF213 的功能分析文章 [24]。作者发现，亚裔烟雾病患者体内 R4810K 变异以及斑马鱼 RNF213 基因敲减中非正常血管形成之间有强烈的联系，因此他们认为 RNF213 参与了烟雾病生成机制。而在高加索人中并未发现这些突变。

多系统遗传疾病

血管平滑肌细胞特有的同种型 α- 肌动蛋白（ACTA2）已知与家族性胸主动脉瘤和胸主动脉夹层瘤有关。Guo 等[25] 对患有胸主动脉瘤和夹层瘤的家族基因型和表现型进行了深入的研究。他们发现，研究人群中冠心病、网状青斑、卒中和烟雾病患病概率有所增加。遗传学分析显示变异，尤其是涉及 ACTA2 R258C/H 的变异，在早期卒中发病和烟雾病患者中常被检测到。

然而，在日本[26] 和欧洲[27] 人群中对 ACTA2 进行测序并未获得一致结果。在一项随访研究中，同一个研究小组[28] 发现 5 例已出现症状的患者表现为因 ACTA2（R179H）发生新发突变而导致全身平滑肌细胞病变。这个病理学改变包括：主动脉和脑血管疾病（包括烟雾病的相似变化），瞳孔固定扩大，膀胱低张力，肠扭转不良，肠蠕动缓慢和肺动脉高压。

2010 年，Hervé 等人首先报道了一个患多系统疾病家族的准确表现型，其临床表现包括烟雾综合征[29]。在随访研究中，发现另 2 个患相同多系统疾病的家族，并进一步对 3 个家族一起进行分析。表型改变包括烟雾血管病变、面部畸形、高促性腺激素性腺功能减退、高血压、过早头发花白、身材短小、扩张型心肌病、早发冠心病和双眼白内障[30]。因为家族系谱分析倾向于 X 染色体连锁遗传模式，进一步对 X 染色体进行分析发现 3 个家族中均出现 MTCP1/MTCP1NB 外显子 1 和 BRCC3 外显子 1~3 的重叠缺失。对 MICP1NB 和 BRCC3 基因敲减斑马鱼进行检测，发现 MTCP1NB 基因敲减并未使血管表型改变，而 BRCC3 基因敲减导致

血管形成缺陷。BRCC3 是一个普遍表达的去泛素化酶，是 DNA 修复复合体的一部分。作者认为，这个基因可能在血管形成和维持中扮演着重要角色。然而，作者对另外 3 个患有烟雾病但无其他系统性疾病的家族进行检测，并未获得相同缺失。

结论

遗传因素有可能参与烟雾病的形成。目前烟雾病血管的遗传学研究的数量及其广泛性在不断提高。然而，研究结果难以复制重现，似乎暗示了该疾病可能受多种因素影响。烟雾血管病的遗传学研究中，最具有挑战性的部分是缺乏可研究的患者，反映了该疾病的罕见性。为了加强研究的数据可信度，必须进行研究团队间结果比对并加强国际团队间合作。目前，需对有综合症状患者和已确诊患者的烟雾血管病变的作用进一步进行评估。正如遗传性多系统疾病患者的研究中所看到的，对于少量患者，精确的表型和基因分析足以确认致病基因。虽然无法在已确诊的烟雾病患者中检测到这些基因突变，但还是能为烟雾病样变化的发展提供有价值的提示。

（郝强　张谦 译）

参考文献

1. Fukui M. Guidelines for the diagnosis and treatment of spontaneous occlusion of the circle of Willis ('moya-moya' disease). Research Committee on Spontaneous Occlusion of the Circle of Willis (Moyamoya Disease) of the Ministry of Health and Welfare, Japan. Clin Neurol Neurosurg 1997;99(Suppl 2):S238–S240

2. Roder C, Nayak NR, Khan N, Tatagiba M, Inoue I, Krischek B. Genetics of Moyamoya disease. J Hum Genet 2010;55(11):711–716

3. Kuroda S, Houkin K. Moyamoya disease: current con-cepts and future perspectives. Lancet Neurol 2008;

7(11):1056–1066

4. Krischek B, Kasuya H, Khan N, Tatagiba M, Roder C, Kraemer M. Genetic and clinical characteristics of Moyamoya disease in Europeans. Acta Neurochir Suppl (Wien) 2011;112:31–34

5. Mineharu Y, Takenaka K, Yamakawa H, et al. Inheritance pattern of familial moyamoya disease: autosomal dominant mode and genomic imprinting. J Neurol Neurosurg Psychiatry 2006;77(9):1025–1029

6. Ikeda H, Sasaki T, Yoshimoto T, Fukui M, Arinami T. Mapping of a familial moyamoya disease gene to chromosome 3p24.2–p26. Am J Hum Genet 1999; 64(2):533–537

7. Inoue TK, Ikezaki K, Sasazuki T, Matsushima T, Fukui M. Linkage analysis of moyamoya disease on chromosome 6. J Child Neurol 2000;15(3):179–182

8. Yamauchi T, Tada M, Houkin K, et al. Linkage of familial moyamoya disease (spontaneous occlusion of the circle of Willis) to chromosome 17q25. Stroke 2000;31(4):930–935

9. Sakurai K, Horiuchi Y, Ikeda H, et al. A novel susceptibility locus for moyamoya disease on chromosome 8q23. J Hum Genet 2004;49(5):278–281

10. Hojo M, Hoshimaru M, Miyamoto S, et al. Role of transforming growth factor-beta1 in the pathogenesis of moyamoya disease. J Neurosurg 1998;89(4):623–629

11. Mineharu Y, Liu W, Inoue K, et al. Autosomal dominant moyamoya disease maps to chromosome 17q25.3. Neurology 2008;70(24 Pt 2):2357–2363

12. Aoyagi M, Ogami K, Matsushima Y, Shikata M, Yamamoto M, Yamamoto K. Human leukocyte antigen in patients with moyamoya disease. Stroke 1995; 26(3):415–417

13. Kitahara T, Okumura K, Semba A, Yamaura A, Makino H. Genetic and immunologic analysis on moya-moya. J Neurol Neurosurg Psychiatry 1982;45(11):1048–1052

14. Han H, Pyo CW, Yoo DS, Huh PW, Cho KS, Kim DS. Associations of Moyamoya patients with HLA class I and class II alleles in the Korean population. J Korean Med Sci 2003;18(6):876–880

15. Hong SH, Wang KC, Kim SK, Cho BK, Park MH. Association of HLA-DR and -DQ Genes with Familial Moyamoya Disease in Koreans. J Korean Neurosurg Soc 2009;46(6):558–563

16. Inoue TK, Ikezaki K, Sasazuki T, Matsushima T, Fukui M. Analysis of class II genes of human leukocyte antigen in patients with moyamoya disease. Clin Neurol Neurosurg 1997;99(Suppl 2):S234–S237

17. Nanba R, Tada M, Kuroda S, Houkin K, Iwasaki Y. Sequence analysis and bioinformatics analysis of chromosome 17q25 in familial moyamoya disease. Childs Nerv Syst 2005;21(1):62–68

18. Kang HS, Kim SK, Cho BK, Kim YY, Hwang YS, Wang KC. Single nucleotide polymorphisms of tissue inhibitor of metalloproteinase genes in familial moyamoya disease. Neurosurgery 2006;58(6):1074–1080, discussion 1074–1080

19. Li H, Zhang ZS, Liu W, et al. Association of a functional polymorphism in the MMP-3 gene with Moyamoya Disease in the Chinese Han population. Cerebrovasc Dis 2010;30(6):618–625

20. Roder C, Peters V, Kasuya H, et al. Common genetic polymorphisms in moyamoya and atherosclerotic disease in Europeans. Childs Nerv Syst 2011;27(2):245–252

21. Liu W, Hashikata H, Inoue K, et al. A rare Asian founder polymorphism of Raptor may explain the high prevalence of Moyamoya disease among East Asians and its low prevalence among Caucasians. Environ Health Prev Med 2010;15(2):94–104

22. Roder C, Peters V, Kasuya H, et al. Polymorphisms in TGFB1 and PDGFRB are associated with Moyamoya disease in European patients. Acta Neurochir (Wien) 2010;152(12):2153–2160

23. Kamada F, Aoki Y, Narisawa A, et al. A genome-wide association study identifies RNF213 as the first Moyamoya disease gene. J Hum Genet 2011;56(1):34–40

24. Liu W, Morito D, Takashima S, et al. Identification of RNF213 as a susceptibility gene for moyamoya disease and its possible role in vascular development. PLoS ONE 2011;6(7):e22542

25. Guo DC, Papke CL, Tran-Fadulu V, et al. Mutations in smooth muscle alpha-actin (ACTA2) cause coronary artery disease, stroke, and Moyamoya disease, along with thoracic aortic disease. Am J Hum Genet 2009;84(5):617–627

26. Shimojima K, Yamamoto T. ACTA2 is not a major disease-causing gene for moyamoya disease. J Hum Genet 2009;54(11):687–688

27. Roder C, Peters V, Kasuya H, et al. Analysis of ACTA2 in European Moyamoya disease patients. Eur J Paediatr Neurol 2011;15(2):117–122

28. Milewicz DM, Østergaard JR, Ala-Kokko LM, et al. De novo ACTA2 mutation causes a novel syndrome of multisystemic smooth muscle dysfunction. Am J Med Genet A 2010;152A(10):2437–2443

29. Hervé D, Touraine P, Verloes A, et al. A hereditary moyamoya syndrome with multisystemic manifestations. Neurology 2010;75(3):259–264

30. Miskinyte S, Butler MG, Hervé D, et al. Loss of BRCC3 deubiquitinating enzyme leads to abnormal angiogenesis and is associated with syndromic moyamoya. Am J Hum Genet 2011;88(6):718–728

第 5 章
烟雾病患者脑灌注水平的临床评估

James R. Sagar，Colin P. Derdeyn

引言

　　脑血流动力学损伤可能是烟雾病患者发生脑卒中的主要原因[1-4]。脑组织长期慢性低灌注所引发的代谢下调和临床认知能力下降是造成烟雾病患者神经功能损害的另一个潜在机制[5]。脑血运重建术是目前烟雾病患者主要的治疗方式，其机制在于改善患者的脑灌注情况。对该类患者应常规行术前脑血流动力学检查，以评估其是否需要行手术干预治疗。本章主要对烟雾病患者脑灌注评估现状进行介绍和评价。

脑灌注压

　　动脉狭窄或闭塞往往会造成其远端血管内平均动脉压（MAP）下降，且下降水平与血管狭窄程度及侧支血管血流代偿是否充足密切相关[6]。然而，脑动脉闭塞并不总是伴随 MAP 下降，即使 Willis 环远端的动脉闭塞[7]。当侧支血管来源的代偿血流不足时，才会造成 MAP 降低，并进一步导致脑灌注压（CPP）的降低。

　　CPP 下降后，为维持脑组织正常的供氧及营养供应，脑血管系统会启动两种主要的代偿机制进行代偿（图 5.1）。第一种机制是脑血管的自动调节功能：即在脑动脉血压发生改变时，脑血管阻力能够发生相应改变，使脑血流（CBF）能够在一定的 CPP 波动范围内维持正常。脑血流自动调节功能主要发生在阻力动脉上，其能够通过扩张管腔降低血管阻力以维持 CBF 接近正常水平[8,9]。

　　第二种代偿机制是增加脑氧摄取分数（OEF）[10, 11]。当 CBF 下降造成输送的氧减少时，脑组织从单位血液中摄取氧的量则相应增加，以维持正常的氧代谢 [脑氧代谢率（$CMRO_2$）]。OEF 可从基线的 30％ 增高至 80％。

　　在脑血管的自动调节范围内（图 5.1 中 A 点至 B 点之间的区域），CBF 以恒定的速度缓慢下降[12, 13]，但通过轻度提高 OEF，$CMRO_2$ 可维持正常水平[14]。而 CPP 下降

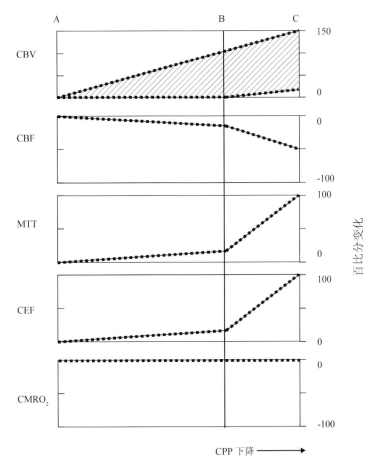

图 5.1　血流量减少时随脑灌注压下降（CPP；底部由左向右的横线表示）相应的脑血流动力学变化图解。A点至 B 点的区域为脑血管自动调节范围，在此范围内，脑血容量（CBV）依测量方式的不同可增加或无明显变化，脑血流量（CBF）会有轻度下降。平均通过时间（MTT）及氧摄取分数（OEF）往往会有轻度增加，而脑氧代谢率（CMRO$_2$）则保持相对稳定。当灌注压的变化一旦超过脑血管的自动调节范围，脑灌注压的进一步降低则会导致脑血流的被动降低（B 点至 C 点），同时脑血容量会进一步增加。MTT 及 OEF 显著增加，CMRO$_2$ 则仍维持在相对稳定的水平。灌注压的进一步降低则会超过 OEF 的代偿能力，最终会导致脑组织的真性缺血。

一旦超过脑血管的自动调节范围（B 点），CBF 则会迅速下降，并导致 OEF 急剧增加，这种状态常被称为"贫困灌注"[15]。血管平均通过时间（MTT）定义为脑血容量（CBV）与 CBF 的比值。MTT 的增加常可提示阻力血管的扩张。需要注意的是，目前这些代偿反应的研究主要是在全脑 MAP 或 CPP 急性下降的动物模型上进行的。其能否准确反映人体局部脑组织 CPP 慢性降低后的代偿反应尚不清楚。

脑代谢水平降低及认知功能损害

脑血流量的慢性降低与颈动脉闭塞患者的认知功能损害密切相关。该类患者在神经心理学检查中往往表现出全脑功能的减退，如注意力、反应速度、学习能力等，这种功能损害往往不能用局部脑梗死来解释[5]。有理论认为，脑血流的慢性降低会造成脑代谢水平的代偿性降低（$CMRO_2$ 降低）以减少对 CBF 的需求。脑代谢水平的降低会进一步造成认知功能的损害。这一现象是否存在及其是否可逆仍有待进一步证实。

脑灌注的临床评估

某些类型的侧支循环被认为与脑血流动力学受损有关，但是以此来证实某个个体患者存在血流动力学受损仍存在困难[7, 16]。最主要的问题是，目前临床应用的脑血管造影等解剖学成像方式往往只能显示侧支血流的走行，而不能对其血流量进行定量评估。

临床表现与血流动力学损害之间的关联往往也难以确定。肢体抖动或体位性短暂缺血发作往往与血流动力学受损密切相关（高特异性），但多数血流动力学受损的患者却并不表现出这些症状（低敏感性）[17]。在磁共振成像（MRI）中，半卵圆中心或放射冠的白质梗死与同侧颈动脉闭塞相关且具有高度的特异性，但敏感性不高主要是由于该侧为整个大脑半球的血流动力学损害（图5.2）[18, 19]。烟雾病患者中此类梗死较为常见，提示存在血流动力学的损害。

仅对 CBF 进行测量并不能对脑血流动力学状态做出全面评估。首先，当脑灌注压下降时，机体的自动调节机制可通过脑血管的扩张使 CBF 维持在正常水平。其次，当脑灌注压处于正常水平时，CBF 也有可能下降，这主要见于组织代谢需求比较低的情况。在发生梗死的脑组织中，由于其代谢需求的血流降低，局部 CBF 会相应下降，但不

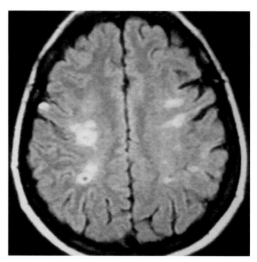

图 5.2　一例 35 岁女性烟雾病患者的 FLAIR 图像证实双侧半卵圆中心白质内存在梗死灶。右侧运动区的一个小梗死灶与既往的一次影响左手功能的小卒中事件相关。

会引起症状；但在一些正常、非梗死部位，其远处部位病变造成该区域的传入或传出纤维损害同样可造成局部 CBF 降低[20]。基于以上理论，目前对血流动力学的评估主要基于三个方面：配对脑血流量测量、CBV 测量及 OEF 的直接测量[21]。当这些间接检查方式中某一项提示异常时，则可以推断该患者存在血流动力学损害[22]。

配对脑血流量测量

脑血流动力学评估的第一种方式是配对脑血流量测量：静息状态下测得脑血流的初始值后，行脑血管扩张刺激测得第二个值。这种研究又被称为脑血管反应活性或脑血管储备能力检测。常用的脑血管扩张刺激方式包括高碳酸血症、乙酰唑胺及手部运动等生理任务。正常情况下，各种刺激都会造成 CBF 的大幅度增加。若 CBF 反应轻微或无变化，则可推断该患者由于 CPP

下降引起自动调节反应,阻力血管已经发生了部分扩张。

可通过多种方式对 CBF 进行定量或定性(相对)测量,常用的方式包括:吸入或静脉注射 [133]Xe 后行 SPECT、Xe-CT 检查、PET 检查、注射碘剂后行灌注 CT 成像以及 MRI 检查。大脑中动脉主干或颈内动脉中的血流速度的变化也可以通过经颅多普勒超声和 MRI 进行检测。BOLD MRI 信号的改变同样也可测量 [23]。吸入或注射含 Xe 的血流示踪剂可能引起动脉血管扩张,导致血流动力学测量存在一定误差,尤其在使用乙酰唑胺的情况下 [24]。此外,在一些高级别的烟雾病患者中,由于血管的狭窄或闭塞,大脑中动脉的血流速度往往难以测量。

依据脑血流对血管扩张刺激剂的反应,可对脑血流动力学的损害进行分期:1 期,血流增加减少期(相对于对侧半球或正常对照);2 期,无血流增加期(血管扩张后脑血流与基线水平相同);3 期,局部脑血流相对于基线水平反常下降期,该现象即所谓的"脑血管盗血"。

脑血容量测量

脑血流动力学评估的第二种方式是通过单独检测局部 CBV 或同时测量静息状态下的 CBF 来反映灌注压的改变。如前所述,CBV/CBF 比值(或相反,CBF /CBV 比值)在数值上与 MTT 是等价的。MTT 在识别阻力血管主动扩张方面比单独检测 CBV 更为敏感,但其特异性相对较低。在低碳酸血症等灌注压正常、脑血流低的情况下,CBV/CBF 比值可能升高。PET 或 SPECT 可对局部 CBV 及 CBF 进行定量检测。MRI 和 CT 对 CBV 进行定量测量的技术也

有所进展。将这些指标的绝对值或半球间的比值与正常人群的参照范围进行对比,以判断患者是否存在血流动力学异常。对于阻力动脉在脑血流自动调节过程中舒张至何种程度才会导致可检测到的 CBV 增加,目前仍没有定论。既往实验所得的结果存在矛盾 [25-27]。尽管 CBV 增加往往提示有阻力血管的扩张,但在部分 OEF 增加的患者中,CBV 却能维持在正常范围之内(临床上较为常见),其临床意义尚不明确 [28]。因此,CBV 检测在不确定 CPP 下降中的敏感性和特异性仍难以确定。同时,由于对比剂团注后的延迟和分散,基于动态磁敏感 MRI 的检查方式,对烟雾病患者 CBF 和 CBV 的检测存在一定困难 [29]。

氧摄取分数的直接测量

脑血流动力学评估的第三种方式是通过直接测量 OEF 来评估患者是否存在氧摄取分数的增加(图 5.3)。目前,局部 OEF 只能通过应用 [15]O 标记的示踪剂行 PET 检查进行测量。由于脉冲序列对脱氧血红蛋白较为敏感,应用 MRI 脉冲序列检测氧摄取分数的相关检测手段正在研究之中 [30]。

MRI 和 CT 对血流动力学的评估

相对于 PET,MRI 和 CT 在临床上的使用更为广泛,因而它们在脑血供评估方面的应用愈发受到重视。在 CT 或 MRI SPECT 检查中,应用乙酰唑胺和配对脑血流检测的方法可以使脑血管扩张,进而增加不同灌注脑区之间的对比度。但 SPECT 提供的血流图仅是与正常对照进行统计学对比后得出的,并非绝对的定量数据 [31]。SPECT 检查的另一个缺点是示踪剂动力学研究往往需

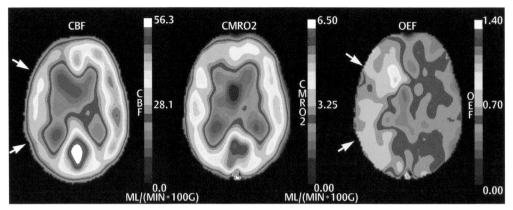

图 5.3 PET 检查提示氧摄取分数（OEF）代偿性增加。该影像为一例动脉粥样硬化导致单侧颈动脉闭塞的神经系统正常的患者。左图提示有脑血流量（CBF）降低（箭头）。尽管脑氧代谢（CMRO$_2$，中间图像）显示正常且对称，但仍提示有 OEF 的代偿性增加（右侧图像，箭头）。Source：Derdeyn CP，Vldeen TO. Simmons NR, et al. Count-based PET method for predicting Ischemic stroke in patients with symptomatic carotid artelial occlusion. Radiology 1999; 212: 499-506.（Used with Permission from The Radiological Society of North America.）

要 2 天时间，同时其解剖结构的空间分辨率较差，与 MRI 及 CT 检查存在较大差距 [32]。

应用 CT 灌注序列测量 CBV 存在诸多优点，如 CT 在临床上应用较为广泛且应用的是对比剂而非放射性示踪剂。CT 灌注成像在造影剂首次通过脑血管后对图像进行连续采集。应用这些数据可以进一步得出 CBV、CBF 及 MTT 图 [31]。此外，该检查可以精确地显示不同解剖部位的灌注值。

弥散磁敏感性对比加权和动脉自旋标记 MRI 序列是评估血流动力学的最新方法。与 CT 灌注成像相似，弥散磁敏感性对比 MRI 成像通过追踪首次通过的对比剂分散情况，得出相对脑灌注图。动脉自旋标记 MRI 成像的优点在于其不需要使用对比剂，而是将颈动脉血流中的水分子进行磁化标记后，对通过脑部的被标记的水分子进行追踪显像。CBF 图的计算方法与其他成像方式类似。

尽管 CT 和 MRI 灌注检查目前已广泛应用于许多临床疾病中，但由于烟雾病血管系统中复杂的侧支循环网络，使其在烟雾病中的应用受到很大限制。血流通过侧支循环时对比剂往往排空延迟，进而会导致 CT 及弥散敏感性对比 MRI 灌注检查结果不准确。此外，若 MTT 过度延长，会造成动脉自旋标记的水分子在到达脑实质时已失去磁化标记，从而导致动脉自旋标记成像的结果不准确（图 5.4）。最后，许多患者由于合并症的存在，往往不能应用含碘或含钆的造影剂 [29,31]。

不同脑血流动力学评估方式之间的相关性

不同检查方式在评估脑血管疾病患者受损的血管扩张能力及 OEF 增加方面的相关性目前仍存在争议 [22]。OEF 升高时自动调节的血管扩张的最大程度目前仍不清楚，尤其是在灌注压缓慢降低的患者中。部分患者 OEF 升高时并未表现出 CBV 或 MTT

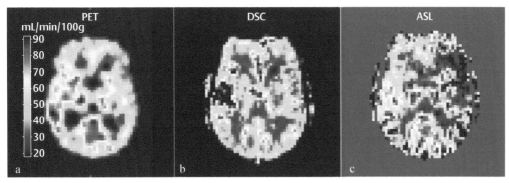

图 5.4　一例有左侧大脑中动脉供血区梗死的 79 岁的女性烟雾病患者。(a)使用 H_2O^{15} 标记的水分子行 PET 检查得到的脑灌注图。(b)弥散敏感性对比增强 MRI 检查。(c)动脉自旋标记(ASL)MRI 成像。注意由于水分子在缓慢通过侧支血管时磁性标记会丢失,导致动脉通过时间延长,动脉自旋标记 MRI 可能过高估计灌注缺损。

增加 [28]。这种情况是血管舒张能力改变的结果还是某种形式的长期代偿反应目前仍不清楚。因此,脑血管自动调节扩张和氧摄取水平间的相对独立及其随时间的改变可能是造成不同检查结果难以直接比较的主要原因。以 CT 或 MRI 为基础的检查方式,对于评估烟雾病患者灌注情况的有效性仍有待进一步验证。目前,尚缺乏运用上述方法对烟雾病患者进行评估以及将获得的数据与 PET 测量的 CBV 及 MTT 进行比较的研究。

结论

目前已有多种检查方式可对烟雾病患者的脑血流动力学状态进行评估。这些检查方式包括脑血管舒张能力试验、脑血管舒张及氧摄取水平检查。应用这些检查手段去识别那些有发生卒中或认知损害风险的患者可能是未来的研究热点。其在改善脑血运重建术的患者选择方面将发挥巨大作用,最终有助于改善患者预后。

（姜朋军　陈玉　译）

参考文献

1. Zipfel GJ, Sagar J, Miller JP, et al. Cerebral hemodynamics as a predictor of stroke in adult patients with moyamoya disease: a prospective observational study. Neurosurg Focus 2009;26(4):E6
2. Ikezaki K, Matsushima T, Kuwabara Y, Suzuki SO, Nomura T, Fukui M. Cerebral circulation and oxygen metabolism in childhood moyamoya disease: a perioperative positron emission tomography study. J Neurosurg 1994;81(6):843–850
3. Yamashita T, Kashiwagi S, Nakashima K, et al. Modulation of cerebral hemodynamics by surgical revascularization in patients with moyamoya disease. Acta Neurol Scand Suppl 1996;166:82–84
4. Kuroda S, Houkin K, Kamiyama H, Abe H, Mitsumori K. Regional cerebral hemodynamics in childhood moyamoya disease. Childs Nerv Syst 1995;11(10):584–590
5. Chmayssani M, Festa JR, Marshall RS. Chronic ischemia and neurocognition. Neuroimaging Clin N Am 2007;17(3):313–324, viii viii
6. Powers WJ, Press GA, Grubb RL Jr, Gado M, Raichle ME. The effect of hemodynamically significant carotid artery disease on the hemodynamic status of the cerebral circulation. Ann Intern Med 1987;106(1):27–34
7. Derdeyn CP, Shaibani A, Moran CJ, Cross DT III, Grubb RL Jr, Powers WJ. Lack of correlation between pattern of collateralization and misery perfusion in patients with carotid occlusion. Stroke 1999;30(5):1025–1032
8. Rapela CE, Green HD. Autoregulation Of Canine Cerebral Blood Flow. Circ Res 1964 August;15:Suppl-12
9. MacKenzie ET, Farrar JK, Fitch W, Graham DI, Gregory PC, Harper AM. Effects of hemorrhagic hypotension on the cerebral circulation. I. Cerebral blood flow and pial arteriolar caliber. Stroke 1979;10(6):711–718
10. Lennox WG, Gibbs FA, Gibbs EL. Relationship of unconsciousness to cerebral blood flow and to anoxemia. Arch Neurol Psychiatry 1934;34(5):1001–1013

11. Kety SS, King BD, Horvath SM, Jeffers WS, Hafkenschiel JH. The effects of an acute reduction in blood pressure by means of differential spinal sympathetic block on the cerebral circulation of hypertensive patients. J Clin Invest 1950;29(4):402–407

12. Kontos HA, Wei EP, Navari RM, Levasseur JE, Rosenblum WI, Patterson JL Jr. Responses of cerebral arteries and arterioles to acute hypotension and hypertension. Am J Physiol 1978;234(4):H371–H383

13. Dirnagl U, Pulsinelli W. Autoregulation of cerebral blood flow in experimental focal brain ischemia. J Cereb Blood Flow Metab 1990;10(3):327–336

14. Schumann P, Touzani O, Young AR, Morello R, Baron JC, MacKenzie ET. Evaluation of the ratio of cerebral blood flow to cerebral blood volume as an index of local cerebral perfusion pressure. Brain 1998;121(Pt 7): 1369–1379

15. Baron JC, Bousser MG, Rey A, Guillard A, Comar D, Castaigne P. Reversal of focal "misery-perfusion syndrome" by extra-intracranial arterial bypass in hemodynamic cerebral ischemia. A case study with 15O positron emission tomography. Stroke 1981;12(4): 454–459

16. van Everdingen KJ, Visser GH, Klijn CJ, Kappelle LJ, van der Grond J. Role of collateral flow on cerebral hemodynamics in patients with unilateral internal carotid artery occlusion. Ann Neurol 1998;44(2):167–176

17. Levine RL, Lagreze HL, Dobkin JA, et al. Cerebral vasocapacitance and TIAs. Neurology 1989;39(1):25–29

18. Waterston JA, Brown MM, Butler P, Swash M. Small deep cerebral infarcts associated with occlusive internal carotid artery disease. A hemodynamic phenomenon? Arch Neurol 1990;47(9):953–957

19. Derdeyn CP, Khosla A, Videen TO, et al. Severe hemodynamic impairment and border zone—region infarction. Radiology 2001;220(1):195–201

20. Feeney DM, Baron JC. Diaschisis. Stroke 1986;17(5): 817–830

21. Powers WJ. Cerebral hemodynamics in ischemic cerebrovascular disease. Ann Neurol 1991;29(3):231–240

22. Derdeyn CP, Grubb RL Jr, Powers WJ. Cerebral hemodynamic impairment: methods of measurement and association with stroke risk. Neurology 1999;53(2): 251–259

23. Mikulis DJ, Krolczyk G, Desal H, et al. Preoperative and postoperative mapping of cerebrovascular reactivity in moyamoya disease by using blood oxygen level-dependent magnetic resonance imaging. J Neurosurg 2005;103(2):347–355

24. Hartmann A, Dettmers C, Schuier FJ, Wassmann HD, Schumacher HW. Effect of stable xenon on regional cerebral blood flow and the electroencephalogram in normal volunteers. Stroke 1991;22(2):182–189

25. Tomita M. Significance of cerebral blood volume. In: Tomita M, Sawada T, Naritomi H, Heiss W-D, editors. Cerebral hyperemia and ischemia: From the standpoint of cerebral blood volume. Amsterdam: Elsevier Science Publishers; 1988.

26. Ferrari M, Wilson DA, Hanley DF, Traystman RJ. Effects of graded hypotension on cerebral blood flow, blood volume, and mean transit time in dogs. Am J Physiol 1992;262(6 Pt 2):H1908–H1914

27. Zaharchuk G, Mandeville JB, Bogdanov AA Jr, Weissleder R, Rosen BR, Marota JJ. Cerebrovascular dynamics of autoregulation and hypoperfusion. An MRI study of CBF and changes in total and microvascular cerebral blood volume during hemorrhagic hypotension. Stroke 1999;30(10):2197–2204, discussion 2204–2205

28. Derdeyn CP, Videen TO, Yundt KD, et al. Variability of cerebral blood volume and oxygen extraction: stages of cerebral haemodynamic impairment revisited. Brain 2002;125(Pt 3):595–607

29. Calamante F, Ganesan V, Kirkham FJ, et al. MR perfusion imaging in Moyamoya Syndrome: potential implications for clinical evaluation of occlusive cerebrovascular disease. Stroke 2001;32(12):2810–2816

30. An H, Lin W. Cerebral oxygen extraction fraction and cerebral venous blood volume measurements using MRI: effects of magnetic field variation. Magn Reson Med 2002;47(5):958–966

31. Lee M, Zaharchuk G, Guzman R, Achrol A, Bell-Stephens T, Steinberg GK. Quantitative hemodynamic studies in moyamoya disease: a review. Neurosurg Focus 2009;26(4):E5

32. Kang KH, Kim HS, Kim SY. Quantitative cerebrovascular reserve measured by acetazolamide-challenged dynamic CT perfusion in ischemic adult Moyamoya disease: initial experience with angiographic correlation. AJNR Am J Neuroradiol 2008;29(8):1487–1493

第 6 章
烟雾病的全球流行病学

Norberto Andaluz，Mario Zuccarello

引言

　　自发性 Willis 环闭塞症，又称为烟雾病，是一种罕见的、不明原因的进行性脑血管病变。在日语中，"Moyamoya"的意思是朦胧的或模糊的，很好地描绘了在脑血管造影检查中出现的这些具有代表性的颅底异常血管网的特征。1961 年，首例患者在该病最为流行的日本被报道 [1, 2]，其发病年龄存在两个峰值。发病率较高的峰值为 5 岁，较低的峰值为 30~49 岁，根据这一特点，又将烟雾病分为儿童型和成人型。儿童型病理生理机制为 Willis 环由狭窄到闭塞的进行性过程导致的脑缺血，成人型则是因早前形成的侧支血管破裂而造成的颅内出血。家族性烟雾病占全部病例的 10%~15%[3,4]。

烟雾病的全球流行病学

　　烟雾病的发病率在东亚国家较高，如日本、韩国 [5]。1994 年，日本的一项全国范围的调查显示，接受过烟雾病治疗的患者共有 3900 例，患病率及发病率分别为 3.16/100 000 和 0.35/100 000[6]。男女比例为 1∶1.8，其中有 10% 的患者存在家族史。更近的一项 2003 年的调查则显示，日本治疗的烟雾病患者数量急剧增加。由 1994 年报道的 3900 例预计增加至 7700 例，几乎翻了一番。男女比例仍为 1∶1.8，其中 12.1% 的患者存在烟雾病家族史。患病率为 6.03/100 000，新发病例的发病率为 0.54/100 000[7]。此外，2008 年在北海道（日本的主要岛屿之一，当时的人口为 563 万）进行的一项全面的流行病学调查分析所报道的患病率及发病率分别为 10.5/100 000 和 0.94/100 000，都大大高于之前的调查结果。其中男女比例为 1∶2.18。发病年龄为双峰分布：发病率最高的年龄峰值为 45~49 岁，其次为 5~9 岁。15.4% 的患者存在家族史 [8]。

　　虽然这些流行病学的调查结果相比之前的研究有着显著的差异，但可以从几个方面来解释。首先，调查方法与之前的研究不同。先前的研究都基于从大型医院所获取的数据，而北海道研究包含了该区域内诊断的所有烟雾病患者。其次，由于近几年磁共振成像检查的广泛使用，可能使得无症状患者的诊断比例升高。最后就是流行病学特征也在逐渐发生变化。尽管原因尚不清楚，但儿童烟雾病的发病率似乎开始下降[5]。虽然如此，烟雾病仍是日本最常见的儿童脑血管疾病，其在儿童中的患病率为 3/100 000[6-9]。

迄今为止，只有日本及韩国进行过大规模的、全国范围内的烟雾病调查研究[6-8, 10]。从 2000 年开始的一项韩国的合作研究报道了在 1995 年之前明确诊断的 334 例烟雾病患者。该研究中，患者的流行病学及临床特点本质上与日本的人群相似[10, 11]。中国烟雾病患者的临床特点则与其他的亚洲国家有所不同[12]。虽然中国患者的年龄分布与日本及韩国的患者类似，但中国患者中男性的比例要高过女性（1.16∶1），且成人发病率要高过儿童（3.5∶1）。近期的一项在中国省会城市南京所做的研究调查了 202 例烟雾病患者[13]。结果显示，男性与女性的发病率持平，且成人的发病率要高于儿童。总的患病率估计为 3.92/100 000，比日本的 6.03/100 000 要低，但与中国台湾的报道相似[14]。

这种种族划分的模式暗示着其中可能存在遗传易感性。该研究中一个值得注意的现象是，出血患者的比例要高于缺血患者。在 35~45 岁这个年龄段，男性患者发生出血的比例高于女性患者。无症状患者在研究中的比例较低，尽管作者已承认这可能是因为经济原因阻碍了磁共振及 DSA 检查在此庞大人群中的广泛应用。此外，家族性

烟雾病的发生率只有 1.48%[13]。这些结果都进一步支持了在烟雾病发病率的差异中可能存在遗传因素的作用。

原本认为主要影响亚洲人的烟雾病，如今已在全世界范围内有着众多种族背景的人群中观察到，包括美洲及欧洲。对 1972—1989 年期间所发表文献进行的一项调查发现，在日本之外被报道的烟雾病患者共 1053 例，包括亚洲 625 例、欧洲 201 例、北美及南美洲 176 例、非洲 52 例及大洋洲 9 例[15]。可惜的是，这项研究不仅包含了烟雾病，还包括了那些"烟雾病现象"，并且烟雾病的诊断是否明确是不清楚的。

烟雾病在非亚洲人群中是极其罕见的。有关高加索患者的有限数据也显示其在临床表现及转归方面有着显著的差异。近期的一项对全美国大型神经血管中心的调查研究显示，72% 的中心在调查期间的 12 个月里收治了不到 10 例成人患者，且只有 2 个中心（6%）同期诊治了超过 30 例烟雾病患者[16]。另一项在华盛顿州及加利福尼亚州进行的研究所报道的年发病率为 0.086/100 000[17]。在该研究中，特殊种族的发病率最高的是亚裔美国人（0.28/100 000），其次分别为非裔美国人（0.13/100000）、高加索人（0.06/100 000）及西班牙裔（0.03/100 000）。这些结果显示，在移民至美国后，烟雾病发病率的种族差异似乎并没有变化。

美国与东亚国家的烟雾病患者之间的一些差异已得到关注。美国的病例有以下几个特点：①成人患者中多数为缺血型，只有 20.5% 的成人患者表现为出血性卒中；②年龄分布缺少儿童期峰值；③女性患者比例高，男女比例为 1∶2.7；④发病后的最初几年出现卒中再发的比例相当高。有症状

表 6.1　全球范围烟雾病分布的主要差异

	日本患者	中国患者	西方患者
患病率	6~10/100 000	4/100 000	0.1/100 000
男女比例	1 : 1.8	1.6 : 1	1 : 2.7
年龄双峰分布	是	否	否
发病率	儿童较高	成人较高	成人较高
儿童临床表现	缺血性卒中	少见,缺血性卒中	罕见,缺血性卒中
成人临床表现	出血性卒中	出血性卒中概率高	缺血性卒中概率高;复发概率高
家族性病例	10%~15%	1.5%	6%

一侧的大脑半球经治疗后,5 年同侧卒中的再发率为 65%[18-20]。

欧洲的流行病学调查所估算的烟雾病发病率只有日本的 1/10,与美国相似。2008 年的一项对欧洲烟雾病患者人口统计学及临床数据的详细分析显示,其有以下几个突出特点:①发病年龄更大,中位数为 34 岁;②年龄分布缺少儿童期峰值;③出血性卒中少见,发生率为 5%;④在首次发病之后发生反复性缺血性卒中的风险较高,1 年内复发率为 61.9%;⑤围术期卒中风险高,估计为 27.3%[21-23]。表 6.1 总结了全球范围内烟雾病分布的主要差异。

尽管有关烟雾病的发病原因及机制还不清楚,但根据其种族性及家族性的特点可以推测,遗传因素发挥着重要作用。在日本,一级亲属受累的家族型烟雾病占 10%~15%,美国所报道的则是 6%[4-8, 24, 25]。已对其与 3、6、8、17 号染色体相关位点以及特定的人白细胞抗体单倍型之间的关系进行研究[26-31]。在具有北欧血统的胸主动脉瘤及夹层合并烟雾病且存在这两种疾病家族史的患者中,都发现了肌动蛋白 α(ACTA-2)在血管平滑肌细胞上的亚型的变异[32]。

家族性烟雾病流行病学分析显示,其有着独有的特征:①男女比例为 1 : 5,这与散发病例的 1 : 1.6 截然不同;②平均发病年龄更早,为 11.8 岁,而散发病例为 30 岁;③家族性烟雾病患者之间的预后有很强的相关性[5]。一例报道显示,8 对亲子代组合全部为母亲－子代组合。亲代在 22~36 岁出现症状,而子代则在 5~11 岁发病[5]。尽管这些证据都强烈暗示着烟雾病存在遗传学基础,但仍存在一些值得注意的问题[3]。曾有报道同卵双胞胎只有其中一个患烟雾病的病例。这一事实可能说明,在具有遗传易感性的亲代中,环境也是促进疾病发生发展的重要因素。

结论

烟雾病是一种表现多变,且无论何种年龄、种族及性别都有可能受累的罕见疾病。尽管如此,正如前文所述,不同人群间又确实存在着显著的流行病学差异。目前还不清楚亚洲人与高加索人的烟雾病模式是否完全相同。想要更好地去理解这种疾病的病生理及多样化表现,还需要我们对具有不同遗传背景及环境特点的患者进行深入的研究。

（张东　张俊　译）

参考文献

1. Takeuchi K, Shimizu K. Hypoplasia of the bilateral internal carotid arteries. Brain Nerve 1957;9:37–43

2. Suzuki J, Takaku A. Cerebrovascular "moyamoya" disease. Disease showing abnormal net-like vessels in base of brain. Arch Neurol 1969;20(3):288–299

3. Smith ER, Scott RM. Moyamoya: epidemiology, presentation, and diagnosis. Neurosurg Clin N Am 2010; 21(3):543–551

4. Takahashi JC, Miyamoto S. Moyamoya disease: recent progress and outlook. Neurol Med Chir (Tokyo) 2010; 50(9):824–832

5. Kuroda S, Houkin K. Moyamoya disease: current concepts and future perspectives. Lancet Neurol 2008; 7(11):1056–1066

6. Wakai K, Tamakoshi A, Ikezaki K, et al. Epidemiological features of moyamoya disease in Japan: findings from a nationwide survey. Clin Neurol Neurosurg 1997;99(Suppl 2):S1–S5

7. Kuriyama S, Kusaka Y, Fujimura M, et al. Prevalence and clinicoepidemiological features of moyamoya disease in Japan: findings from a nationwide epidemiological survey. Stroke 2008;39(1):42–47

8. Baba T, Houkin K, Kuroda S. Novel epidemiological features of moyamoya disease. J Neurol Neurosurg Psychiatry 2008;79(8):900–904

9. Nagaraja D, Verma A, Taly AB, Kumar MV, Jayakumar PN. Cerebrovascular disease in children. Acta Neurol Scand 1994;90(4):251–255

10. Han DH, Kwon OK, Byun BJ, et al; Korean Society for Cerebrovascular Disease. A co-operative study: clinical characteristics of 334 Korean patients with moyamoya disease treated at neurosurgical institutes (1976–1994). Acta Neurochir (Wien) 2000;142(11): 1263–1273, discussion 1273–1274

11. Ikezaki K, Han DH, Kawano T, Kinukawa N, Fukui M. A clinical comparison of definite moyamoya disease between South Korea and Japan. Stroke 1997; 28(12):2513–2517

12. Matsushima Y, Qian L, Aoyagi M. Comparison of moyamoya disease in Japan and moyamoya disease (or syndrome) in the People's Republic of China. Clin Neurol Neurosurg 1997;99(Suppl 2):S19–S22

13. Miao W, Zhao PL, Zhang YS, et al. Epidemiological and clinical features of Moyamoya disease in Nanjing, China. Clin Neurol Neurosurg 2010;112(3):199–203

14. Hung CC, Tu YK, Su CF, Lin LS, Shih CJ. Epidemiological study of moyamoya disease in Taiwan. Clin Neurol Neurosurg 1997;99(Suppl 2):S23–S25

15. Goto Y, Yonekawa Y. Worldwide distribution of moyamoya disease. Neurol Med Chir (Tokyo) 1992; 32(12):883–886

16. Andaluz N, Choutka O, Zuccarello M. Trends in the management of adult moyamoya disease in the United States: results of a nationwide survey. World Neurosurg 2010;73(4):361–364

17. Uchino K, Johnston SC, Becker KJ, Tirschwell DL. Moyamoya disease in Washington State and California. Neurology 2005;65(6):956–958

18. Chiu D, Shedden P, Bratina P, Grotta JC. Clinical features of moyamoya disease in the United States. Stroke 1998;29(7):1347–1351

19. Hallemeier CL, Rich KM, Grubb RL Jr, et al. Clinical features and outcome in North American adults with moyamoya phenomenon. Stroke 2006;37(6): 1490–1496

20. Numaguchi Y, Gonzalez CF, Davis PC, et al. Moyamoya disease in the United States. Clin Neurol Neurosurg 1997;99(Suppl 2):S26–S30

21. Kraemer M, Heienbrok W, Berlit P. Moyamoya disease in Europeans. Stroke 2008;39(12):3193–3200

22. Khan N, Yonekawa Y. Moyamoya angiopathy in Europe. Acta Neurochir Suppl (Wien) 2005;94:149–152

23. Yonekawa Y, Ogata N, Kaku Y, Taub E, Imhof HG. Moyamoya disease in Europe, past and present status. Clin Neurol Neurosurg 1997;99(Suppl 2):S58–S60

24. Scott RM, Smith JL, Robertson RL et al. Long-term outcome in children with moyamoya syndrome after cranial revascularization by pial synangiosis. J Neurosurg 2004 February;100(2 Suppl Pediatrics):142–9

25. Fukui M, Kono S, Sueishi K, Ikezaki K. Moyamoya disease. Neuropathology 2000;20(Suppl):S61–S64

26. Ikeda H, Sasaki T, Yoshimoto T, Fukui M, Arinami T. Mapping of a familial moyamoya disease gene to chromosome 3p24.2–p26. Am J Hum Genet 1999; 64(2):533–537

27. Nanba R, Tada M, Kuroda S, Houkin K, Iwasaki Y. Sequence analysis and bioinformatics analysis of chromosome 17q25 in familial moyamoya disease. Childs Nerv Syst 2005;21(1):62–68

28. Inoue TK, Ikezaki K, Sasazuki T, Matsushima T, Fukui M. Linkage analysis of moyamoya disease on chromosome 6. J Child Neurol 2000;15(3):179–182

29. Inoue TK, Ikezaki K, Sasazuki T, Matsushima T, Fukui M. Analysis of class II genes of human leukocyte antigen in patients with moyamoya disease. Clin Neurol Neurosurg 1997;99(Suppl 2):S234–S237

30. Han H, Pyo CW, Yoo DS, Huh PW, Cho KS, Kim DS. Associations of Moyamoya patients with HLA class I and class II alleles in the Korean population. J Korean Med Sci 2003;18(6):876–880

31. Sakurai K, Horiuchi Y, Ikeda H, et al. A novel susceptibility locus for moyamoya disease on chromosome 8q23. J Hum Genet 2004;49(5):278–281

32. Roder C, Peters V, Kasuya H, et al. Analysis of ACTA2 in European Moyamoya disease patients. Eur J Paediatr Neurol 2011;15(2):117–122

33. Tanghetti B, Capra R, Giunta F, Marini G, Orlandini A. Moyamoya syndrome in only one of two identical twins. Case report. J Neurosurg 1983;59(6): 1092–1094

第7章
成人烟雾病患者皮层微血管研究

Marcus Czabanka，Peter Vajkoczy

引言

烟雾样血管病变是指双侧颅底动脉血管的狭窄－闭塞性改变,可进一步导致脑血流动力学的慢性损害及继发的脑缺血表现[1,2]。患者还可能进展为颅内出血[1],这与烟雾病主要的病理生理改变相矛盾。最早用"moyamoya"一词来描述脑血管造影上典型的云雾样表现,其主要是由于颅底异常增生、可起一定代偿作用的烟雾样小血管增生造成的[1,3]。烟雾病主要包含两种病理生理改变:颅底血管进行性狭窄闭塞造成的脑缺血及其伴随的疾病特异性动脉异常增生,表现为颅内－颅内或颅外－颅内侧支循环的形成[1,4]。

外科脑血运重建术是目前对伴有神经系统症状的烟雾病患者最为有效的治疗方式[1,5]。在手术中,烟雾病患者最明显的特征是其脑组织外观往往呈微红色,Takeuchi等人对这一现象进行了深入研究,并对皮质血管情况进行了分析[6]。他们认为,烟雾病患者软脑膜血管吻合的增加及软脑膜动脉血管的扩张是造成皮质血管相对增多,皮质呈现"微红色"外观的原因。

脑血流、脑灌注模式及临床表现

在烟雾病中,由于皮层血管增多,导致皮质呈"微红色"外观,皮质血管形成对疾病造成的脑血流降低起一定的代偿作用。实际上,对脑血流状况的评估是临床上确诊烟雾病常用的诊断方式之一。

除数字减影血管造影(DSA)检查之外,脑灌注情况是指导临床治疗决策的一个重要指标,脑灌注检查中最重要的一个指标是脑血管储备能力(CVRC)[7,8]。脑血运重建术可以使脑血管病患者的CVRC得到有效改善[7]。目前有多种方式可用于评估CVRC,而其中最重要的技术是氙气CT及PET检查。氙气CT可对烟雾病患者的局部脑血流进行准确测量和定量评估。当脑血管闭塞患者行氙气CT检查发现有CVRC降低时,往往提示其发生卒中的风险

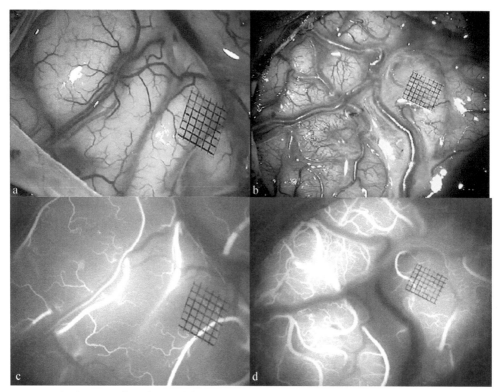

图 7.1　(a)一例有明显血流动力学异常的动脉粥样硬化性脑血管疾病患者,行脑血运重建术(打开硬膜后)的脑皮层表面的术中图像(大脑中动脉供血区皮质)。术中使用毫米级网格进行测量,以便与术后进行对比。该患者皮层血管密度并未增加,且皮层颜色正常。(b)一例烟雾病患者行脑血运重建术(打开硬膜后)的脑皮质表面的术中图像(大脑中动脉供血区皮质)。术中使用毫米级网格进行测量,以便进行术后分析。注意与 a 图相比,由于皮质血管形成增多,该患者的皮质表面呈明显的淡红色外观。(c)与 a 图为同一视野,同一患者行术中吲哚菁绿(ICG)血管造影显示动脉期的皮质血管形成。提示该患者存在明显的血流动力学异常,但其大脑中动脉供血区皮质的血管密度并未增加。(d)与 b 图为同一视野,同一患者行术中ICG 血管造影显示动脉期的中动脉供血区皮质血管形成。注意荧光信号增加,提示与 c 图相比皮质微血管增加。

增加 [9]。PET 检查同样证实,颈动脉闭塞患者灌注降低(如 CVRC 降低或血液中氧摄取分数增加)可增加卒中发生的风险 [9]。此外,多普勒超声及 MRI 等检查手段同样有助于烟雾病患者的 CVRC 评估。

　　最近,对烟雾病病理生理机制的研究发现,CVRC 并非预测临床症状的单一因素。我们在对 13 例有症状及无症状的烟雾病患者进行对比研究后发现,两组的 CVRC 并没

有显著差异 [10]。使用氙气 CT 评估 CVRC 时,往往以单侧半球 CVRC 降低 5% 以上作为判断半球是否受累,是否出现症状的独立危险因素 [11]。但 ROC 分析显示,其对临床症状的预测价值等同或稍逊于 MRI 及 DSA 检查 [11]。因此,对烟雾病患者的临床治疗决策不能仅仅基于脑灌注特征如 CVRC 等单一指标。

　　烟雾病患者 CVRC 降低及其影响疾病

临床进程的病理生理机制是复杂的,其主要由脑血管狭窄、闭塞性病变造成的脑血流减少及继发的多种目前尚未完全阐明的代偿机制所决定[12]。例如,脑血管造影检查并不能提供脑血流降低等功能性信息[9]。相反,灌注检查中 CVRC 下降最明显的区域可能并非 DSA 上血管狭窄最严重的部位[11]。因此,功能性灌注模式与血管造影检查结果并无明显的相关性,且其对临床症状的预测也并不可靠[11]。这种复杂的关系可能是由于不同烟雾病患者中不同的大脑代偿机制存在差异造成的。由于临床影像检查并不能清晰显示皮层血管情况,因而皮层新生血管的作用目前尚不清楚。因此,皮层血管形成可能是烟雾病发展过程中一种与临床表现相关、但目前尚未研究清楚的代偿方式。

吲哚菁绿荧光造影对皮层微血管结构的研究

1984 年,Takeuchi 等人发现烟雾病患者的皮层血管存在明显异常[6],他们发现皮层血管数目增多且伴有血管直径增粗[6]。术中吲哚菁绿(ICG)造影被引入后,我们能够对烟雾病患者的皮层血管情况进行观察和研究[13]。术中首先静脉注射 ICG 染料,然后使用装有荧光探测相机的显微镜对其进行观察。应用计算机分析系统进行试验性微血管分析,可得到微血管的形态学特征及功能性血管参数[4]。

利用 ICG 血管成像的功能分析,可对动脉及静脉血管的宏观形态结构及皮层微血管形态结构进行分析。早期显影的动脉(A1)及其直接分支(A2)、最后显影的静脉(V1)及其直接分支(V2)统称为皮层宏观血管结构[4]。所有在 A2 和 V2 之间的血管结构则称为皮层微血管结构(图 7.2)[4]。

术后使用计算机辅助分析系统(CAPIMAGE,Zeintl Software Engineering,德国海德堡)可对皮层微血管进行定量分析[4]。通过测量预先确定的感兴趣区内所有微血管长度的比值(cm/cm^2),可计算出微血管密度(MD),进一步计算出微血管直径(D),利用公式 MVS=π*D/2*MD 可得到每个感兴趣区内的微血管表面积(MVS)[4]。

皮层微血管结构的微观血流动力学分析

利用计算机辅助分析软件(IC-CALC 1.1 Software,Pulsion Medical Systems,德国慕尼黑)可对 ICG 血管造影进行微观血流动力学分析。该软件可对指定的感兴趣区的荧光强度进行特异性、时间依赖的功能分析[4]。以时间依赖模式将皮层微血管中的荧光强度分三个区间进行评估:动脉区(A2 血管)、毛细管区(脑实质)和静脉区(V2 血管)[4]。通过比较动脉(A2 血管)及静脉(V2 血管)区中荧光强度的达峰时间点,可以计算出荧光染料通过微血管所用的时间(图 7.2)[4]。这一时间被定义为微血管通过时间(图 7.2)[4]。此外,通过计算荧光剂通过动脉(A2 血管)及毛细血管的时间差,可以得出动脉 - 微血管通过时间。同样,静脉 - 微血管通过时间被定义为荧光剂通过毛细血管及静脉血管(V2 血管)的时间差。

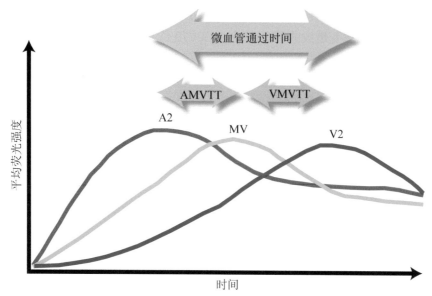

图 7.2　分析标准及定义图解。图示为感兴趣区内动脉区（A2 血管）、微血管区（MV）及静脉区（V2 血管）的荧光强度曲线。动脉区与静脉区最大荧光强度的时间差定义为微血管通过时间，动脉区及微血管区最大荧光强度的时间差定义为动脉 – 微血管通过时间（AMVTT），微血管及静脉区最大荧光强度的时间差则定义为静脉 – 微血管通过时间（VMVTT）。

皮层微血管对脑血流减少的代偿作用

　　皮层微血管是调节脑灌注的一个重要因素。脑实质外血管部分的血管阻力占总脑血管阻力的一半以上[14]。与血流动力学正常的患者相比，烟雾病患者的皮层血管密度明显增加[4]。同时伴有血管直径及微血管表面积的增加[4]。尽管这可能仅仅是由于脑血流动力学的慢性损害所造成的，但在同样表现有血流动力学受损的动脉粥样硬化性脑血管病变的患者中，却并未观察到类似的微血管改变（图 7.1）[4]。因此，皮层微血管密度、血管直径及微血管表面积的增加可能是烟雾病患者所特有的临床特征，其可能与该病继发的动脉增生机制相关。

　　尽管上述结构改变有着类似的形态特征，但这些血管的功能却存在较大差异。与动脉粥样硬化的患者相比，烟雾病患者动脉、微血管结构动脉区的血流通过时间显著增加[4]。也就是说在烟雾病患者中，荧光染料通过微血管结构动脉区的速度较慢。这一现象的生理学解释是烟雾病患者微循环血流速度显著下降伴微循环动脉段血管阻力下降（图 7.3）。微动脉是血管阻力调控的主要部位。因此，这一现象可能表明烟雾病中颅底大动脉近端狭窄闭塞后的另一种潜在代偿机制，即通过降低微血管阻力来维持脑皮质的血流[4]。

皮层微血管对脑血流减少的代偿机制的临床作用

　　皮层微血管的临床意义及其对脑血流

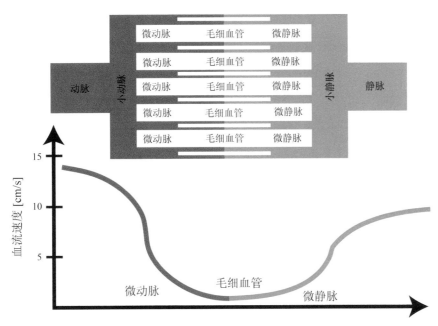

图 7.3　不同部位血管阻力及血流速度间关联的生理机制示意图。伴随血管密度及血管表面积增加,血管阻力下降导致相应血管部位的血流速度下降。微动脉为血管阻力控制的主要部分。

的代偿作用尚不清楚。目前,仅有一项研究对 13 例烟雾病患者的皮层微血管结构进行了详细分析。依据是否出现临床症状对皮层微血管密度进行分析发现,无症状患者组较有症状患者的皮层微血管密度增加,且微血管结构动脉区血流通过时间显著增加[10]。这一现象不能说明两者间有因果关系,但初步证明皮层微血管密度增加可能是脑血流减少的一个潜在代偿机制。显然,动脉生成潜力增加的烟雾病患者的皮层血管也常发生改变(如皮质微血管密度的增加),证明其脑血流动力学损害情况得到一定改善,且临床症状相对更少[10]。此外,皮层微血管密度(术中 ICG 造影测量得到)与氙气加强 CT 测量的血流动力学受损情况(即 CVRC 异常)有明显的正相关性[10]。血流动力学损害与皮层微血管密度之间的这种相关性表明,脑微血管生成可能是烟雾病患者一种潜在的代偿机制。因此,二者的关系需要进一步深入研究,以阐明皮层微血管代偿机制在烟雾病患者中的重要临床意义。

结论

烟雾病患者的皮层微血管结构往往出现特征性改变,其可能通过降低皮层动脉的血管阻力参与到脑血流降低后的代偿反应中。

（王嵘　姜朋军 译）

参考文献

1. Kuroda S, Houkin K. Moyamoya disease: current concepts and future perspectives. Lancet Neurol 2008; 7(11):1056–1066
2. Suzuki J, Takaku A. Cerebrovascular "moyamoya" disease. Disease showing abnormal net-like vessels in base of brain. Arch Neurol 1969;20(3):288–299

3. Yamauchi H, Kudoh T, Sugimoto K, Takahashi M, Kishibe Y, Okazawa H. Pattern of collaterals, type of infarcts, and haemodynamic impairment in carotid artery occlusion. J Neurol Neurosurg Psychiatry 2004; 75(12):1697–1701

4. Czabanka M, Peña-Tapia P, Schubert GA, Woitzik J, Vajkoczy P, Schmiedek P. Characterization of cortical microvascularization in adult moyamoya disease. Stroke 2008;39(6):1703–1709

5. Burke GM, Burke AM, Sherma AK, Hurley MC, Batjer HH, Bendok BR. Moyamoya disease: a summary. Neurosurg Focus 2009;26(4):E11

6. Takeuchi S, Ishii R, Tsuchida T, Tanaka R, Kobayashi K, Ito J. Cerebral hemodynamics in patients with moyamoya disease. A study of the epicerebral microcirculation by fluorescein angiography. Surg Neurol 1984; 21(4):333–340

7. Schmiedek P, Piepgras A, Leinsinger G, Kirsch CM, Einhüpl K. Improvement of cerebrovascular reserve capacity by EC-IC arterial bypass surgery in patients with ICA occlusion and hemodynamic cerebral ischemia. J Neurosurg 1994;81(2):236–244

8. Yonas H, Smith HA, Durham SR, Pentheny SL, Johnson DW. Increased stroke risk predicted by compromised cerebral blood flow reactivity. J Neurosurg 1993; 79(4):483–489

9. Lee M, Zaharchuk G, Guzman R, Achrol A, Bell-Stephens T, Steinberg GK. Quantitative hemodynamic studies in moyamoya disease: a review. Neurosurg Focus 2009;26(4):E5

10. Czabanka M, Peña-Tapia P, Schubert GA, et al. Clinical implications of cortical microvasculature in adult Moyamoya disease. J Cereb Blood Flow Metab 2009; 29(8):1383–1387

11. Czabanka M, Peña-Tapia P, Schubert GA, et al. Proposal for a new grading of Moyamoya disease in adult patients. Cerebrovasc Dis 2011;32(1):41–50

12. Vajkoczy P. Moyamoya disease: collateralization is everything. Cerebrovasc Dis 2009;28(3):258

13. Woitzik J, Peña-Tapia PG, Schneider UC, Vajkoczy P, Thomé C. Cortical perfusion measurement by indocyanine-green videoangiography in patients undergoing hemicraniectomy for malignant stroke. Stroke 2006;37(6):1549–1551

14. Baumbach GL, Heistad DD. Regional, segmental, and temporal heterogeneity of cerebral vascular autoregulation. Ann Biomed Eng 1985;13(3-4):303–310

第 8 章
神经心理学评估在儿童及成人烟雾病评估中的意义

Jeannine V. Morrone-Strupinsky，George P. Prigatano

引言

　　烟雾病是一种引起脑血管闭塞的罕见疾病，尤其见于颈内动脉 [1]。阻塞区域远端的血管扩张，多见于脑白质深部分水岭区域。病变血管在脑血管造影上像"一团烟雾"。病变通常是双侧的，但一侧半球的病变程度可显著重于另一侧 [2]。最初的症状可能是缺血造成的（即卒中、一过性脑缺血发作、癫痫发作），也可能是阻塞区域远端血管扩张造成的（即出血、头痛）[2]。缺血主要发生于颈内动脉和大脑中动脉（MCA）供血区域（即额叶、顶叶及部分颞叶）。卒中发生后，儿童与成人的病变常见于额叶 [3]。烟雾病发病年龄呈双峰分布，分别是幼儿早期（大约是 5 岁）和中年时期（45 岁左右）[2]。成人出血的概率（20%）要远高于儿童 [2]。在幼儿时期，烟雾病的男女比例为 1：1，但在 10~20 岁，男女比例则变为 1：3[4]。烟雾

病可能与基因有关，但一些疾病，如镰状细胞病，也能继发烟雾病 [5]。本章我们主要关注原发性烟雾病，但有些研究综述也包括两种机制的烟雾病患者。

成人烟雾病患者的认知改变

　　由于烟雾病较为罕见，相关的组研究，尤其是评价功能结局的研究十分少见。而关于神经心理学的研究则更少了。大部分的研究局限于个案分析。而关于未行手术的烟雾病自然病程的研究几未可见。在卒中事件中，很难将烟雾病本身对认知功能的影响独立出来。在 PubMed 上检索 1980—2010 年的文献，以 moyamoya 和 cognition 作为关键词找到 14 篇文章，以 moyamoya 和 cognitive 作为关键词找到 26 篇文章，以 moyamoya 和 neuropsychological 作为关键词找到 23 篇文章。

病例报道

病例报道提示烟雾病会损害患者的认知功能和情感。Schwarz 等人[5]报道了一例伴有抑郁症的 25 岁烟雾病女性患者，她曾于 15 岁发生过缺血性卒中。此后该患者有认知方面的后遗症及慢性头痛。颅脑MRI 显示，尾状核头部存在微血管病变和陈旧梗死灶，脑室周围高信号及深部脑白质散在高信号（与年龄明显不符）。基于神经心理学的评估，我们得知患者的智商及其他大多数方面的表现均低于平均水平。其执行功能（如语言提取、抑制和问题解决）存在明显缺陷。

Lubman 等人[6]报道了一例年轻男性患者，该患者有 2 年妄想型精神分裂症病史，后来偶然被诊断为烟雾病。神经心理评估显示，他有显著的执行功能障碍（高度集中能力、推理能力、问题解决能力缺陷及译码任务中组织信息困难）。研究者认为，以上结果是两种疾病互相作用引起的。

较为少见的神经系统后遗症在其他病例分析中被报道。Rabbani 等人[7]报道了一例双侧病变的年轻烟雾病女性患者，其胼胝体前中间体、压部（左侧较右侧严重）、嘴部和后中间体存在强化病灶。该患者临床表现为胼胝体分离征（即单侧触觉性失认和意识运动性失用），双手矛盾动作和异己肢。Anjaneyulu 和 Bhaskar[8]报道了一例表现为皮层盲的罕见烟雾病病例。Hayashi 等人[9]报道了一例存在右侧额叶梗死的 52 岁女性患者，脑血管造影显示烟雾血管。该患者存在地理定位错误、人物错认和幻想型虚构症状，持续 1.5 个月后逐渐缓解。神经心理评估提示记忆损害和额叶功能障碍。

Moore 等人[10]对 4 例发生持续性卒中的烟雾病患者的神经康复结局进行研究。他们对这 4 例患者在入院和出院一周内分别进行功能独立性评估，同时评估了发病前功能。功能独立性评估包括自我照料、括约肌控制、制动、行走、交流和社会认知。住院治疗后，所有患者的功能独立性均有改善。临床表现和结局的差异与脑血管事件的类型、部位、范围有关。

烟雾病患者较卒中患者普遍年轻，因此他们的残疾状态持续时间要远远长于卒中患者的平均时间[10]。烟雾病患者收入能力的丧失突出了神经心理学在指导患者康复，从而回归社会生产活动的经济意义[11,12]。

小组研究

烟雾病的自然进程

在英文文献中，有两组关于未行手术治疗的烟雾病患者的研究。Karzmark 等人[14]研究了 36 例接受术前神经心理测评的烟雾病患者。其中，至少有一半的轻度损伤者的主观测试分数低于平均值 1~2 个标准差。至少有一半中重度损伤者的主观测试分数至少低于平均值 2 个标准差。研究者发现，11 例患者（31%）存在认知损害，其中 4 例患者（11%）存在中重度损害。损伤概率最高的见于 FAS（言语流畅性测试）、动物命名、连线测验 B 部分（TMT-B）、Boston 命名测试和凹槽钉板测验。损伤概率最低的见于记忆评估、手指触觉识别测试、Delis-Kaplan 执行功能系统流畅性测验和韦氏成人智力量表第三版词汇。在 Beck 抑郁量表－Ⅱ中，平均分数在正常范围内。36 例接受测验的患者中，7 例获得的分数提示抑郁（5 例轻度，2 例中度），1 例未完成问卷。

Karzmark 等人[13] 的研究表明，烟雾病最易损害的是执行功能。研究中有几乎一半的患者在执行功能测试（TMT-B 和言语流畅性）中提示受损，而记忆力相对保存完好。用全量表智商（FSIQ）评估时，仅 11% 的患者得分 <80，提示相比早期发病的患者，成人患者障碍较轻（但该评估具有局限性，见下文讨论）。作者的结论是记忆的相对完好提示大脑颞叶内侧及相关结构未受烟雾病影响，可能反映了潜在病变血管的分布。但在该研究中，神经心理学数据与影像数据没有关联，且既往存在卒中的患者数量也是未知的。

Festa 等人[1] 对 29 例烟雾病患者进行了术前评估。大部分（83%）患者有卒中病史，但功能损害的发生率在卒中患者（84%）和无卒中患者（75%）中没有差异。2/3 的患者存在认知功能障碍，主要体现在加工速度（29%）、词语记忆（31%）、言语流畅性（26%）和执行功能（25%）。同时手部力量和灵巧度也受到了影响。28% 的患者存在中重度抑郁。作者认为，烟雾病产生了一种"皮层下 - 额叶损伤模式"，这与 Karzmark 等人的结果[13] 一致。

Calviere 等人[14] 研究了 10 例术前成人患者。7 例患者在至少 3 个月以前有过缺血性卒中。3 例患者因严重头痛诊断为烟雾病，其中 1 例患者发展为皮层蛛网膜下腔出血。所有患者均完成了集中于执行能力的神经心理测试，并且评估了加工速度、命名、视觉空间感知能力和结构能力，以及词语 / 视觉记忆。若出现 3 个或 3 个以上项目的损害，即认为患者存在执行功能障碍

（分为轻度损害或重度损害）。10 例患者进行了灌注加权 MRI。6 例符合执行功能障碍的标准，即执行功能障碍的患者额叶的局部脑血流储备（rCVR）较低。5 例有执行功能障碍的患者存在前额 rCVR 降低，而无执行功能障碍患者的前额 rCVR 正常。认知功能在其他方面没有损害。

烟雾病患者的术后结局研究

病例报道

Jefferson 等人[15] 应用神经心理测试和灌注 MRI 阐述了颞浅动脉 - 大脑中动脉（STA-MCA）旁路术对血管的影响和神经认知状态改善的时间关系。他们报道了一例患有烟雾病相关的右侧大脑半球梗死的 48 岁律师患者。该患者分别于术前 3 个月和术后 5 周（发生卒中后 1 年）进行了神经心理评估。在术前评估中，与发病前情况一致，患者的语言和言语推理能力与发病前情况一致，包括完整的命名、言语流畅性、抽象语言推理和富有表现力的词汇知识。与右侧大脑半球卒中一致，患者的视觉空间感知能力、组织能力和结构能力受损。患者视觉空间记忆显著受损，词语记忆能力轻度受损。在术后评估中，她的视觉空间分析 / 语法结构能力恢复到正常范围，视觉空间记忆和词语学习 / 提取能力也得到改善。在认知功能改善的同时，患者术后灌注 MRI 显示双侧大脑半球血流量（CBF）增加至正常水平。

然而，术后灌注恢复可能存在潜在的风险。Ogasawara 等人[16] 建议："血管重建后快速恢复到正常的灌注压可能导致局部高灌注，这可能与缺血所致的自我调节能力受

损有关。"他们报道了一例右侧颞叶 - 枕叶梗死,诊断为烟雾病的 48 岁日本男性患者。一个月后,该患者接受了 STA-MCA 旁路术。术后 4 天,患者发生了剧烈头痛及躁动性谵妄。发作后 6 小时行弥散加权 MRI 显示右侧颞叶高信号。随访灌注 CT 显示,右侧颞叶的 CBF 和脑血容量(CBV)增加;实际上,右侧颞叶的 CBF 为左侧颞叶的 2 倍。在发作 15 天后,T2 加权 MRI 和灌注 CT 证实了右侧颞叶的高信号及高灌注。术后 3个月,MRI 显示脑萎缩仅出现在右侧颞叶。

入院时,患者接受了术前神经心理评估,并在术后 3 个月及 6 个月再次行神经心理测试。术前智力和记忆评估[使用韦氏成人智力量表修订版(WAIS-R)和韦氏记忆量表(WMS)]显示,患者操作智商受损(PIQ=68),但言语智商完整(VIQ=97)。他的记忆没有受损(MQ=110)。注意力处于平均水平(数字广度=8;顺背 5 个,倒背 3个)。术后 3 个月,测试显示注意力减退(数字广度在 WAIS-R 中为 5,在 WMS 中为 3)没有改善。术后 6 个月,注意力仍旧受损(数字广度在 WAIS-R 中为 5,在 WMS 中为3)。患者加工速度减慢(WAIS-R 符号查找= 4,3,4)。患者的生活质量,包括工作能力受到了认知损害的影响。

小组研究

Starke 等人[17] 使用改良的 Rankin 评分表(mRS)评估了 43 例经手术治疗的烟雾病患者的功能状态。mRS 评分侧重于运动损害,0~6 分代表从功能完好到死亡。此量表不能说明认知情况。正如作者所述,"它不能测试高级皮层功能和术后认知减退。"在行间接旁路术后,大多数患者功能得到改善或保留。在 67 次手术治疗后,17 例(25%)出院时存在显著残疾(mRS>2),13例(18%)在长期随访时存在显著残疾。入院到随访期间,根据与烟雾病病程相关的mRS 评分,4 例患者(9%)的功能独立性出现减退。在 43 例患者中,38 例患者(88%)的功能独立性得到改善或没有改变。

分别在基线水平、术后、长期随访(随访时间中位数为 41 个月)[17] 时进行改良的Rankin 评分。在基线水平,80% 的患者mRS 至少为 2 分(45%,2;25%,3;10%,4)。术后,55% 的患者 mRS 至少为 2 分(30%,2;18%,3;7%,4)。长期随访中,39% 的患者 mRS 至少为 2 分(除 2 例死亡外,1 例与烟雾病进展无关;24%,2;10%,3;3%,4;2%,5)。显然,术后神经心理评估可以帮助测试烟雾病患者的结局,而 mRS 评分仅提供一个粗略的总体功能结局估计。

Hallemeier 等人 [18] 随访了 34 例烟雾病患者,平均随访时间为 5.1 年。22 例患者既往有缺血性或出血性卒中。在随访期间,14例患者接受了血运重建术,其中 6 例对双侧半球进行了手术。在随访后期,19 例患者进行了功能结局评估,手术患者和无手术患者或缺血患者和出血患者的 mRS、Barthel量表或卒中专用生活质量量表(SS-QOL)的评分并无差异。但是,双侧受累患者的功能结局较单侧受累患者更差。单侧受累患者较双侧受累患者的 mRS 评分更有可能为 0分或 1 分(48%;P=0.04)。Barthel 量表用于评估日常生活的基础活动,不能评估高级认知。同样,SS-QOL 评分也不能充分评价高级认知。

Guzman 等人 [4] 研究了 264 例血运重建术后患者的结局(最短 6 个月),包括儿童与成人。分别于术后 1 周、6 个月、36 个月和 10 年进行随访。比较术前和术后状态，mRS 评分显示 71.2% 的患者生活质量得到显著改善（P<0.0001）。尽管有很大一部分的患者功能评分增加，注意力得以改善，但神经心理评估结果并没有被报道。

成人烟雾病的神经心理研究

鉴于成人烟雾病的相对罕见性，神经心理方面的文献是有限的。由于烟雾病的病变部位及范围不同产生的多种类、不同程度的神经心理学损害已有报道。这些患者有着复杂的病史，影响其神经心理测试结果的多种因素尚不明确。因此，成人烟雾病患者需要在术前和术后进行仔细的研究，明确神经方面的合并症及可能影响神经心理测试结果的相关医疗条件。

儿童烟雾病的神经认知改变

关于儿童烟雾病所致神经心理改变的文献数量也是有限的。这种不足也说明了烟雾病在新生儿和儿童中发病率低。在日本，发病率约为 3/100 000；在其他地区人群中甚至更低[2]。相比之下，儿童创伤性脑损伤的发生率约为 180/100 000[19]。

Hogan 等人[6] 总结了儿童期卒中对智力的影响的文献。其主要结论是成人左侧大脑半球发生卒中后 WAIS 言语智商的得分低（与操作智商相比），右侧大脑半球发生卒中后操作智商得分低（与言语智商相比）。这一结果在儿童患者中并没有得到验证。此外，发生卒中的儿童患者尽管 WAIS IQ 评分正常，但仍然有显著的认知和行为

障碍，这些障碍将影响他们在学校的表现。此发现与儿童创伤性脑损伤相似[21]。这篇文献的结论来自多种多样的神经心理评估和标准 IQ 测试，评估术前、术后烟雾病患儿的神经心理相关性是必要的。

病例研究

Bowen 等人[22] 强调，儿童烟雾病患者的神经心理评估必须包括标准 IQ 评分以外的评估。他们报道了 2 例接受大量神经心理测试的儿童烟雾病患者。有趣的是，触摸操作测验（霍尔斯特德 - 瑞坦神经心理成套测验中的一项）结果能够特异性识别神经认知损害，而这些损害在标准 IQ 评分中并没有体现。尽管作者认为患者在触摸操作测验中的表现可以反映视觉空间和视觉运动的重要缺陷，但其他关于这项测试的以成人为对象的研究表明，这可能仅仅是一个反映总体严重程度及大脑功能障碍的敏感标志[23]。Bowen 等人[22] 还注意到神经认知状态相对良好的儿童患者，其非优势左手的扣指速度仍然受损。而扣指试验能否测试精细运动本身或反映右侧大脑半球完整性仍不确定。

Ganesan 等人[24] 研究了一对同卵双胞胎的女性烟雾病患儿。在 7 岁和 8 岁时，她们的言语智商显著高于操作智商，而她们的执行功能也存在障碍。双胞胎中 A 的认知障碍较 B 更严重，这可能与局部大脑梗死有关。

Klasen 等人[25] 检查了一例剧烈活动时出现急性短暂性精神错乱的 12 岁男性患儿。评估显示该患者患有烟雾病合并左侧大脑中动脉（MCA）闭塞。在其精神错乱缓解后，对患者进行了神经心理测试，结果表明其拼写能力低于平均水平，单词列表回顾

显示其存在边缘性损害，同时他的视觉扫描速度和目标转移能力也出现损伤。精神错乱事件发生 1 年后，他才完全康复。

小组研究

Hogan 等人 [20] 评估了烟雾综合征患儿的智力减退。其研究将研究对象分为 4 组：①烟雾综合征患儿既往发生过卒中；②烟雾综合征合并镰状细胞贫血，且既往发生过卒中；③镰状细胞贫血患儿，但没有卒中证据；④正常发育儿童。在两个时间点对所有患儿进行评估，研究其是否存在功能减退，以及各组患儿之间是否存在差异。研究者认为，有医学证据表明烟雾综合征合并卒中者 IQ 降低，但症状是否由慢性双侧低灌注引起尚不明确。此外，他们进一步发现研究结果"表明烟雾病的血管病变随着年龄增加可能会导致智力发育减退"。而这种关系是烟雾病独有的还是存在于所有大脑疾病，仍需要进一步研究。

Ishii 等人 [26] 报道了 20 例 5~16 岁的烟雾病患者的 IQ 评分。患儿在术前及术后进行了心理学评估。他们的 FSIQ 得分变化很大，最低为 66 分，最高为 125 分。平均分在正常水平的低限。研究者注意到，术前 FSIQ 得分与平均 CBF 相关，但未报道相关系数。术后患儿结局也十分多样，他们观察到 WAIS 的操作智商评估结果得到极大改善。

Matsushima 等人 [27] 研究了 65 例烟雾病儿童患者术前及术后的情况。同样的，术前 WAIS IQ 得分（类似 FSIQ 得分）也展现出高度的差异性，从智力发展严重受限到高智商都包含在内。术后，少数患儿得到了改善，但作者表示研究中所有 IQ 测试都没有统计学差异。然而作者推断，若不进行手

术，患儿的认识功能会随时间推移继续减退。

Kim 等人 [28] 研究了 410 例接受双侧脑 – 硬脑膜 – 动脉血管融合术（EDAS）和脑帽状腱膜骨膜连通术（EGPS）的烟雾病儿童患者。术前，对 276 例患者进行了 IQ 测评 [（FSIQ<90（n=67，24%）] 和 FSIQ ≥ 90 [（n=209，76%）]，对 258 例患者进行了神经认知功能测试（非特异性）[19 例（7%）为"正常"，239 例（93%）为"异常"]。术后，106 例患者进行了 FSIQ 测试 [术后 2~176 个月，平均 44 个月；71 例患者（67%）FSIQ ≥ 90，35 例患者（33%）FSIQ<90]。根据神经缺陷的程度和频率，临床结局分为有利（很好和好结局）及不利（一般和不好结局）。81% 的患者为有利结局。FSIQ<90 定义为手术结局不利的预测因素之一 [比值比（OR），4.09；95% 置信区间（CI），2.06~8.11；P<0.001]，但"大脑功能测试"的不正常表现没有预测性（OR，1.46；95%CI，0.32~6.59；P=0.62）。

尽管 Darwish 和 Besser[29] 没有特意纳入神经心理功能测试，但他们研究了 16 例澳大利亚烟雾病患者的长期结局。像其他研究者一样，他们发现长期功能结局与患儿术前功能状态有关。结局与手术类型和发病年龄无关。研究中所有患儿均有卒中史或 TIA 史，部分患儿存在癫痫。未发生卒中或癫痫的烟雾病患儿经手术治疗后其神经心理状态能否改善尚不明确。

和成人烟雾病研究一样，儿童烟雾病患者也存在不同范围和程度的智力损害。尽管此类损伤较为少见，但烟雾病相关文献依旧强调普及神经心理检查的重要性，不仅仅是 IQ 测试，更多对大脑功能障碍敏感的测

试应包括在内。在有限的报道中,对总体大
脑损伤的严重性和现有损伤具有敏感性的
测试(触觉操作测试)颇具成效,至少在这
两个案例中是如此的。有趣的是,非惯用手
的扣指速度可能提供有关右侧大脑半球功
能障碍的有用信息,而其他智力测试不能
发现。

儿童及成人烟雾病患者神经心理功能测试展望

有关成人及儿童烟雾病的文献报道认
为,烟雾病患者存在大范围和不同程度的神
经心理缺陷。存在低灌注(由于烟雾病累
及血管区主要影响额叶)的患者与大脑任何
部位存在低灌注合并缺血性或出血性卒中
的患者相比,表现不同。

在患者临床表现的范围之内,为获得最
大的帮助,术前及术后应对患者进行神经心
理测试。表 8.1 列出了 10 项临床神经心理
测试的维度。测试这些维度的测验十分多
样,取决于不同神经心理师的临床经验(和
偏好)。

在我们的设定中,我们发现使用合并标
准化神经心理测试的双重方法具有实际意
义,这对于我们的主要测试过程十分有用
(表 8.2)。第一种方法是采用“短”系列神
经心理测试,其用于学龄期儿童至几年以
后。我们使用 BNI 筛选方法来检查高级大
脑功能(成人和儿童版本)。这种方法可以
筛查言语和语言功能、定时和定向能力、注
意力和集中力、视觉空间和视觉问题解决能
力、记忆、情感表达和感知,以及对词语记忆
任务的认知(或者行为的预测)。之后,我
们用 Halstead 扣指测试测量单纯运动速度,

表 8.1　10 项临床神经心理测试的维度

1. 言语和语言功能
2. 感知能力(听力、视觉和触觉)
3. 注意力和集中力
4. 学习能力
5. 记忆力
6. 智力水平和执行功能
7. 学习新知识的速度
8. 简单运动反应的速度和协调性
9. 情感和动机特征
10. 心理暗示相关的功能和判断的自我意识水平

Source: Reproduced with Permission from Prigatano and Pliskin[30]。

辅以 TMT-A 和 WAIS 数字符号编码分测验
(成人和儿童版本)测试认知加工速度,使
用 TMT-B 检测执行功能,其中 TMT-B 是专
门用于测定认知定势转移是否灵活且没有
发生错误的方法。这套基础系列是适用于
儿童和成人的筛选测试,患者仅需测试
20~30 分钟。

另一套“长”系列神经心理测试可用于
检测 WAIS 评分中属于“智力”范畴的所有
活动。我们同时纳入了检测言语流利性的
多语言失语症测验的词汇提取测验或发展
性神经心理测验(NEPSY)-Ⅱ 的分测验。
我们建议同时使用词语学习和记忆测试,有
助于评估患者的学习能力和在存在干扰的
情况下保留信息的能力。

在我们的临床设定中,我们应用 Rey 听
觉词语学习测验和简易视觉空间记忆测
验 - 修订版来达到测试目的。而关于概念
形成和规划的测试是有限的。尽管如此,我
们发现在某些情况下使用威斯康星卡片分
类测验、伦敦塔测验和 Rey 复杂图形测试是

表 8.2 烟雾病患者的认知功能评估的推荐成套测试 *

分组	认知领域		短系列	长系列
儿童 （<16 岁）	一般筛查		儿童 BNI 筛查	儿童 BNI 筛查
	智力		—	WPPSI- Ⅲ/WISC- Ⅳ
	运动速度		Halstead 扣指测试	Halstead 扣指测试
	加工速度		TMT-A，WISC- Ⅳ 数字符号 – 编码	TMT-A，WPPSI- Ⅲ/WISC- Ⅳ 数字符号 – 编码
	学习和记忆（词语及视觉空间）		—	CVLT-C，Rey 复杂图形测试
	执行功能	注意力 / 工作记忆	—	WISC- Ⅳ 数字广度 / NEPSY 视觉注意力
		语言流畅性	—	COWAT
		定势转移	TMT-B	TMT-B
		概念形成	—	WCST
	情绪		—	BASC-2，儿童抑郁量表
成人 （≥16 岁）	一般筛查		高 级 大 脑 功 能 的 BNI 筛查	高级大脑功能的 BNI 筛查
	语言和视觉空间智力预估		—	WAIS- Ⅳ 词汇和积木测试，或 每项的所有指标
	运动速度		Halstead 扣指测试	Halstead 扣指测试
	加工速度		TMT-A，WISC- Ⅳ 数字符号 – 编码	TMT-A，WISC- Ⅳ 数字符号 – 编码
	学习和记忆（词语及视空间）		—	RAVLT，BVMT-R
	执行功能	注意力 / 工作记忆	—	WAIS- Ⅳ 数字广度
		语言流畅性	—	COWAT
		定势转移	TMT-B	TMT-B
		概念形成	—	WCST
		规划 / 组织	—	Rey 复杂图形测试，伦敦塔测 验
	情绪及生活质量		—	BDI-2，SS-QOL

缩写：BASC-2，儿童行为评价系统 -2；BDI，Beck 抑郁量表；BVMT-R，简易视觉空间记忆测试 – 修订版；COWAT，词汇提取测验；CVLT-C，加利福尼亚语言学习测试 – 儿童版；NEPSY，发展性神经心理测验；RAVLT，Rey 听觉词语学习测试；SS-QOL，卒中专用生活质量量表；TMT，连线测验；WAIS，韦氏成人智力量表；WCST，威斯康星卡片分类测验；WISC，韦氏儿童智力量表；WPPSI，韦氏学龄儿童智力量表。

* 该表格中的测试的详细信息和功能可从 Lezak 所著书中查看 [31]。

有效的。

通过让家长完成儿童行为评估系统 -2 对测试儿童情绪状态可能也有帮助。成人患者可完成 Beck 抑郁量表 -2 和 SS-QOL。

烟雾病患者应选择何种神经心理测试尚没有统一标准。由于触觉操作测试过于耗时，我们没有将其纳入测试清单。有时候，这些测试可能非常有效，应仔细考虑，尤其是在对烟雾病人群中进行临床研究项目时。

结论

关于儿童和成人烟雾病患者术前、术后认知的文献在逐渐增多。评价患者认知的测试方法也越来越多，IQ 测试、简易筛查方法，或自陈量表对于测试成人认知结局来说是远远不够的。神经病学家、神经外科医生和神经心理学家的合作对预测治疗结局及术后康复提供全面指导有重要意义。

（刘畅　周梦圆　译）

参考文献

1. Festa JR, Schwarz LR, Pliskin N, et al. Neurocognitive dysfunction in adult moyamoya disease. J Neurol 2010;257(5):806–815
2. Scott RM, Smith ER. Moyamoya disease and moyamoya syndrome. N Engl J Med 2009;360(12):1226–1237
3. Cho HJ, Jung YH, Kim YD, Nam HS, Kim DS, Heo JH. The different infarct patterns between adulthood-onset and childhood-onset moyamoya disease. J Neurol Neurosurg Psychiatry 2011;82(1):38–40
4. Guzman R, Lee M, Achrol A, et al. Clinical outcome after 450 revascularization procedures for moyamoya disease. Clinical article. J Neurosurg 2009;111(5):927–935
5. Schwarz LR, Thurstin AH, Levine LA. A single case report of Moyamoya disease presenting in a psychiatric setting. Appl Neuropsychol 2010;17(1):73–77
6. Lubman DI, Pantelis C, Desmond P, Proffitt TM, Velakoulis D. Moyamoya disease in a patient with schizophrenia. J Int Neuropsychol Soc 2003;9(5):806–810
7. Rabbani O, Bowen LE, Watson RT, Valenstein E, Okun MS. Alien limb syndrome and moya-moya disease. Mov Disord 2004;19(11):1317–1320
8. Anjaneyulu A, Bhaskar G. Cortical blindness: a rare presentation of moya moya disease. Neurol India 1993; 41(2):118–119
9. Hayashi R, Watanabe R, Mimura M, Kato M, Katsumata Y. [A case of moyamoya disease presenting with geographic mislocation, person misidentification and fantastic confabulation]. No To Shinkei 2000;52(12):1091–1096
10. Moore DP, Lee MY, Macciocchi SN. Neurorehabilitation outcome in moyamoya disease. Arch Phys Med Rehabil 1997;78(6):672–675
11. Prigatano GP. Principles of Neuropsychological Rehabilitation. New York: Oxford University Press; 1999
12. Prigatano GP, Fordyce DJ, Zeiner HK, et al. Neuropsychological Rehabilitation After Brain Injury. Baltimore: Johns Hopkins University; 1986
13. Karzmark P, Zeifert PD, Tan S, Dorfman LJ, Bell-Stephens TE, Steinberg GK. Effect of moyamoya disease on neuropsychological functioning in adults. Neurosurgery 2008;62(5):1048–1051, discussion 1051–1052
14. Calviere L, Catalaa I, Marlats F, et al. Correlation between cognitive impairment and cerebral hemodynamic disturbances on perfusion magnetic resonance imaging in European adults with moyamoya disease. Clinical article. J Neurosurg 2010;113(4):753–759
15. Jefferson AL, Glosser G, Detre JA, Sinson G, Liebeskind DS. Neuropsychological and perfusion MR imaging correlates of revascularization in a case of moyamoya syndrome. AJNR Am J Neuroradiol 2006;27(1): 98–100
16. Ogasawara K, Komoribayashi N, Kobayashi M, et al. Neural damage caused by cerebral hyperperfusion after arterial bypass surgery in a patient with moyamoya disease: case report. Neurosurgery 2005;56(6):E1380, discussion E1380
17. Starke RM, Komotar RJ, Hickman ZL, et al. Clinical features, surgical treatment, and long-term outcome in adult patients with moyamoya disease. Clinical article. J Neurosurg 2009;111(5):936–942
18. Hallemeier CL, Rich KM, Grubb RL Jr, et al. Clinical features and outcome in North American adults with moyamoya phenomenon. Stroke 2006;37(6):1490–1496
19. Kraus JF, McArthur DL. Epidemiology of brain injury. In: Evans RW, editor. Neurology and Trauma. Philadelphia: WB Saunders Company; 1996. p. 3–17.
20. Hogan AM, Kirkham FJ, Isaacs EB, Wade AM, Vargha-Khadem F. Intellectual decline in children with moyamoya and sickle cell anaemia. Dev Med Child Neurol 2005;47(12):824–829
21. Hawley CA, Ward AB, Magnay AR, Mychalkiw W. Return to school after brain injury. Arch Dis Child 2004;89(2):136–142
22. Bowen M, Marks MP, Steinberg GK. Neuropsychological recovery from childhood moyamoya disease. Brain Dev 1998;20(2):119–123
23. Reitan RM. Investigation of the validity of Halstead's measures of biological intelligence. AMA Arch Neurol Psychiatry 1955;73(1):28–35
24. Ganesan V, Isaacs E, Kirkham FJ. Variable presentation of cerebrovascular disease in monovular twins. Dev Med Child Neurol 1997;39(9):628–631
25. Klasen H, Britton J, Newman M. Moyamoya disease in a 12-year-old Caucasian boy presenting with acute transient psychosis. Eur Child Adolesc Psychiatry 1999; 8(2):149–153
26. Ishii R, Takeuchi S, Ibayashi K, Tanaka R. Intelligence in children with moyamoya disease: evaluation after surgical treatments with special reference to changes in cerebral blood flow. Stroke 1984;15(5):873–877

27. Matsushima Y, Aoyagi M, Koumo Y, et al. Effects of en-cephalo-duro-arterio-synangiosis on childhood moya-moya patients—swift disappearance of ischemic attacks and maintenance of mental capacity. Neurol Med Chir (Tokyo) 1991;31(11):708–714

28. Kim SK, Cho BK, Phi JH, et al. Pediatric moyamoya dis-ease: An analysis of 410 consecutive cases. Ann Neurol 2010;68(1):92–101

29. Darwish B, Besser M. Long term outcome in children with Moyamoya disease: experience with 16 patients. J Clin Neurosci 2005;12(8):873–877

30. Prigatano GP, Pliskin N. Clinical Neuropsychology and Costs Outcome Research: A Beginning. New York: Psychology Press; 2003

31. Lezak MD. Neuropsychological assessment. 4th ed. New York: Oxford University Press; 2004

第 2 篇
治疗选择:药物治疗、血管内治疗、围术期管理和手术治疗

第9章
儿童烟雾病的治疗

Joanne Ng，Vijeya Ganesan

引言

目前，尚无一种治疗手段可以有效地遏止或者逆转烟雾病动脉病变的发展。本章将重点介绍在儿童烟雾病中，卒中二级预防的医疗策略和对于头痛、高血压症状的临床管理。此外，还将对一些临床预后进行讨论。

儿童烟雾病动脉缺血性卒中的二级预防

虽然缺乏随机对照试验，但临床上一些实例有力地证明了可通过血运重建术来对中动脉缺血性烟雾病脑卒中进行预防。相反，尽管抗血小板药物可用于治疗早期表现为脑缺血的烟雾病患儿，但目前针对这些药物的疗效与安全性的评估寥寥无几。

使用阿司匹林是为了防止在血管狭窄部位形成微血栓。阿司匹林能够抑制环氧合酶和血小板激动剂血小板凝集素 A2 的产生。越来越多的证据表明，阿司匹林或许还

有其他与环氧合酶无关的抗血栓作用[1, 2]。而其他抗血小板药物，如氯吡达雷、双嘧达莫、噻氯匹啶和糖蛋白 Ⅱ b/ Ⅲ a 拮抗物等，在应用于儿童时，与阿司匹林相比，更缺乏安全性和有效性数据。

根据既往经验，因为烟雾病出血主要发生在成年患者，因此该年龄段患者不应使用抗血小板药物。然而,这种观点仅基于对日本患者的自然病史的研究。对于其他国家的成人患者而言，缺血性并发症比出血性并发症更为常见。然而，考虑到抗凝治疗会增加脑出血的风险，不论患者什么年龄，一般都不会采用抗凝治疗。

在我们医院的临床实践上，在确诊儿童患者为非出血性烟雾病时，即采用阿司匹林，即便患者在治疗过程中进行了血管重建术，仍使用阿司匹林直至患者年满 18 周岁。

镰状细胞病中的烟雾病

由镰状细胞病导致动脉缺血性卒中的患者中，高达 43% 的患者表现为烟雾病症

状,即使患者长期接受输血治疗,仍有超过 60% 的动脉缺血性卒中反复发作与这种表现有关 [3]。与仅患镰状细胞病的儿童相比,镰状细胞病合并烟雾病的儿童会表现出明显的认知障碍。这种认知障碍的产生不仅与脑梗死有关,还可能与慢性低灌注相关 [4]。一些研究表明,对有烟雾病相关症状的镰状细胞病患者进行血管重建有一定的积极作用 [5-7]。美国心脏协会指南认为,对患有镰状细胞病并继发脑血管功能障碍的患儿来说,即便是在最佳的医疗管理下,血管重建术是治疗这种疾病的最终手段 [8]。

在预防镰状细胞病患者发生缺血性脑卒中复发时,我们更应该将血管重建术视为已有药物治疗方式的一种辅助手段而非替代治疗。在这样的前提下,对患有镰状细胞病并伴有缺血性动脉卒中,但未出现烟雾状动脉的患者,我们更建议持续进行输血并且考虑辅以如羟基脲等的药物治疗。

对于这一类患者群体,烟雾病的诊断,以及如何通过放射性检查鉴别镰状细胞病引起的近端动脉阻塞和尚不明确的烟雾病仍是现实难题。今后的研究应该涵盖更详细的放射学分析,以明确烟雾病的特征,从而对上述情况加以鉴别并获得更好的预后。

头痛

在烟雾病患者中,有 1/4~1/2 的患者会出现头痛的症状 [9, 10],人们逐渐认识到烟雾病头痛是需要临床治疗的典型症状之一。关于头痛的报道提示烟雾病头痛是血管源性的偏头痛,且与短暂性脑缺血(TIA)、过度通气及血管重建相关。然而,除此以外,目前还有一些关于丛集性头痛和紧张性头痛的报道 [11, 12]。头痛的原因及其与血流灌注的关系仍是一个难题。头痛可以在疾病发展的任何一个阶段出现,可作为首发症状,甚至可能会出现在整个病程中。术后,患者头痛可能不会得到任何改善,甚至存在复发和继续恶化的可能。

头痛作为烟雾病的一种表现症状,存在于 6.3% 的日本患者 [9]。由于一些无症状烟雾病患者在没有缺血并发症的情况下也出现了头痛的症状,头痛的发病率因此被低估 [11]。在最大规模的关于头痛的回顾性研究中,接受血管重建术的烟雾病儿童患儿中, 204 例患儿中有 44 例(22%)在术前有头痛症状,术后 1 年, 44 例患儿中有 28 例(64%)仍有头痛症状, 160 例无术前头痛症状的患儿中,有 10 例(6.3%)在术后出现了头痛症状。显然,对脑血流进行评估并不能预测头痛的发展 [12]。目前尚未了解烟雾病头痛的病理学机制,据推测,这种机制与慢性灌注不足有一定的关系 [13],继而可能导致偏头痛的恶化 [14]。

Seol 等人 [10] 提出,头痛同样也提示成功的脑血管重建形成新的软脑膜侧支循环刺激硬膜的伤害性感受器。根据这样一种假设, Shirane 和 Fujimura 运用直接的血管重建术(而非间接血管重建术)对 13 例患有烟雾病并伴有剧烈头痛、血流动力学受阻的患者进行治疗 [15]。术后, 11 例患者头痛的症状得到显著改善。作者认为,直接的血管重建术可以通过迅速增加脑血供并缓解对软脑膜贴敷术供血需求,从而缓解头痛症状。但是没有一项研究针对直接血管重建术与间接血管重建术对头痛的治疗效果进行比较。

应用简单的镇痛措施和偏头痛治疗方案难以治疗烟雾病所引起的头痛,甚至徒劳无功。预防偏头痛的药物（如普萘洛尔、可乐定、氟桂利嗪）会导致血压降低，而有血管收缩效应的曲坦类药物也属于相对禁忌。具有血管扩张效应的钙通道阻断剂已用于治疗持续性的短暂性脑缺血（TIA）和难以治愈的头痛[16]。已有一例静脉注射维拉帕米改善神经功能缺陷的病例被报道[17]。10例烟雾病患儿采用氧疗法，并获得脑电图重构现象以了解TIA的发展过程。4例血液中氧分压大于150mmHg的患儿TIA和头痛的症状消失[8]。这表明了氧气在解决头痛的问题上可能发挥作用。在我们的研究中心，抗惊厥的药物也被用于偏头痛的预防，尤其是托吡酯和2-丙戊酸钠两种药物已获得良好效果[19]。

高血压

不论烟雾病患者是否患有肾血管性疾病，高血压都日益受到重视。5%~10%血压正常的烟雾病患者被查出患有肾血管性疾病[20, 21]。而高血压的控制要在维持足够的脑灌注，避免终末器官损伤风险，并在高血压相关的神经系统后遗症之间取得平衡，这是一个十分复杂的情况。

肾动脉狭窄性高血压可能严重到需要紧急进行肾动脉血管成形术或其他外科手术治疗。由于无肾血管性高血压的患儿行血管重建术后血压有降低的趋势，因此如患者考虑行肾血管治疗，则应考虑行脑血管重建[22]。这种趋势或许反映了脑循环不再依赖于全身血压。

对于大部分儿童患者，脑循环是"被动压力"，并且需要借助于全身血压维持充足的脑血流[19]。因此，我们或许有必要采取一个比正常儿童更高的血压。对于每一个患者而言，通常很难界定合理的血压水平，但是大多数患者都会有一个有表征性的"正常"值作为他们的血压极限值。脑血管重建术围术期严格管理患者血压对于降低围术期缺血性脑卒中风险非常重要。

结果

在日本乃至东亚地区，烟雾病的自然病史为缺血和脑出血反复[23, 24]，伴随认知功能障碍，从而导致高死亡率和高致残率。即使一部分患者的病情存在一个进展的过程，但烟雾病的继发病例在自然史方面仍无定论[25]。随着烟雾病在各种族中出现，对于其在自然史上是否更倾向于发生在某一种群之中仍存在争议[26]。日本地区[11, 27]逐渐增加的无症状病例对我们有一定的启发：烟雾病的完整疾病谱急需建立，且处在烟雾病良性阶段的患者在诸多的文献中可能被忽略。然而，烟雾病的发病亦可用于预测非东亚地区的儿童动脉复发性缺血性脑卒中[28, 29]。因此，总体发病率可能会很高[3]。

目前，尚无包含临床信息、血管造影或放射学预测因素的单独病例的自然病史。在那些血流储备功能受损（PET影像显示氧摄取分数升高）并经过脑半球治疗的患者中，5年累计同侧脑卒中复发的风险预计达到65%，如果患者双侧患病，那么5年后卒中的风险将会达到82%[30]。一项针对日本无症状烟雾病患者的调查显示，当对脑半球进行治疗后，每年卒中的发病率为3.2%[11]。在镰状细胞病[31]和烟雾病患者中，一些与认知功能障碍相关的临床无症状再梗死现象也有所报道[4, 32]。这些数据提示，即使是无症状的患者，特别是既往患有某些疾病的患者，在一段时间后，也应该再次行影像学检查 [28]。

结论

烟雾病的医疗管理方法虽然尚有不足，但是在预防缺血性脑卒中的复发中已经被广泛使用。对于患有镰状细胞病相关疾病的患者也有循证医学治疗方案。而头痛和高血压症状的对症治疗仍具有一定挑战性，需要明确其病理生理学以及干预治疗的潜在不良影响。目前，尚无包含临床信息、血管造影或放射学预测因素的单独病例自然病史。虽然日本患者和其他地区患者的发病率可能存在一定的差异，但是在所有种族群体中，总体发病率仍较高。

（李姝　郝强　译）

参 考 文 献

1. Monagle P, Chan A, Massicotte P, Chalmers E, Michelson AD. Antithrombotic therapy in children: the Seventh ACCP Conference on Antithrombotic and Thrombolytic Therapy. Chest 2004;126(3, Suppl)645S–687S

2. Gurbel PA, Bliden KP, DiChiara J, et al. Evaluation of dose-related effects of aspirin on platelet function: results from the Aspirin-Induced Platelet Effect (ASPECT) study. Circulation 2007;115(25):3156–3164

3. Dobson SR, Holden KR, Nietert PJ, et al. Moyamoya syndrome in childhood sickle cell disease: a predictive factor for recurrent cerebrovascular events. Blood 2002;99(9):3144–3150

4. Hogan AM, Kirkham FJ, Isaacs EB, Wade AM, Vargha-Khadem F. Intellectual decline in children with moyamoya and sickle cell anaemia. Dev Med Child Neurol 2005;47(12):824–829

5. Fryer RH, Anderson RC, Chiriboga CA, Feldstein NA. Sickle cell anemia with moyamoya disease: outcomes after EDAS procedure. Pediatr Neurol 2003;29(2): 124–130

6. Hankinson TC, Bohman LE, Heyer G, et al. Surgical treatment of moyamoya syndrome in patients with sickle cell anemia: outcome following encephaloduroarteriosynangiosis. J Neurosurg Pediatr 2008;1(3): 211–216

7. Smith ER, McClain CD, Heeney M, Scott RM. Pial synangiosis in patients with moyamoya syndrome and sickle cell anemia: perioperative management and surgical outcome. Neurosurg Focus 2009;26(4):E10

8. Roach ES, Golomb MR, Adams R, et al; American Heart Association Stroke Council; Council on Cardiovascular Disease in the Young. Management of stroke in infants and children: a scientific statement from a Special Writing Group of the American Heart Association Stroke Council and the Council on Cardiovascular Disease in the Young. Stroke 2008;39(9):2644–2691

9. Smith ER, Scott RM. Moyamoya: epidemiology, presentation, and diagnosis. Neurosurg Clin N Am 2010; 21(3):543–551

10. Seol HJ, Wang KC, Kim SK, Hwang YS, Kim KJ, Cho BK. Headache in pediatric moyamoya disease: review of 204 consecutive cases. J Neurosurg 2005;103 (5, Suppl)439–442

11. Kuroda S, Hashimoto N, Yoshimoto T, Iwasaki Y; Research Committee on Moyamoya Disease in Japan. Radiological findings, clinical course, and outcome in asymptomatic moyamoya disease: results of multicenter survey in Japan. Stroke 2007;38(5):1430–1435

12. Sewell RA, Johnson DJ, Fellows DW. Cluster headache associated with moyamoya. J Headache Pain 2009; 10(1):65–67

13. Grindal AB, Toole JF. Headache and transient ischemic attacks. Stroke 1974;5(5):603–606

14. Olesen J, Friberg L, Olsen TS, et al. Ischaemia-induced (symptomatic) migraine attacks may be more frequent than migraine-induced ischaemic insults. Brain 1993;116(Pt 1):187–202

15. Shirane R, Fujimara M. Headaches in moyamoya disease. In: Cho B-K, Tominaga T, editors. Moyamoya Disease Update 2010.Tokyo: Springer; 2010:110–113.

16. Hosain SA, Hughes JT, Forem SL, Wisoff J, Fish I. Use of a calcium channel blocker (nicardipine HCl) in the treatment of childhood moyamoya disease. J Child Neurol 1994;9(4):378–380

17. McLean MJ, Gebarski SS, van der Spek AF, Goldstein GW. Response of moyamoya disease to verapamil. Lancet 1985;1(8421):163–164

18. Fujiwara J, Nakahara S, Enomoto T, Nakata Y, Takita H. The effectiveness of O2 administration for transient ischemic attacks in moyamoya disease in children. Childs Nerv Syst 1996;12(2):69–75

19. Ganesan V. Moyamoya: to cut or not to cut is not the only question. A paediatric neurologist's perspective. Dev Med Child Neurol 2010;52(1):10–13

20. Togao O, Mihara F, Yoshiura T, et al. Prevalence of stenoocclusive lesions in the renal and abdominal arteries in moyamoya disease. AJR Am J Roentgenol 2004;183(1):119–122

21. Yamada I, Himeno Y, Matsushima Y, Shibuya H. Renal artery lesions in patients with moyamoya disease: angiographic findings. Stroke 2000;31(3):733–737

22. Willems CE, Salisbury DM, Lumley JS, Dillon MJ. Brain revascularisation in hypertension. Arch Dis Child 1985; 60(12):1177–1179

23. Kurokawa T, Tomita S, Ueda K, et al. Prognosis of occlusive disease of the circle of Willis (moyamoya disease) in children. Pediatr Neurol 1985;1(5):274–277

24. Imaizumi T, Hayashi K, Saito K, Osawa M, Fukuyama Y. Long-term outcomes of pediatric moyamoya disease monitored to adulthood. Pediatr Neurol 1998; 18(4):321–325

25. Cramer SC, Robertson RL, Dooling EC, Scott RM. Moyamoya and Down syndrome. Clinical and radiological features. Stroke 1996;27(11):2131–2135

26. Chiu D, Shedden P, Bratina P, Grotta JC. Clinical features of moyamoya disease in the United States. Stroke 1998;29(7):1347–1351

27. Ikeda K, Iwasaki Y, Kashihara H, et al. Adult moyamoya disease in the asymptomatic Japanese population. J Clin Neurosci 2006;13(3):334–338

28. Ganesan V, Prengler M, Wade A, Kirkham FJ. Clinical and radiological recurrence after childhood arterial ischemic stroke. Circulation 2006;114(20):2170–2177

29. Fullerton HJ, Wu YW, Sidney S, Johnston SC. Risk of recurrent childhood arterial ischemic stroke in a population-based cohort: the importance of cerebrovascular imaging. Pediatrics 2007;119(3):495–501

30. Hallemeier CL, Rich KM, Grubb RL Jr, et al. Clinical features and outcome in North American adults with moyamoya phenomenon. Stroke 2006;37(6):1490–1496

31. Pegelow CH, Colangelo L, Steinberg M, et al. Natural history of blood pressure in sickle cell disease: risks for stroke and death associated with relative hypertension in sickle cell anemia. Am J Med 1997;102(2): 171–177

32. Thompson RJ Jr, Armstrong FD, Link CL, Pegelow CH, Moser F, Wang WC. A prospective study of the relationship over time of behavior problems, intellectual functioning, and family functioning in children with sickle cell disease: a report from the Cooperative Study of Sickle Cell Disease. J Pediatr Psychol 2003;28(1):59–65

第 10 章
儿童烟雾病

Edward R. Smith

引言

烟雾病是大脑血管系统的进展性动脉病变,最初于 1957 年在日本被描述为"颈内动脉发育不全",并且在 1969 年被命名为一种确定的疾病 [1, 2]。该术语在日语中意为"烟雾样的",该名称源于其最常见的血管造影表现:在基底神经节和颅底区域形成的特征性小侧支血管网(图 10.1)。这些侧支血管的形成与前循环主要分支的进行性狭窄共同进展,该过程被 Suzuki 和 Takaku[2] 分为 6 个不同的阶段。在极少数情况下,血管病变和伴随的侧支循环形成也可能涉及 Willis 环的后循环分支。

关于烟雾病的许多文献仍存在争议,包括该病的名称本身和其定义。一些小组提出以"自发性 Willis 环闭塞"代替烟雾病的名称(后者是目前国际疾病分类认可的术

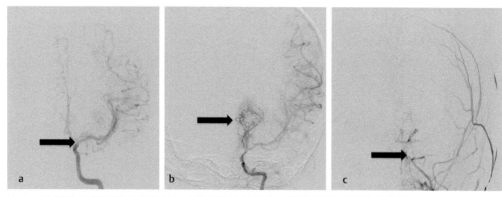

图 10.1 注射造影剂后颈内动脉(ICA)代表性的前后位血管造影显示烟雾病的进展阶段。(a)Suzuki 分期 I ~ II 期:ICA 变窄(箭头),但广泛的侧支血管尚未形成。(b)Suzuki 分期 III ~ IV 期:ICA 显著狭窄和特征性"烟雾样"血管表现(箭头)。(c)Suzuki 分期 V ~ VI 期:ICA 闭塞(箭头,通常经颈总动脉注射)。 ICA 闭塞导致烟雾样侧支血管消失,因为它们由 ICA 供血。

语)[3]。烟雾病的定义往往不清楚,如"烟雾""烟雾病"和"烟雾综合征"等名词目前都可互换使用。但每个名称都是不同的,其中"烟雾"是最通用的术语,通常定义为特征性血管造影的表现,独立于任何临床限定词。烟雾样疾病是双侧的动脉病变,不伴有任何其他相关的全身性疾病。相比之下,所有单侧病变,以及合并其他确定的全身性疾病的所有双侧病变,均定义为烟雾综合征(见下文)[4]。

病因学

　　烟雾样血管病变的原因仍然不清楚。血管造影所见的放射学检查结果很可能是许多不同原发病因导致的共同结果。这种假说得到了广泛的临床支持,包括遗传性疾病患者、环境污染暴露人群,以及没有明显诱因的人群均可出现类似临床表现。这种异质性是重要的,它表明可能存在的患者亚群,具有不同的自然史且对治疗有不同的反应[4]。

　　烟雾病的初步研究集中在颈内动脉的病理学。显微镜检查显示动脉壁中有平滑肌细胞增生伴血栓形成,这与在高脂血症患者中观察到的动脉粥样硬化和炎症变化明显相反(图 10.2)[5-7]。病理性侧支血管源自扩张的预先存在的血管和新生血管[8, 9]。这些侧支血管的脆弱性,加之大脑循环中血流模式改变造成的剪切应力,可能涉及动脉瘤的形成、破裂导致血肿以及引起卒中的血栓形成[10, 11]。

　　血管发育、细胞外基质重塑和多种缺血模式的动态过程促进了相关分子研究,包括细胞黏附蛋白、血管生成肽和蛋白酶。烟雾病患者的碱性成纤维细胞生长因子、转化生长因子 β-1、金属蛋白酶、细胞内黏附分子和缺氧诱导因子 -1α 的水平升高已经有所报道[9, 12-18]。

　　这些蛋白质组学研究结果证实了几项正在进行的遗传研究,后者表明这些途径中上游调节元件的异常参与了疾病的过程。TIMP2(金属蛋白酶 -2 的组织抑制剂,一种金属蛋白酶抑制剂)、ACTA2(肌动蛋白,α2,平滑肌,主动脉;一种平滑肌肽)和 17 号染色体上的突变(在神经纤维化 -1 基因附近)等已在烟雾病入选患者中被识别[9, 19-25]。不幸的是,尚未发现统一的模式。多种染色体上广泛的其他突变基因也被证明与烟雾病的发生相关[26-30]。

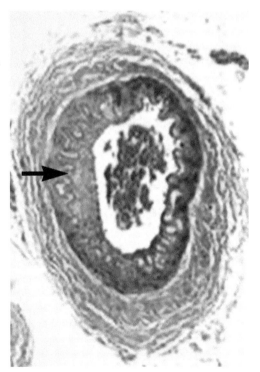

图 10.2　烟雾样血管(大脑中动脉)的截面图显示血管中膜增生(箭头)以及血栓形成(伊红染色,100×)导致的进展性管腔狭窄。

烟雾血管的存在是否预示着血管疾病的全身性倾向(在 Alagille 综合征和具有心脏异常或肾动脉狭窄的患者中可见)或仅是中枢神经系统的一种孤立性疾病(如患有烟雾病或使用头部放射治疗的患者),目前仍不清楚。除了遗传原因,全身血管疾病的风险也可能影响患者的临床管理。

烟雾样动脉病变的根本原因仍不确定。似乎有许多不同的因素,包括遗传和环境因素均可促进疾病的发生。如要将烟雾病归因于遗传原因,需要家族性病例系列的研究,以平衡双胞胎中仅有一人患病的报道[31, 32]。烟雾病的影像学和临床状况可能来自于环境触发因素,最终影响基因易感个人。

流行病学

烟雾病最初由日本学者描述。这种病症与东亚人群的个体密切相关,在日本影响3/100 000 的儿童[33-35]。自此,烟雾病在世界各地均被发现,虽然患病率远低于日本(欧洲3/1 000 000 和美国1/1 000 000)[36-39]。女性的发病率约为男性的2倍。发病年龄有两个高峰:5 岁儿童和 40 多岁的成年人[31, 33, 35, 40, 41]。烟雾病患者存在种族差异。亚洲血统的发生率约为白人的5倍,非洲裔美国人的发病率是高加索人的2倍以上,而西班牙儿童的发病率仅为高加索人的1/2[37]。

在烟雾病的个体中,有 6% ~10% 的患者的一级亲属受累[5, 31]。在亚裔血统中这种可能性增加,但家族性发病在许多种族内都有报道。有趣的是,有报道称同卵双胞胎中只有一人患烟雾病。这种情况说明环境

因素在该疾病发展中的作用[31, 32]。

在烟雾病的诊断中,除了年龄、性别和种族的差异,还有一些已知的与动脉病变相关的特别情况(表 10.1)。先天性畸形、遗传综合征和应用头部放疗暴露于环境应激源的儿童中也发现了烟雾病患者[24, 31, 42-47]。这些关联的广泛性,以及每小组中未知的发病率和患病率,引发了关于烟雾病筛查的潜在作用以及对烟雾病本身定义的争论。例如,患有镰状细胞病的儿童是最可能受影响的群体之一,其中 10% 的患儿在 20 岁前发生卒中,且多达 40% 的患儿影像学检查表现为"烟雾样"血管改变[48]。这些统计数据引发了放射科医生、血液学医生和神经外科医生关于影像学在这部分人群中作用的大量争论。

临床表现

烟雾病的病理生理过程包括两个主要

表 10.1　烟雾综合征:相关疾病

镰状细胞病

神经纤维瘤病Ⅰ型

颅脑放射治疗史

唐氏综合征

先天性侏儒症

先天性心脏病

肾动脉狭窄

巨大的颈面部血管瘤 / PHACE/ S 综合征(后颅窝畸形,血管瘤,动脉病变,心脏异常 / 主动脉缩窄和眼部异常)

甲状腺功能亢进综合征

Alagille 综合征

事件。颈内动脉的主要分支狭窄，造成脑缺血，因而大脑试图通过发展侧支循环来代偿减少的血流。烟雾病的表现通常可归因于这两个事件之一。在儿童中，最常见的症状多与缺血、短暂性脑缺血发作（TIA）和卒中相关[31]。烟雾病的代偿机制，如血管扩张和伴随血流量变化的侧支血管的发生，已被认为与头痛的发作（可能由增粗的侧支血管触发脑膜疼痛受体）、动脉瘤进展、颅内出血，以及更典型的症状如舞蹈运动（被认为继发于基底神经节中的侧支形成）和癫痫发作相关[4, 31, 49]。

烟雾病的典型表现包括无明显诱因的新的神经功能障碍出现、言语断续提示 TIA（通常在与脑血流量减少相关的情况中发生，如脱水或过度通气诱导的血管收缩，尤其是哭泣时）或渐进的认知减退（特别是在原本存在认知限制的儿童中；例如唐氏综合征患者）[44, 50]。出血在烟雾病患儿中极为罕见，发生率不到 3%（相比之下成人的出血发生率增加了 7 倍）[31, 40, 51]。除了卒中的临床表现外，临床检查中通常没有烟雾病的证据，除了与视网膜血管畸形相关的扩大的视盘，即所谓的"牵牛花盘"[52]。

对于意外发生卒中的儿童，即时评估的原则可见于最新的美国心脏协会指南[53]。然而，当儿童存在可以掩盖症状的并发症时，发现缺血事件相对困难（如与唐氏综合征相关的认知延迟）。或者，现存情况可以解释卒中，并且因此使临床医生疏于探寻真正的原因（例如将有心脏异常的患儿的卒中归因于心血管疾病，或将肿瘤患者的间断性的神经缺损归因于脑病而不是 TIA 发作）。在美国，由于临床表现不能被很好地识别，许多烟雾病未得到充分诊断。

诊断评估

如果患者有提示脑缺血的神经症状，应及时进行评估。诊断的延迟可能造成治疗的延迟，并增加卒中导致永久性残疾的风险。初步检查通常包括计算机断层扫描（CT）或磁共振成像（MRI）。CT 虽然可能发现完全的卒中（特别是在基底神经节或分水岭区域）或出血，但也经常不能发现异常，特别是 TIA[31]。CT 血管造影可以帮助识别颈内动脉分支的狭窄，特别是在不便于行 MRI 或导管血管造影术的情况下。

MRI[及磁共振血管造影（MRA）] 是诊断和随访的主要方式[54-56]。它能够发现急性及慢性的脑梗死，并显示详尽的梗死细节（弥散加权和流体衰减反转恢复图像），以及显示受影响血管（T2 加权序列和 MRA）管径的变化[57]。"常春藤征"的存在，即受影响区域的血管中的亮信号，提示血流缓慢[58]。磁共振灌注研究可以进一步量化血流。

基于导管的数字减影血管造影术是诊断烟雾病和拟定治疗计划的关键工具。如果可能，应进行完整的六条血管的检查（包括两侧颈内动脉、颈外动脉以及两侧椎动脉）。该检查能够明确诊断，识别相关的血管异常（如动脉瘤或动静脉畸形），提供侧支血管的术前可视化，以便在手术期间保留侧支代偿血管。血管造影可以在儿童中安全地进行。然而，如果可能，应由经验丰富的放射科医生实施血管造影术，以最大限度地提高诊断的准确性，并尽可能减少并发症的风险（在儿科重症中心报道发生率<1%）[59]。根据 Suzuki 分期，疾病严重程度通常分为 6 个进展性阶段（图 10.1）[2]。

其他许多检查也被用于烟雾病的诊断评估,包括脑电图(EEG),通常在过度换气后显示"重建"现象,以及经颅多普勒超声(用于镰状细胞病患者)和氙气增强 CT[4, 60]。最常用的检查之一可能是乙酰唑胺激发的单光子发射 CT,其是脑血流量功能性激发检查 [4,61]。

争论的一个领域集中在是否应对高危人群中进行烟雾病筛查。目前的美国心脏协会指南不支持广泛的筛查,并指出,对于具有提示烟雾病的特异性症状的个体,应当行影像学检查 [53]。相反,几个大容量儿科中心对具有两个或以上受累成员的家族中的一级亲属经换血治疗和经颅多普勒超声表现为血流速率增高(> 175cm/s)的难治性镰状细胞病患者以及未行影像学检查的神经纤维瘤病 I 型患者进行 MRI 或 MRA 检查 [44, 62-64]。这一实践得到了临床及影像学的数据支持,当在选定的人群中进行筛选时,较低的 Suzuki 分期与卒中负荷减少相关。

自然史

烟雾病的时间进程很难预测。临床上,有些儿童可以在数年内保持无症状,而有些可在几星期内发生多次、严重的卒中。一些数据表明,年幼的儿童(特别是婴儿)通常有更具恶性的表现,发生脑血管事件的间隔短。总体而言,几乎所有个体的烟雾病都会恶化。超过 2/3 被诊断为烟雾病的患者将在 5 年内有明显的症状进展,并且不经治疗则预后很差 [2, 66-69]。

基于上述数据,美国和日本的许多机构采取积极的治疗方法 [70]。治疗时的神经功能状况是最重要的长期结局的预测因素 [31]。

内科治疗结果的不一致,与手术治疗的显著成功不相匹配,根据多中心荟萃分析,手术可使症状进展从 > 66% 降至 <3% [71]。

治疗

烟雾病的治疗目的是恢复受影响半球的血流。目前没有已知的方法可抑制血管病变。其治疗方式有三种:药物治疗、手术治疗和近年来发展的血管内治疗。以上这三种治疗方法都通过改善脑灌注来降低缺血性和出血性损伤的风险。

药物治疗

药物治疗主要包括三个部分:预防血栓形成、维持血管内容积,以及缓解非缺血性症状(如头痛和癫痫发作)。在许多烟雾病治疗中心,抗凝血剂被用于预防动脉狭窄部位的微血栓形成 [31]。阿司匹林最常用,其剂量根据患者的体重决定(儿童通常给予每日 81mg)。也有临床医生选择使用低分子量肝素 [72, 73]。

血管内容积的维持通常不需要使用药物,但需要仔细监测儿童的体液平衡。主要重点是避免脱水,而不是补充整体摄入量。在炎热的天气中,必须注意疾病(例如腹泻、呕吐)、运动或活动导致的体液丢失 [4]。非缺血症状的缓解通常包括使用抗癫痫药物治疗癫痫和使用镇痛剂治疗头痛。钙通道阻断剂可以非常有效地减轻头痛。然而,它们也可诱发低血压,从而增加卒中的风险 [74]。

需要注意的是,几乎没有数据表明单独应用药物治疗能够长期治疗烟雾病。在不经手术治疗的烟雾病治疗相关的研究中,几乎 40% 的患者在观察期间治疗失败 [3, 75]。该结果与手术治疗结果形成了鲜明的对比,后者可使 87% 的患者受益。

手术治疗

手术指征:烟雾病的手术指征在各医疗机构均有不同。很多机构建议烟雾病患者尽早手术,即使是无症状的患者,因为研究数据表明手术时的神经功能状态是最重要的预后预测因素[31]。对于近期发生卒中病史的患者,手术通常推迟 6 周左右,以使脑水肿消退并恢复对预期手术的应激能力。

手术技巧:烟雾病的手术基于颈外动脉的分支在该病症中不受影响。因此,这些分支可为缺血的脑组织供血。常用的两种主要方法为直接脑血运重建术和间接脑血运重建术。一些外科医生选择在一例手术中结合这两种策略。直接脑血运重建术选用颈外动脉(通常是颞浅动脉)的分支作为移植物,并将其吻合到皮质动脉(通常为 MCA 的分支)。间接脑血运重建术,例如软脑膜贴敷术,是将血管化组织(例如硬脑膜、肌肉或具有动脉外膜袖的动脉)与脑表面接触以刺激新生血管网络的生长(图 10.3)[4]。两种手术均在儿童患者中获得极大的成功,在经验丰富的中心中显著降低了卒中的风险[71]。

在个体手术方式的选择上存在着相当大的争论。在美国,大多数中心首先对 MCA 区域进行血管重建。在一些亚洲医

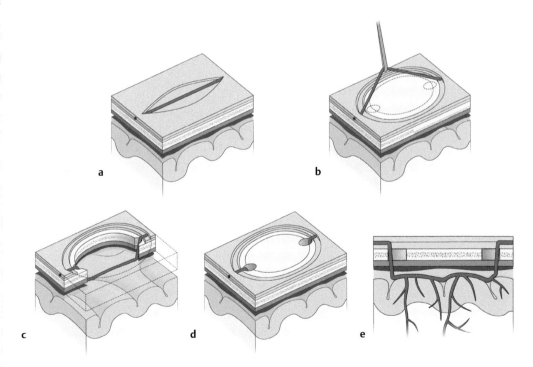

图 10.3　软脑膜贴颞术的示意图,它属于间接血运重建术的一种。(a)沿颞浅动脉走行切开皮肤。(b)游离血管(保持完整),暴露骨窗范围,为颅骨切开术做准备。(c)去除骨瓣,广泛切开蛛网膜后,将颞浅动脉缝合到软膜上。(d)骨瓣复位,注意留出允许移植血管通过的空隙。(e)截面图显示移植物生成的大脑新生血管。(Used with permission from Boston Childien's Hospital.)

院,大脑前动脉血运重建术也是初步手术的一部分[76]。直接脑血运重建术如 STA-MCA 旁路手术,在手术当时能立即恢复血流。相比之下,间接脑血运重建术需要几周甚至几个月来建立侧支循环。然而,旁路手术可能难以在幼儿中实施,并且可能增加再灌注出血的风险,使得间接脑血运重建术更具吸引力。有许多间接血运重建手术方式,包括脑硬脑膜-动脉贴敷术(EDAS)、脑-颞肌动脉贴敷术(EMAS)、软脑膜贴敷术和不行血管贴敷的多点钻孔术等[31,71-82]。

当在有丰富经验的中心对合理选择的患者进行手术时,与预期的烟雾病自然史相比,手术均取得了优异的效果[71]。对行手术血运重建的患者(软膜贴敷术)进行长期随访,67%的患者术前有卒中病史,但术后 5 年随访患者的卒中率仅为 4.3%[31]。这一结果与其他中心的数据相符,包括对超过 1100 例接受治疗患者进行的荟萃分析,支持烟雾病的外科治疗可明显减少卒中发生率[4,71]。总之,间接旁路术用于治疗约 75% 的儿科烟雾病患者,其余为直接旁路术或联合手术[71]。前文提到的荟萃分析显示,在有经验的中心进行时,两种方法的结果几乎没有区别(尽管单独行多点钻孔术是最不成功的)。这一发现表明,外科医生和机构的经验在决定预后方面可能比任何特定的手术技巧都更重要[4,31,71]。

手术最大的风险之一是围术期的卒中,据报道,发生率为 4%~10%[4]。精细的手术技巧、适当的围术期补液以及熟练的麻醉监测和有效的疼痛管理都有助于降低并发症的发生率。术中与麻醉和 EEG 团队的协作护理是至关重要的。在脑电图放缓期间选择性使用麻醉剂(如丙泊酚)以减少脑代谢,加上严格的血压控制,可以降低卒中的风险[83]。机构已经采用并推出了对烟雾病患者管理的标准化方案,以使这些情况复杂的儿童最大限度地安全手术及出院(图 10.4)。

各中心对于治疗双侧病变的理念多不相同,包括单次或分期开颅术治疗。赞成在一次手术中行双侧血运重建是建立在麻醉

术前 1 天:

持续服用阿司匹林(通常体重小于 70kg 的患者口服 81mg/d,体重大于 70kg 的患者口服 325mg/d)
患者入院后给予静脉补液(1.25~1.5 倍生理需要量等渗液)

麻醉诱导时:

开始 ECG 检测
诱导时应保持正常血压、正常体温(尤其对于幼小儿童)、正常 CO_2 分压(避免过度通气以使血管收缩最小化,$pCO_2 > 35$ mmHg)以及正常 pH 值
置入额外的动、静脉通道、Foley 导管和脉搏血氧计

术中:

维持正常血压、正常 CO_2 分压、正常 pH 值、充足氧气、正常体温及充足水分
ECG 减缓可能源于增量血压升高或者脑血流改善

术后:

避免过度通气(与儿童哭泣相关),疼痛管理很重要
术后第一天开始口服阿司匹林
按照 1.25~1.5 倍生理需要量给予静脉补液,直到患儿完全康复,能够很好地饮水(通常需 48~72 小时)

图 10.4　烟雾病患者术前管理的代表性标准化原则(根据从前发表刊物进行修改)。From Smith et al.[48](Used with permission from AANS.)

诱导和唤醒引发血压变化的风险比手术更大的假设上。波士顿儿童医院的经验表明,在单次麻醉下进行双侧血运重建是安全的。该中心已经进行了超过 200 例手术,没有增加卒中发生率。

血管内治疗

血管内治疗技术逐渐应用于治疗原发性烟雾病及其相关并发症。近年来的探究主要是尝试通过血管内治疗工具如支架,打开颅内狭窄的血管,该技术的效果报道不一致[84, 85]。就目前的技术而言,维持血管的持续畅通是不可能的,这可能反映了烟雾病的自然进程涉及多条血管的长段。更有趣的是,可能通过管内治疗方法,如直接应用血管成形术和血栓溶解剂来处理急性缺血事件[86]。血管内技术用于治疗技术上有挑战性的烟雾病相关血管病变,如动脉瘤和动静脉畸形,可改善患者的结局[45, 87]。

随访和预后

诊断烟雾病后,患者常需神经外科医生或神经科医生终身随访,因为原发性血管病变未停止,即使接受了手术治疗,卒中的风险也是终身存在的。然而,手术显著地降低了卒中的风险,在术后 5 年的无卒中率仍保持在 96%[4, 31, 67]。患者多终身服用阿司匹林以避免侧支血管内形成微血栓。此外,其抗血栓形成效应有助于维持所有手术移植物的通畅。通常在手术后 3~6 个月复查 MRI 或 MRA,以此作为基线检查,此后每年复查至术后至少 5 年。许多中心在手术后 1 年复查血管造影,以评估手术后侧支循环形成的程度。在术后 6~12 周后,患者可自

由活动。长期患者能够正常生活,包括进行正常的运动、活跃的职业生涯以及具备生育能力[31]。

单侧病变

随访单侧病变的烟雾病患者较有难度,因为尚不清楚哪些患者会发展为双侧烟雾病而哪些将保持稳定。数据表明,约 1/3 的单侧烟雾病在 5 年内需要手术。进展的风险因素包括幼年发病和最初未受影响的一侧存在动脉异常[65, 88]。如果患儿存在任何进展相关的风险因素,则需要更加密切的随访,通常在最初的几年行额外的 MRI 或 MRA 检查。

烟雾病患者的急性神经症状的处理

在各中心,对于疑似 TIA 或卒中患者的急性处理方式各不相同。初始步骤通常包括补液(维持生理需要量的 1~1.5 倍)、吸氧和在影像学排除出血的情况下,给予额外剂量的阿司匹林。诊断评估包括电解质、葡萄糖水平和考虑行 MRI 排除卒中。如果怀疑癫痫,可考虑行 EEG 帮助诊断,同时给予抗癫痫药物。将患儿留院观察并且持续静脉补液可能是有用的。到目前为止,在这些病例中使用溶栓治疗的益处尚未被证实,值得进一步研究。

结论

烟雾病的诊断和治疗均很复杂。当儿童出现脑缺血症状时,尤其是在高危人群中,应怀疑烟雾病。诊断应结合 MRI 或 MRA 检查,在可能的情况下应进行数字减影血管造影。应当尽快治疗,及时转诊到有经验的中心对于优化烟雾病儿童的结局至关重要。外科血运重建术是治疗的主要方

式,并且与良好的长期预后相关。正在进行的临床和转化医学研究可能在不久的未来将改进对这种疾病的理解和治疗。

（赵雅慧　费小斌　译）

参考文献

1. Shimizu K, Takeuchi K. Hypoplasia of the bilateral internal carotid arteries. (in Japanese) No To Shinkei 1957;9:37–43

2. Suzuki J, Takaku A. Cerebrovascular "moyamoya" disease. Disease showing abnormal net-like vessels in base of brain. Arch Neurol 1969;20(3):288–299

3. Fukui M. Guidelines for the diagnosis and treatment of spontaneous occlusion of the circle of Willis ('moyamoya' disease). Research Committee on Spontaneous Occlusion of the Circle of Willis (Moyamoya Disease) of the Ministry of Health and Welfare, Japan. Clin Neurol Neurosurg 1997;99(Suppl 2): S238–S240

4. Scott RM, Smith ER. Moyamoya disease and moyamoya syndrome. N Engl J Med 2009;360(12):1226–1237

5. Fukui M, Kono S, Sueishi K, Ikezaki K. Moyamoya disease. Neuropathology 2000;20(Suppl):S61–S64

6. Takagi Y, Kikuta K, Nozaki K, Hashimoto N. Histological features of middle cerebral arteries from patients treated for Moyamoya disease. Neurol Med Chir (Tokyo) 2007;47(1):1–4

7. Takagi Y, Kikuta K, Sadamasa N, Nozaki K, Hashimoto N. Proliferative activity through extracellular signal-regulated kinase of smooth muscle cells in vascular walls of cerebral arteriovenous malformations. Neurosurgery 2006;58(4):740–748, discussion 740–748

8. Kono S, Oka K, Sueishi K. Histopathologic and morphometric studies of leptomeningeal vessels in moyamoya disease. Stroke 1990;21(7):1044–1050

9. Lim M, Cheshier S, Steinberg GK. New vessel formation in the central nervous system during tumor growth, vascular malformations, and Moyamoya. Curr Neurovasc Res 2006;3(3):237–245

10. Yamashita M, Tanaka K, Matsuo T, Yokoyama K, Fujii T, Sakamoto H. Cerebral dissecting aneurysms in patients with moyamoya disease. Report of two cases. J Neurosurg 1983;58(1):120–125

11. Oka K, Yamashita M, Sadoshima S, Tanaka K. Cerebral haemorrhage in Moyamoya disease at autopsy. Virchows Arch A Pathol Anat Histol 1981;392(3): 247–261

12. Takagi Y, Kikuta K, Nozaki K, et al. Expression of hypoxia-inducing factor-1 alpha and endoglin in intimal hyperplasia of the middle cerebral artery of patients with Moyamoya disease. Neurosurgery 2007; 60(2):338–345, discussion 345

13. Malek AM, Connors S, Robertson RL, Folkman J, Scott RM. Elevation of cerebrospinal fluid levels of basic fibroblast growth factor in moyamoya and central nervous system disorders. Pediatr Neurosis 1997; 27(4):182–189

14. Nanba R, Kuroda S, Ishikawa T, Houkin K, Iwasaki Y. Increased expression of hepatocyte growth factor in cerebrospinal fluid and intracranial artery in moyamoya disease. Stroke 2004;35(12):2837–2842

15. Soriano SG, Cowan DB, Proctor MR, Scott RM. Levels of soluble adhesion molecules are elevated in the cerebrospinal fluid of children with moyamoya syndrome. Neurosurgery 2002;50(3):544–549

16. Ueno M, Kira R, Matsushima T, et al. Moyamoya disease and transforming growth factor-beta1. J Neurosurg 2000;92(5):907–908

17. Hojo M, Hoshimaru M, Miyamoto S, et al. Role of transforming growth factor-beta1 in the pathogenesis of moyamoya disease. J Neurosurg 1998;89(4): 623–629

18. Yoshimoto T, Houkin K, Takahashi A, Abe H. Angiogenic factors in moyamoya disease. Stroke 1996;27(12): 2160–2165

19. Kang HS, Kim SK, Cho BK, Kim YY, Hwang YS, Wang KC. Single nucleotide polymorphisms of tissue inhibitor of metalloproteinase genes in familial moyamoya disease. Neurosurgery 2006;58(6):1074–1080, discussion 1074–1080

20. Mineharu Y, Liu W, Inoue K, et al. Autosomal dominant moyamoya disease maps to chromosome 17q25.3. Neurology 2008;70(24 Pt 2):2357–2363

21. Roder C, Peters V, Kasuya H, et al. Analysis of ACTA2 in European Moyamoya disease patients. Eur J Paediatr Neurol 2011;15(2):117–122

22. Hervé D, Touraine P, Verloes A, et al. A hereditary moyamoya syndrome with multisystemic manifestations. Neurology 2010;75(3):259–264

23. Milewicz DM, Kwartler CS, Papke CL, Regalado ES, Cao J, Reid AJ. Genetic variants promoting smooth muscle cell proliferation can result in diffuse and diverse vascular diseases: evidence for a hyperplastic vasculomyopathy. Genet Med 2010;12(4):196–203

24. Shimojima K, Yamamoto T. ACTA2 is not a major disease-causing gene for moyamoya disease. J Hum Genet 2009;54(11):687–688

25. Guo DC, Papke CL, Tran-Fadulu V, et al. Mutations in smooth muscle alpha-actin (ACTA2) cause coronary artery disease, stroke, and Moyamoya disease, along with thoracic aortic disease. Am J Hum Genet 2009; 84(5):617–627

26. Ikeda H, Sasaki T, Yoshimoto T, Fukui M, Arinami T. Mapping of a familial moyamoya disease gene to chromosome 3p24.2-p26. Am J Hum Genet 1999; 64(2):533–537

27. Nanba R, Tada M, Kuroda S, Houkin K, Iwasaki Y. Sequence analysis and bioinformatics analysis of chromosome 17q25 in familial moyamoya disease. Childs Nerv Syst 2005;21(1):62–68

28. Inoue TK, Ikezaki K, Sasazuki T, Matsushima T, Fukui M. Linkage analysis of moyamoya disease on chromosome 6. J Child Neurol 2000;15(3):179–182

29. Han H, Pyo CW, Yoo DS, Huh PW, Cho KS, Kim DS. Associations of Moyamoya patients with HLA class I and class II alleles in the Korean population. J Korean Med Sci 2003;18(6):876–880

30. Sakurai K, Horiuchi Y, Ikeda H, et al. A novel susceptibility locus for moyamoya disease on chromosome 8q23. J Hum Genet 2004;49(5):278–281

31. Scott RM, Smith JL, Robertson RL et al. Long-term outcome in children with moyamoya syndrome after cranial revascularization by pial synangiosis. J Neurosurg 2004 February;100(2 Suppl Pediatrics):142–9

32. Tanghetti B, Capra R, Giunta F, Marini G, Orlandini A.

Moyamoya syndrome in only one of two identical twins. Case report. J Neurosurg 1983;59(6):1092–1094

33. Wakai K, Tamakoshi A, Ikezaki K, et al. Epidemiological features of moyamoya disease in Japan: findings from a nationwide survey. Clin Neurol Neurosurg 1997; 99(Suppl 2):S1–S5

34. Nagaraja D, Verma A, Taly AB, Kumar MV, Jayakumar PN. Cerebrovascular disease in children. Acta Neurol Scand 1994;90(4):251–255

35. Baba T, Houkin K, Kuroda S. Novel epidemiological features of moyamoya disease. J Neurol Neurosurg Psychiatry 2008;79(8):900–904

36. Yonekawa Y, Ogata N, Kaku Y, Taub E, Imhof HG. Moyamoya disease in Europe, past and present status. Clin Neurol Neurosurg 1997;99(Suppl 2):S58–S60

37. Uchino K, Johnston SC, Becker KJ, Tirschwell DL. Moyamoya disease in Washington State and California. Neurology 2005;65(6):956–958

38. Caldarelli M, Di Rocco C, Gaglini P. Surgical treatment of moyamoya disease in pediatric age. J Neurosurg Sci 2001;45(2):83–91

39. Suzuki J, Kodama N. Moyamoya disease—a review. Stroke 1983;14(1):104–109

40. Han DH, Nam DH, Oh CW. Moyamoya disease in adults: characteristics of clinical presentation and outcome after encephalo-duro-arterio-synangiosis. Clin Neurol Neurosurg 1997;99(Suppl 2):S151–S155

41. Han DH, Kwon OK, Byun BJ, et al; Korean Society for Cerebrovascular Disease. A co-operative study: clinical characteristics of 334 Korean patients with moyamoya disease treated at neurosurgical institutes (1976-1994). Acta Neurochir (Wien) 2000;142(11):1263–1273, discussion 1273–1274

42. Hankinson TC, Bohman LE, Heyer G, et al. Surgical treatment of moyamoya syndrome in patients with sickle cell anemia: outcome following encephaloduroarteriosynangiosis. J Neurosurg Pediatr 2008;1(3):211–216

43. Ullrich NJ, Robertson R, Kinnamon DD, et al. Moyamoya following cranial irradiation for primary brain tumors in children. Neurology 2007;68(12):932–938

44. Jea A, Smith ER, Robertson R, Scott RM. Moyamoya syndrome associated with Down syndrome: outcome after surgical revascularization. Pediatrics 2005;116(5):e694–e701

45. Codd PJ, Scott RM, Smith ER. Seckel syndrome and moyamoya. J Neurosurg Pediatr 2009;3(4):320–324

46. Qaiser R, Scott RM, Smith ER. Identification of an association between Robinow syndrome and moyamoya. Pediatr Neurosurg 2009;45(1):69–72

47. Bober MB, Khan N, Kaplan J, et al. Majewski osteodysplastic primordial dwarfism type II (MOPD II): expanding the vascular phenotype. Am J Med Genet A 2010;152A(4):960–965

48. Smith ER, McClain CD, Heeney M, Scott RM. Pial synangiosis in patients with moyamoya syndrome and sickle cell anemia: perioperative management and surgical outcome. Neurosurg Focus 2009;26(4):E10

49. Seol HJ, Wang KC, Kim SK, Hwang YS, Kim KJ, Cho BK. Headache in pediatric moyamoya disease: review of 204 consecutive cases. J Neurosurg 2005;103(5, Suppl)439–442

50. Nishimoto AUK, Onbe H. Cooperative study on moyamoya disease in Japan. Cooperative study on moyamoya disease in Japan. 1981. p. 53–8.

51. Hallemeier CL, Rich KM, Grubb RL Jr, et al. Clini-

cal features and outcome in North American adults with moyamoya phenomenon. Stroke 2006;37(6):1490–1496

52. Massaro M, Thorarensen O, Liu GT, Maguire AM, Zimmerman RA, Brodsky MC. Morning glory disc anomaly and moyamoya vessels. Arch Ophthalmol 1998;116(2):253–254

53. Roach ES, Golomb MR, Adams R, et al; American Heart Association Stroke Council; Council on Cardiovascular Disease in the Young. Management of stroke in infants and children: a scientific statement from a Special Writing Group of the American Heart Association Stroke Council and the Council on Cardiovascular Disease in the Young. Stroke 2008;39(9):2644–2691

54. Yamada I, Suzuki S, Matsushima Y. Moyamoya disease: comparison of assessment with MR angiography and MR imaging versus conventional angiography. Radiology 1995;196(1):211–218

55. Katz DA, Marks MP, Napel SA, Bracci PM, Roberts SL. Circle of Willis: evaluation with spiral CT angiography, MR angiography, and conventional angiography. Radiology 1995;195(2):445–449

56. Takanashi JI, Sugita K, Niimi H. Evaluation of magnetic resonance angiography with selective maximum intensity projection in patients with childhood moyamoya disease. Eur J Paediatr Neurol 1998;2(2):83–89

57. Yamada I, Matsushima Y, Suzuki S. Moyamoya disease: diagnosis with three-dimensional time-of-flight MR angiography. Radiology 1992;184(3):773–778

58. Fujiwara H, Momoshima S, Kuribayashi S. Leptomeningeal high signal intensity (ivy sign) on fluid-attenuated inversion-recovery (FLAIR) MR images in moyamoya disease. Eur J Radiol 2005;55(2):224–230

59. Robertson RL, Chavali RV, Robson CD, et al. Neurologic complications of cerebral angiography in childhood moyamoya syndrome. Pediatr Radiol 1998;28(11):824–829

60. Kodama N, Aoki Y, Hiraga H, Wada T, Suzuki J. Electroencephalographic findings in children with moyamoya disease. Arch Neurol 1979;36(1):16–19

61. Lee M, Zaharchuk G, Guzman R, Achrol A, Bell-Stephens T, Steinberg GK. Quantitative hemodynamic studies in moyamoya disease: a review. Neurosurg Focus 2009;26(4):E5

62. Kirkham FJ, DeBaun MR. Stroke in Children with Sickle Cell Disease. Curr Treat Options Neurol 2004;6(5):357–375

63. Roach ES. Etiology of stroke in children. Semin Pediatr Neurol 2000;7(4):244–260

64. Rosser TL, Vezina G, Packer RJ. Cerebrovascular abnormalities in a population of children with neurofibromatosis type 1. Neurology 2005;64(3):553–555

65. Smith ER, Scott RM. Progression of disease in unilateral moyamoya syndrome. Neurosurg Focus 2008;24(2):E17

66. Imaizumi T, Hayashi K, Saito K, Osawa M, Fukuyama Y. Long-term outcomes of pediatric moyamoya disease monitored to adulthood. Pediatr Neurol 1998;18(4):321–325

67. Choi JU, Kim DS, Kim EY, Lee KC. Natural history of moyamoya disease: comparison of activity of daily living in surgery and non surgery groups. Clin Neurol Neurosurg 1997;99(Suppl 2):S11–S18

68. Kurokawa T, Chen YJ, Tomita S, Kishikawa T, Kitamura K. Cerebrovascular occlusive disease with and without the moyamoya vascular network in children.

Neuropediatrics 1985;16(1):29–32

69. Ezura M, Takahashi A, Yoshimoto T. Successful treatment of an arteriovenous malformation by chemical embolization with estrogen followed by conventional radiotherapy. Neurosurgery 1992;31(6):1105–1107, discussion 1107

70. Kuroda S, Ishikawa T, Houkin K, Nanba R, Hokari M, Iwasaki Y. Incidence and clinical features of disease progression in adult moyamoya disease. Stroke 2005; 36(10):2148–2153

71. Fung LW, Thompson D, Ganesan V. Revascularisation surgery for paediatric moyamoya: a review of the lite wd rature. Childs Nerv Syst 2005;21(5):358–364

72. Bowen MD, Burak CR, Barron TF. Childhood ischemic stroke in a nonurban population. J Child Neurol 2005; 20(3):194–197

73. Scott RM. Moyamoya syndrome: a surgically treatable cause of stroke in the pediatric patient. Clin Neurosurg 2000;47:378–384

74. Ganesan V. Moyamoya: to cut or not to cut is not the only question. A paediatric neurologist's perspective. Dev Med Child Neurol 2010;52(1):10–13

75. Ikezaki K. Rational approach to treatment of moyamoya disease in childhood. J Child Neurol 2000;15(5): 350–356

76. Kim SK, Wang KC, Kim IO, Lee DS, Cho BK. Combined encephaloduroarteriosynangiosis and bifrontal encephalogaleo (periosteal) synangiosis in pediatric moyamoya disease. Neurosurgery 2008;62(6, Suppl 3) 1456–1464

77. Matsushima T, Inoue T, Katsuta T, et al. An indirect revascularization method in the surgical treatment of moyamoya disease—various kinds of indirect procedures and a multiple combined indirect procedure. Neurol Med Chir (Tokyo) 1998;38(Suppl): 297–302

78. Kawaguchi S, Okuno S, Sakaki T. Effect of direct arterial bypass on the prevention of future stroke in patients with the hemorrhagic variety of moyamoya disease. J Neurosurg 2000;93(3):397–401

79. Houkin K, Kamiyama H, Abe H, Takahashi A, Kuroda S. Surgical therapy for adult moyamoya disease. Can surgical revascularization prevent the recurrence of intracerebral hemorrhage? Stroke 1996;27(8): 1342–1346

80. Sencer S, Poyanli A, Kiriş T, Sencer A, Minareci O. Recent experience with Moyamoya disease in Turkey. Eur Radiol 2000;10(4):569–572

81. Houkin K, Kuroda S, Nakayama N. Cerebral revascularization for moyamoya disease in children. Neurosurg Clin N Am 2001;12(3):575–584, ix ix

82. Dauser RC, Tuite GF, McCluggage CW. Dural inversion procedure for moyamoya disease. Technical note. J Neurosurg 1997;86(4):719–723

83. Soriano SG, Sethna NF, Scott RM. Anesthetic management of children with moyamoya syndrome. Anesth Analg 1993;77(5):1066–1070

84. Drazin D, Calayag M, Gifford E, Dalfino J, Yamamoto J, Boulos AS. Endovascular treatment for moyamoya disease in a Caucasian twin with angioplasty and Wingspan stent. Clin Neurol Neurosurg 2009;111(10): 913–917

85. Khan N, Dodd R, Marks MP, Bell-Stephens T, Vavao J, Steinberg GK. Failure of primary percutaneous angioplasty and stenting in the prevention of ischemia in Moyamoya angiopathy. Cerebrovasc Dis 2011;31(2): 147–153

86. El-Hakam LM, Volpi J, Mawad M, Clark G. Angioplasty for acute stroke with pediatric moyamoya syndrome. J Child Neurol 2010;25(10):1278–1283

87. Yang S, Yu JL, Wang HL, Wang B, Luo Q. Endovascular embolization of distal anterior choroidal artery aneurysms associated with moyamoya disease. A report of two cases and a literature review. Interv Neuroradiol 2010;16(4):433–441

88. Kelly ME, Bell-Stephens TE, Marks MP, Do HM, Steinberg GK. Progression of unilateral moyamoya disease: A clinical series. Cerebrovasc Dis 2006;22(2-3): 109–115

第 11 章
烟雾病的血管内治疗

Mchael P. Marks

引言

烟雾病是一类累及颈内动脉末端、大脑中动脉和大脑前动脉,以逐渐进展的血管狭窄为主要特点的疾病。随着病情进展,烟雾病引起的血管狭窄会逐渐加重,进展为血管闭塞,常需与动脉炎或动脉粥样硬化等其他颅内血管病变引起的血管狭窄相鉴别。烟雾病患者的血管病变在逐渐狭窄的进展同时伴随有过程中穿支血管的小动脉扩张和过度增生,血管造影上表现为明显的侧支血管网代偿,这与动脉炎或动脉粥样硬化引起的脑血管病变不同 [1]。烟雾病有两个发病高峰,第一个发病高峰是儿童期,第二个发病高峰是中青年 [2]。烟雾病发病可以表现为一系列脑缺血或者脑出血症状。缺血性症状在儿童和成人中都会出现,而出血症状多见于成人患者 [3,4]。

目前,尚没有药物能够改善或者延缓烟雾病所导致的血管狭窄。通过外科手术进行血流重建来增加缺血区脑组织的灌注是缺血型烟雾病患者的主要治疗方法 [5-8]。对烟雾病患者进行血管内治疗,包括血管成形术和(或)血管内支架以增加缺血区域的脑血流灌注,通过血管内栓塞治疗。在本章中,将对缺血性和出血性烟雾病患者的血管内治疗方法进行回顾。

病理生理学基础

烟雾病的具体病理生理机制目前尚不清楚。基因和感染被认为是烟雾病的可能病因 [9]。同时头颈部放疗、唐氏综合征、神经纤维瘤 I 型以及镰状细胞贫血均被认为与烟雾病发病相关 [10]。

病理研究未发现烟雾病患者狭窄闭塞的血管存在任何动脉粥样硬化或血管炎之类的病理性改变。烟雾病患者的狭窄血管的血管内膜因平滑肌细胞浸润而明显增厚 [11, 12]。狭窄后代偿出现的侧支血管则有血管中膜变薄,弹力层断裂和微动脉瘤形成等病理性改变 [12, 13]。这些病理变化被认为能够提示烟雾病患者的出血部位。

动脉狭窄的血管内治疗

对于动脉粥样硬化引起的难治性、症状性颅内狭窄患者，血管成形术、血管内支架或二者联用是目前应用最广泛的血管内治疗方法，这种治疗方法的目的是提高脑血流灌注并减少症状性狭窄患者的脑缺血的风险。同时，EC-ICBypass 研究和最近的CAOS 研究两项临床试验的结果显示颅内外血管旁路术并不能使上述患者受益 [14]。与此不同，对于烟雾病患者，直接或间接的脑血流重建术均能使患者获益。

在此背景下，血管成形术和（或）血管内支架治疗烟雾病更具吸引力，因为与外科血管重建术相比，血管内治疗的创伤更小。然而，目前只有很少的研究对烟雾病患者的血管内治疗进行了评估，且这种进行性疾病的长期疗效也不确定。迄今为止，只有 10例烟雾病患者接受了血管内治疗 [15-20]。与动脉粥样硬化导致的颅内动脉狭窄患者相同，烟雾病患者也可以通过单独血管成形术治疗或者联用血管成形术和血管内支架进行血管内治疗。

Kornblihtt 等人 [15] 报道了第一例进行血管内治疗的烟雾病患者。患者是一名 18岁女孩，表现为左侧大脑半球的 TIA 发作。术者在她的颈内动脉颅内段植入了一枚支架。在术后 46 个月的临床和造影随访时，患者支架完全通畅且无复发症状。Rodriguez 等人 [16] 对一例 37 岁双侧病变的男性患者进行了血管内治疗，该患者症状因左侧大脑半球缺血所引起。术者应用球囊血管成形术，使者左侧大脑半球的血流得到明显改善。术后随访 2 年，期间无症状再次发作，复查血管造影未再次形成狭窄。

Drazin 等人 [17] 对一例 40 岁白人女性烟雾病患者进行了血管内治疗。该患者为双胞胎中的一人。患者第一次发病表现为左侧大脑半球的急性卒中，她接受了急诊左侧大脑中动脉血管成形术，术中显示血管成形后左侧大脑半球血供良好。术后不到 3个月，患者再次出现左侧大脑中动脉供血区卒中引起的运动性失语症状，血管造影显示上次血管成形处发生闭塞。22 个月后，患者出现右侧大脑半球卒中，此次术者对颈内动脉床突上段进行球囊扩张成形后植入了一枚 Wingspan 支架（Boston Scientific，马萨诸塞州纳蒂克）。3 个月时，发现再次狭窄。再次行血管成形术，无并发症发生。第二次血管成形术后患者继续随访 15 个月，临床随访 2 年无症状发作，血管造影未见明显改变。

El-Hakam 等人 [18] 报道了接受血管内治疗的年龄最小的烟雾病患者。患儿女性，3 岁，血管造影发现由双侧颈内动脉床突上段延展至大脑中动脉起始部的弥漫性狭窄。患儿因一过性左腿无力入院。住院期间，患儿突发左侧偏瘫，发病 6 小时内患儿接受了急诊右侧颈内动脉床突上段血管成形术，术后患儿右侧半球灌注明显改善，肌力迅速恢复。2 周后，患儿接受了右侧硬膜翻转血管重建手术。术后 2 年，脑血管造影显示右侧颈内动脉完全闭塞，经硬膜的血管侧支循环建立。作者认为血管成形术减轻了即将发生的颈内动脉闭塞所引起的缺血症状，为患儿行血管重建手术争取了时间。

Khan 等人 [19] 对 5 例烟雾病患者进行了 6 次血管内治疗（图 11.1）。其中 2 例患者的 3 根责任血管进行了颈内动脉血管成形术并植入 Wingspan 支架，1 例患者接受了单纯血管成形术,另外 2 例患者进行了血管成形术并在大脑中动脉植入 Wingspan 支架。所有 5 例患者均出现复发性缺血症状伴 TIA。术后平均 4 个月,3 例因为再狭窄再次接受了血管内治疗。由于缺血症状反复发作,所有 5 例患者最后均接受外科手术进行脑血流重建。对于这一组病例,作者指出其中可能存在选择性偏倚。本组患者均被转诊至一个烟雾病血流重建术数量很大的中心。该中心手术经验丰富,但血管内治疗经验不足,这有可能是 5 例患者血管内治疗失败的原因之一。

　　Santirso 等人 [20] 报道了一例存在双侧缺血症状的双侧烟雾病的女性患者。患者表现为突发右上肢轻瘫伴失语症,接受了血管成形术并在左侧大脑中动脉植入一枚 Wingspan 支架。术后患者言语功能和右上肢肌力明显改善,但仍未完全恢复。术后随访 13 个月,血管造影结果显示支架内轻度再狭窄,但患者随访期间无缺血相关症状发作。

　　以上报道的所有病例截至目前均未出现严重并发症,然而血管再狭窄率和(或)症状复发率较高,同时血管内治疗的长期效果尚不清楚。在目前已经报道的 10 支血管(10 例患者)治疗中,9 支血管出现血管再狭窄和(或)术后症状复发。3 支血管只接

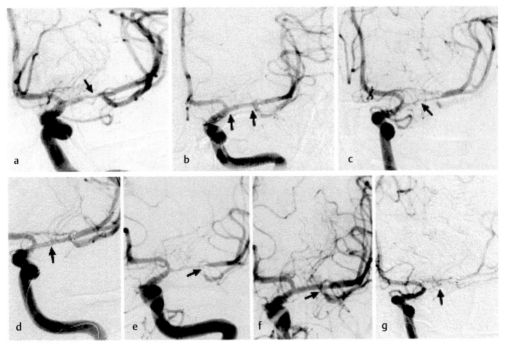

图 11.1　左侧颈内动脉的前后位造影。(a)初始 M1 段狭窄(箭头)。(b)球囊扩张且支架植入后 M1 段血管直径增加(箭头)。(c)术后 6 个月时再次出现狭窄(箭头)。(d)术后 6 个月时行第二次血管成形术(箭头)。(e)第二次血管成形术后 2 个月时复查造影时 M1 段再次出现重度狭窄,同时 M2 段近端出现血管狭窄(箭头)。(f)再次对 M1 段和 M2 段行血管成形术(箭头)。(g)M1 段闭塞,患者最终行血流重建手术(箭头)。Source:Used with permission from khan N, Dodd R, Marks MP, Bell-Stephens T, Vavao J,steinberg GK. Failure of primary percutaneaus angioplasty and stenting in the prevention of ischemia in moyamoya angiopathy. (Courtesy of Cerebrovascular Dis 2011; 31: 147-153.)

受了血管成形术,其中 2 支术后发生闭塞。9 支血管接受了血管内支架置入术,其中 7 支血管出现术后血管再狭窄或术后症状复发。9 例支架形成术中的 8 例置入的是 Wingspan 支架。考虑到动脉粥样硬化性脑血管病患者,尤其是年轻患者的血循环(颈内动脉和大脑中动脉)病变中,支架成形术后再狭窄率同样偏高 [21-23]。一些学者据此推断,此类患者可能不同于单纯的动脉粥样硬化性改变,可能有炎性介质参与病变形成或烟雾病的影响 [23]。

烟雾病合并动脉瘤的治疗

研究认为烟雾病侧支血管在血流动力学应力作用下会发生破裂出血。病理学研究证实:侧支血管的血管壁较正常血管薄以及微动脉瘤形成是导致烟雾病患者出血的危险因素 [12, 13]。再出血的概率增高导致患者的死亡率明显增高,临床结局较差 [24]。有研究认为血管重建手术能够通过改变血流动力学降低侧支血管所受的血流应力来减少脑出血的发生 [24, 25]。在一些病例中,血流重建术后的血管造影结果显示外周动脉瘤消失 [26]。长期随访结果发现出血性烟雾病患者在脑血流重建后再出血率降低,但仍有发生 [24-27]。除了通过旁路手术进行血流重建之外,直接手术治疗侧支血管动脉瘤也是一种治疗选择。手术治疗包括动脉瘤切除术和动脉瘤夹闭 [27, 28]。由于此类手术病变位置通常较深,且患者本身的脑血流处于脆弱的平衡状态,而手术引起的血流动力学改变可能打破这种平衡,因此手术入路的选择十分关键。

有病例报道对豆纹动脉或脉络膜动脉动脉瘤进行血管内治疗干预导致烟雾病患者脑出血 [29-33]。Kim 等人 [30] 对 8 例曾发生脑出血或脑室内出血的烟雾病患者进行了血管内治疗。其中 7 例患者颅内动脉瘤成功栓塞,均无并发症发生。另外 1 例患者因为微导管无法进入脉络膜后动脉而治疗失败。8 例患者均未发生再次出血。6 例患者完全恢复。该研究中所有患者均使用 NBCA 栓塞治疗。

Harreld 和 Zomorodi[31] 报道了一例接受豆纹动脉栓塞的烟雾病患者。微导管超选进入为动脉瘤供血的豆纹动脉中,进行阿米妥钠试验后,患者出现左侧面瘫。术者将微导管缓慢向远端推送,并重复进行阿米妥钠试验显示无神经功能缺损;随即使用 NBCA 栓塞动脉瘤,术后患者无任何神经功能缺损症状。

Yang 等人 [29] 报道了两例成功栓塞脉络膜前动脉远端动脉瘤的烟雾病患者。其中 1 例患者有出血史,而另一例没有。有出血史的患者使用 NBCA 进行栓塞,另一例动脉瘤未破裂的患者使用弹簧圈栓塞。作者强调对于脉络膜前动脉脑池段以外的远端动脉瘤,血管内治疗可能更加安全。

结论

目前对烟雾病患者进行血管成形术或血管内支架术的经验有限,长期治疗效果不佳,再狭窄率高和症状持续进展仍然是缺血性烟雾病血管内治疗无法回避的问题。而对出血型烟雾病伴有远端小动脉瘤的患者,合理选择手术指征后进行血管内治疗可能更能够使患者受益。尽管旁路术后这一类患者的动脉瘤可能萎缩闭塞,但再出血的概率仍相对较高,而血管内治疗能够使患者迅速及时地得到有效治疗。

（金蔚涛　赵阳　译）

参考文献

1. Scott RM, Smith ER. Moyamoya disease and moyamoya syndrome. N Engl J Med 2009;360(12):1226–1237

2. Achrol AS, Guzman R, Lee M, Steinberg GK. Pathophysiology and genetic factors in moyamoya disease. Neurosurg Focus 2009;26(4):E4

3. Han DH, Nam DH, Oh CW. Moyamoya disease in adults: characteristics of clinical presentation and outcome after encephalo-duro-arterio-synangiosis. Clin Neurol Neurosurg 1997;99(Suppl 2):S151–S155

4. Scott RM, Smith JL, Robertson RL et al. Long-term outcome in children with moyamoya syndrome after cranial revascularization by pial synangiosis. J Neurosurg 2004 February;100(2 Suppl Pediatrics):142–9

5. Fung LW, Thompson D, Ganesan V. Revascularisation surgery for paediatric moyamoya: a review of the literature. Childs Nerv Syst 2005;21(5):358–364

6. Veeravagu A, Guzman R, Patil CG, Hou LC, Lee M, Steinberg GK. Moyamoya disease in pediatric patients: outcomes of neurosurgical interventions. Neurosurg Focus 2008;24(2):E16

7. Matsushima T, Inoue T, Ikezaki K, et al. Multiple combined indirect procedure for the surgical treatment of children with moyamoya disease. A comparison with single indirect anastomosis and direct anastomosis. Neurosurg Focus 1998;5(5):e4

8. Guzman R, Lee M, Achrol A, et al. Clinical outcome after 450 revascularization procedures for moyamoya disease. Clinical article. J Neurosurg 2009;111(5):927–935

9. Yamada H, Deguchi K, Tanigawara T, et al. The relationship between moyamoya disease and bacterial infection. Clin Neurol Neurosurg 1997;99(Suppl 2):S221–S224

10. Kuroda S, Houkin K. Moyamoya disease: current concepts and future perspectives. Lancet Neurol 2008;7(11):1056–1066

11. Fukui M, Kono S, Sueishi K, Ikezaki K. Moyamoya disease. Neuropathology 2000;20(Suppl):S61–S64

12. Yamashita M, Oka K, Tanaka K. Histopathology of the brain vascular network in moyamoya disease. Stroke 1983;14(1):50–58

13. Burke GM, Burke AM, Sherma AK, Hurley MC, Batjer HH, Bendok BR. Moyamoya disease: a summary. Neurosurg Focus 2009;26(4):E11

14. The EC/IC Bypass Study Group. Failure of extracranial-intracranial arterial bypass to reduce the risk of ischemic stroke. Results of an international randomized trial. N Engl J Med 1985;313(19):1191–1200

15. Kornblihtt LI, Cocorullo S, Miranda C, Lylyk P, Heller PG, Molinas FC. Moyamoya syndrome in an adolescent with essential thrombocythemia: successful intracranial carotid stent placement. Stroke 2005;36(8):E71–E73

16. Rodriguez GJ, Kirmani JF, Ezzeddine MA, Qureshi AI. Primary percutaneous transluminal angioplasty for early moyamoya disease. J Neuroimaging 2007;17(1):48–53

17. Drazin D, Calayag M, Gifford E, Dalfino J, Yamamoto J, Boulos AS. Endovascular treatment for moyamoya disease in a Caucasian twin with angioplasty and Wingspan stent. Clin Neurol Neurosurg 2009;111(10):913–917

18. El-Hakam LM, Volpi J, Mawad M, Clark G. Angioplasty for acute stroke with pediatric moyamoya syndrome. J Child Neurol 2010;25(10):1278–1283

19. Khan N, Dodd R, Marks MP, Bell-Stephens T, Vavao J, Steinberg GK. Failure of primary percutaneous angioplasty and stenting in the prevention of ischemia in Moyamoya angiopathy. Cerebrovasc Dis 2011;31(2):147–153

20. Santirso D, Oliva P, González M, et al. Intracranial stent placement in a patient with moyamoya disease. J Neurol 2012;259(1):170–171

21. Albuquerque FC, Levy EI, Turk AS, et al. Angiographic patterns of Wingspan in-stent restenosis. Neurosurgery 2008;63(1):23–27, discussion 27–28

22. Levy EI, Turk AS, Albuquerque FC, et al. Wingspan in-stent restenosis and thrombosis: incidence, clinical presentation, and management. Neurosurgery 2007;61(3):644–650, discussion 650–651

23. Turk AS, Levy EI, Albuquerque FC, et al. Influence of patient age and stenosis location on wingspan in-stent restenosis. AJNR Am J Neuroradiol 2008;29(1):23–27

24. Yoshida Y, Yoshimoto T, Shirane R, Sakurai Y. Clinical course, surgical management, and long-term outcome of moyamoya patients with rebleeding after an episode of intracerebral hemorrhage: An extensive follow-Up study. Stroke 1999;30(11):2272–2276

25. Saeki N, Nakazaki S, Kubota M, et al. Hemorrhagic type moyamoya disease. Clin Neurol Neurosurg 1997;99(Suppl 2):S196–S201

26. Kuroda S, Houkin K, Kamiyama H, Abe H. Effects of surgical revascularization on peripheral artery aneurysms in moyamoya disease: report of three cases. Neurosurgery 2001;49(2):463–467, discussion 467–468

27. Kawaguchi S, Okuno S, Sakaki T. Effect of direct arterial bypass on the prevention of future stroke in patients with the hemorrhagic variety of moyamoya disease. J Neurosurg 2000;93(3):397–401

28. Sakai K, Mizumatsu S, Terasaka K, Sugatani H, Higashi T. Surgical treatment of a lenticulostriate artery aneurysm. Case report. Neurol Med Chir (Tokyo) 2005;45(11):574–577

29. Yang S, Yu JL, Wang HL, Wang B, Luo Q. Endovascular embolization of distal anterior choroidal artery aneurysms associated with moyamoya disease. A report of two cases and a literature review. Interv Neuroradiol 2010;16(4):433–441

30. Kim SH, Kwon OK, Jung CK, et al. Endovascular treatment of ruptured aneurysms or pseudoaneurysms on the collateral vessels in patients with moyamoya disease. Neurosurgery 2009;65(5):1000–1004, discussion 1004

31. Harreld JH, Zomorodi AR. Embolization of an unruptured distal lenticulostriate aneurysm associated with moyamoya disease. AJNR Am J Neuroradiol 2011;32(3):E42–E43

32. Larrazabal R, Pelz D, Findlay JM. Endovascular treatment of a lenticulostriate artery aneurysm with N-butyl cyanoacrylate. Can J Neurol Sci 2001;28(3):256–259

33. Gandhi CD, Gilad R, Patel AB, Haridas A, Bederson JB. Treatment of ruptured lenticulostriate artery aneurysms. J Neurosurg 2008;109(1):28–37

第 12 章
烟雾病间接血运重建术

John E. Wanebo, Gregory J. Velat, Joseph M. Zabramski, Peter Nakaji,
Robert F. Spetzler

引言

在过去的 50 年间，间接血运重建术在烟雾病治疗中的应用有了长足的发展，其术式的多样性是现代医学中外科手术灵巧性和先进性的具体体现。多种富血管的供体组织，如颞浅动脉（STA）、帽状腱膜、硬脑膜、颞肌和骨膜均可单独或联合运用，以增强颅内的血流。与直接吻合术相比，间接血运重建术避免了许多手术过程中潜在的风险，包括临时阻断导致的缺血、相对较长的麻醉时间以及相对较细的颅外和颅内动脉造成的吻合困难。间接血运重建术后供血组织与脑组织会生长在一起，并形成许多侧支血管，这些血管可以增加脑血流灌注。晚期烟雾病成人患者和脑动脉扩张大到最大程度的烟雾病患者都适合行间接血运重建术，其原理是间接血运重建术可以避免直接吻合术后血流突然增加导致的高灌注症状[1]。但行间接血运重建术的患者要等到新生血管生成，才能获得新的脑血流灌注，而血管的生长情况不能确定。

接受间接旁路术的患者和接受直接旁路术的患者在手术过程中有同样的麻醉风险，因此需同样关注抗血小板药物的应用，避免低血压，并维持正常二氧化碳浓度。

本章主要回顾最常见的间接血运重建术：脑－硬脑膜血管融合术（EDS）、脑－颞肌贴敷术（EMS）、脑－硬脑膜动脉血管贴敷术（EDAS）、脑－硬脑膜动脉颞肌血管贴敷术（EDAMS）、大网膜移位术和移植术、颅骨多点钻孔术、颅骨膜转移、帽状腱膜手术。我们主要分析使用动脉、肌肉、硬膜、颅骨膜和帽状腱膜作为供血组织的多种手术技术。同时回顾间接血运重建术联合或不联合直接旁路术的手术方法。

间接血运重建术相关的解剖结构

间接血运重建术的供血组织包括颞肌、

帽状腱膜、颅骨膜和硬膜。以上所有组织均由颈外动脉分支供血（图 12.1a）。颈外动脉终于 STA 和颌内动脉。颌内动脉有 3 条上升的分支：颞深前动脉、颞深后动脉和脑膜中动脉。颞深前动脉和颞深后动脉与 STA 近端分支，即颞深中动脉相连，并向颞肌供血。脑膜中动脉是颌内动脉的终末分支，经棘孔穿过颞骨基底部，分成前、中（颞）、后分支。脑膜中动脉的颞支与颞深动脉在颞骨吻合，同时脑膜中动脉在顶骨与 STA 吻合。

这些动脉在垂直平面和水平平面吻合成了一个网络[2]。STA 在颧弓水平以上 2~4cm 处分成额支和顶支。STA 位于外耳道前方 2cm 处，在该处直径为 2~5mm（平均 3.24mm）。STA 额支在前方与眶上动脉和滑车上动脉吻合，STA 顶支在后方与枕动脉吻合。在正常尸检中，STA 分支在头顶处与对侧血管相吻合。单侧 STA 为整个头皮的血管化提供了充足的血流。在考虑行间接血运重建术时，了解解剖层次与血液供应是十分必要的。众所周知的"SCLAP"，分别代表皮肤（skin）、皮下组织（subcutaneous tissue）、疏松结缔组织（loose areolar tissue）、腱膜（aponeurosis）和颅骨膜（pericranium）。帽状腱膜主要由 STA 和枕动脉供血，颅骨膜则由眶上动脉和滑车上动脉供血。正如 Matsushima 和 Inaba 所述，烟雾病导致的脑缺血同时伴随一系列侧支血管生成[3]。

帽状腱膜属于皮下肌肉腱膜系统（图 12.1b）。位于颞上线以上的帽状腱膜十分

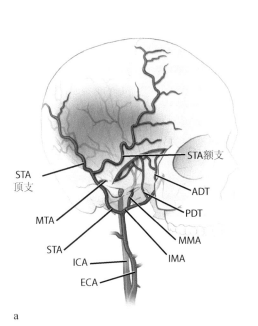
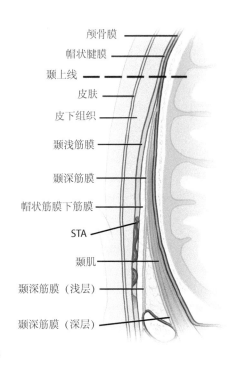

a

b

图 12.1　（a）颞浅动脉（STA）分支及上颌内动脉（IMA）为颈外动脉（ECA）的终末分支，供应颅顶骨及颞肌的血流。颞前深动脉（ADT）、颞后深动脉（PDT）及脑膜中动脉（MMA）自 IMA 发出。移行至颞肌的颞中动脉（MTA）由 STA 近端分出。ICA，颈内动脉。（b）横截面图像示帽状腱膜与颞上线的关系，帽状腱膜于颞上线处移行为颞浅筋膜。（Used with permission from Barrow Neurological Institute）

坚韧，位于表皮和真皮层脂肪以下，连接额肌和枕肌。由于没有明显的界限，通常难以将帽状腱膜与脂肪和真皮层分离。在颞上线以下，帽状腱膜延伸为颞顶筋膜的一部分而难以界定。颞浅静脉通常位于颞顶筋膜表面及 STA 的上后方。颞顶筋膜又称为颞浅筋膜或帽状腱膜延伸，在颧弓水平，帽状腱膜与皮下脂肪疏松结合；在头顶处结合愈加紧密。颞肌由颞深筋膜覆盖，颞深筋膜厚且坚韧，从各个方向与周围颅骨膜结合。

脑 – 硬脑膜血管融合术

1964 年，EDS 由 Tsubokawa 等人首次报道，他们将一例栓塞性大脑缺血患者带血管的硬脑膜移植到大脑表面 [4]。此后该方法用于烟雾病的治疗。这种间接性吻合术的合理性在于硬膜本身有良好的血液供应，主要由其外侧小叶供血。将硬膜外侧面贴于大脑表面为颅外 – 颅内吻合术提供了机会，EDS 目前较少单独应用于烟雾病手术治疗。

EDS 的手术方法如下：患者取仰卧位，头偏向对侧，头架固定。沿 STA 走行做一曲线形或直线形头皮切口（图 12.2a）。保留 STA 及其分支。开颅手术中心位于大脑外侧裂（图 12.2b）。手术范围依据缺血脑组织范围而定。

在显微镜的引导下，在硬膜做十字形切口，保留较大的脑膜中动脉分支。将硬膜瓣翻转置于颅骨边缘以促进下方皮层新生血管形成（图 12.2c）。打开硬膜后，操作要十分谨慎，避免损伤脑膜中动脉。脑膜中动脉经常从打开的硬膜中间部位穿过。因此，硬膜需在脑膜中动脉周围打开。可将含大脑

中动脉的硬膜组织翻转，用两条不可吸收缝线于颅骨小孔或折叠的硬膜瓣边缘缝合。将骨瓣放回（图 12.2d,e）并照常关闭切口。

脑 – 颞肌贴敷术

1950 年，Henschen 首次报道用颞肌作为供血组织为一例双侧颈内动脉闭塞伴难治性癫痫的患者进行了 EMS[5]。手术降低了患者癫痫发生的频率。20 世纪 70 年代后期，术者尝试用该项新技术为烟雾病患者提供侧支循环，并得以普及。1977 年，Karasawa 等人相继为 10 例烟雾病患者进行了 EMS 手术并取得了良好的效果 [6]，他们将颞肌直接与硬膜缝合。Matsushima 等人建议采用较大的骨瓣，同时将颞肌与硬膜缝合 [7]。该术式适用于直接吻合术失败或缺乏合适的供血和（或）受血血管的患者。当前的 EMS 手术方式与 Karasawa 的方法存在差异，沿骨窗边缘切开硬膜以将颞肌直接贴敷于其下的脑皮质。

EMS 是一个简单的手术过程。患者取仰卧位，头偏向对侧，头架固定。在颞肌边缘做线形或曲线形切口（图 12.3a）。将颞肌与其下的颅骨谨慎分离以保护血液供应。切口较大可以适应颞肌的形状。将硬膜广泛切开，避开脑膜中动脉，然后翻转。颞肌直接置于脑组织上方（图 12.3b）。通常用不可吸收缝线缝合肌肉与硬膜边缘（图 12.3c）。将骨瓣仔细放回，用钛合金缝合器固定（图 12.3d）。在骨瓣的颞侧横向去除一部分，以避免损伤颞肌的血流灌注（图 12.3e）。

EMS 的主要缺点是颞肌移位造成畸形影响美观，同时会在颅内产生占位效应。而

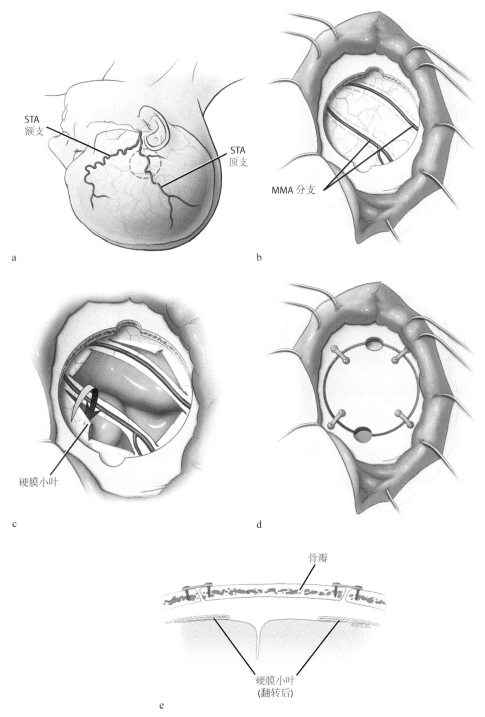

a

STA
额支

STA
顶支

b

MMA 分支

c

硬膜小叶

d

e

骨瓣

硬膜小叶
(翻转后)

图 12.2 脑 - 硬膜血管融合术。(a)手术部位(虚线圆圈)及头皮切口(蓝色虚线)沿 STA 的顶支走行。(b)分离颞肌,在硬膜上做十字形切口(蓝色虚线),使两条 MMA 暴露于术野中。(c)将硬膜小叶向下翻转折叠(箭头)。(d)将骨瓣放回。(e)翻转硬膜的横截面。(Used with permission from Barrow Neurological Institute)

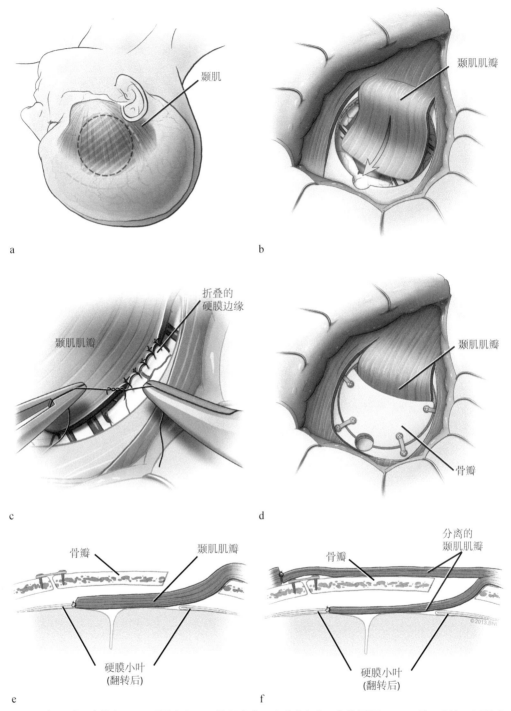

图 12.3 脑-颞肌贴敷术。(a)颞前部切口(蓝色虚线)及手术部位(虚线圆圈)。(b)从三侧切开颞肌肌瓣及其上方筋膜。(c)缝合颞肌肌瓣与十字切开的硬膜的表浅、前及后缘。(d)将骨瓣放回同时使其下方有足够的空间放置颞肌。(e)骨瓣下方颞肌的横截面。(f)可调节中厚颞肌瓣的横截面，分离后外层置于颞骨上方，内层在颞骨下方与硬膜缝合。(Used with permission from Barrow Neurological Institute)

将颞肌分离后再进行贴敷可减轻畸形,同时减少硬膜外的肌肉组织。Tu 等人使用额颞切口,将颞肌分离成内外两层,将内层颞肌贴敷于大脑表面,外层颞肌置于骨瓣之上[5]。这种方法减轻了颅内的占位效应,有利于美观和咀嚼。Yoshida 等人也提及了分离颞肌的方法(图 12.3f)[9]。所有可取的肌肉组织来源,包括背阔肌和前锯肌游离皮瓣,均可用于血运重建手术[10]。使用上述肌肉组织可减轻外观上的畸形。但是,应用这些肌肉组织在技术上更具有挑战性,因为需吻合动脉和静脉以保证移植瓣的血流灌注。

几项病例研究详细描述了烟雾病患者接受 EMS 手术并获得良好结局。Takeuchi 等人应用 EMS 技术和局部颞肌组织移植治疗了 10 例烟雾病患儿[11]。7 例患儿的缺血症状完全缓解(n=4)或改善(n=3)。在随访中,几例患儿的智商和脑血流量得到了改善。术后脑血管造影显示大多数患儿的 MCA 区域形成了侧支循环,同时基底节异常扩张的血管也得到了改善。

Irikura 等人回顾了 13 例使用颞肌作为供血组织行 EMS 的儿童烟雾病患者,共对 24 侧进行手术[22]。术后 6~88 个月行脑血管造影。有意义的血运重建术定义为超过 MCA 流域的 1/3,可见于 18 侧(75%)。其余 6 侧有部分侧支循环形成。94% 的治疗侧的基底节异常血管减少。

Yoshioka 和 Tominaga 为 3 例使用背阔肌(n=2)或前锯肌(n=1)游离皮瓣作为供血组织的成人烟雾病患者进行了 EMS 手术[10]。术后随访时间为 8~42 个月,所有患者的神经系统症状均得到了缓解。术后血管造影证实 2 例患者侧支循环形成。EMS 的并发症包括术后癫痫发作及肌肉组织的

占位效应[13, 14]。Touho 报道了颞肌肥大与骨化所导致的症状性脑组织受压,患者是一名年轻女性,EMS 术后 6 年出现对侧中枢性面肌瘫痪及上肢无力症状[13]。增强 CT 扫描显示,患者肌肉皮瓣下方脑组织血流量降低。在进行数次静脉脱水治疗后,其神经系统症状得到改善。

脑－硬脑膜动脉血管连通术

1981 年,Matsushima 等人首次描述了经打开的硬膜将 STA 分支进行颅内移植,同时保留动脉远端和近端完整[5]。此后,Matsushima 小组单独运用 EDAS 或合并其他直接与间接方式改善大脑皮质血流,并取得了良好结果[7, 16-19]。这项技术已被很多外科医生采用,尤其是用于烟雾病儿童患者的治疗(图 12.4a-f)。

与直接血运重建术相似,沿最粗大的 STA 分支(通常是顶支)做一皮肤切口(图 12.4a)。然后仔细分离 STA,将其从颞筋膜中游离出来。保留 STA 前支,因为它可能为下方的脑皮质提供侧支循环。资深作者(R.F.S.)建议将动脉分支全部附着的动脉外膜剔除,以免妨碍血管再生。两个钻孔位置:一个位于中颅窝底部,另一个位于颞浅线的正上方。孔径需足够大,以允许 STA 血管通过。如前所述,手术位置以大脑外侧裂为中心。

在硬膜上做一十字形切口以保护脑膜中动脉的分支(图 12.4b)。STA 分支直接置于脑皮质的上方。1980 年,Spetzler 等人首次描述了改良的 EDAS 手术方式,他们将皮质上方的蛛网膜打开,让 STA 供血支和皮层动脉直接接触[20]。这种方法更常用于

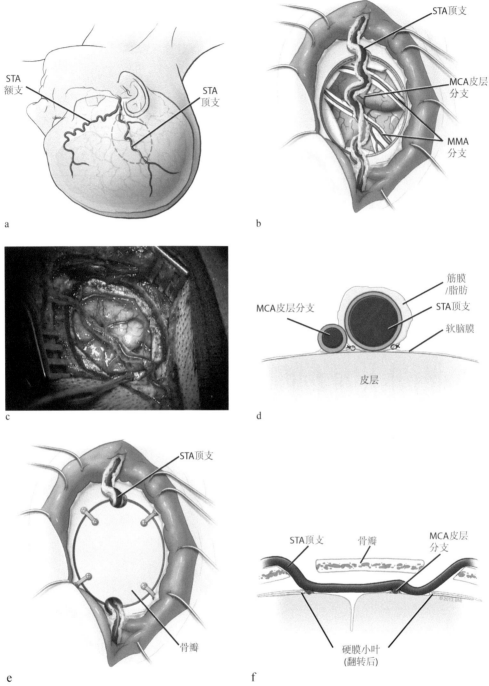

图 12.4   脑 - 硬膜血管联通术。(a)沿 STA 做切口。手术范围为椭圆形(虚线),在上端及下端各钻一孔让 STA 通过。(b)十字形切开硬膜,保留 MMA 的分支,分离 STA 顶支。MCA,大脑中动脉。(c)35 岁男性患者行脑硬膜血管联通术准备完毕的术野。(d)横截面图像示邻近 MCA 皮层分支用 10-0 号缝线将 STA 周围的腱膜和脂肪与软脑膜缝合。(e)将骨瓣放回,使 STA 经钻孔于其下方通过。(f)横截面图像示骨瓣下的 STA。(Used with permission from Barrow Neurological Institute)

软脑膜血管连通术,用 10-0 号尼龙缝线将 STA 分支与切开的蛛网膜间断缝合数针,以使大脑皮质中沿 STA 分支分布的数支动脉与供血动脉相接近(图 12.4c,d),完整保留 STA 分支以保证血流通畅,于颅骨之下翻转并折叠硬膜瓣,通常是 4~6 片。

一些外科医生主张紧密缝合硬膜与附着于 STA 分支的帽状腱膜瓣[21, 22],在我们的经验中,尚无与脑脊液漏相关的并发症。硬膜翻转为皮质新生血管提供了额外的血流来源。谨慎吻合后,小心地将骨瓣倾斜放置,并用钛合金片和螺钉安全固定(图 12.4e,f)。照常关闭皮肤切口,注意不要损伤 STA。

EDAS 的临床结局良好。在 Matushima 及其同事首次描述手术过程时,详细描述了一例 9 岁烟雾病患儿的临床结局得以改善,该患者临床表现为偏瘫、癫痫发作和行为障碍。在 6 个月随访检查中,患者临床表现得到了明显的改善,与其治疗侧的脑血运重建改善相符[15]。同样的,Tripathi 等人为 8 例烟雾病患儿进行了 EDAS 手术[23]。在其后 2 年的随访中,所有患者均未出现烟雾病的相关症状。

Fujita 等人比较了 10 例烟雾病患者的 EDAS 和 EMS 结果[24]。7 例患者一侧行 EDAS 手术,另一侧行 EMS 手术,另外 3 例患者行双侧 EDAS 手术。术后血管造影证实 EDAS 术侧较 EMS 侧血管化程度高。局部脑血流量研究进一步证实了 EDAS 术侧的血流量较术前有所增加。

2002 年,Isono 的研究团队进行了 EDAS、EDAMS 和 EMS 的比较研究,该队列研究共纳入 11 例确诊为烟雾病的儿童患者[25]。10 例患者接受了 EDAS,共 16 侧。

4 例患者接受了 EDAMS(共 4 侧),EMS 仅用于 1 侧。术后对患者随访超过 100 个月。92% 的 EDAS 侧表现为显著的血管化,相比之下,EDAMS 或 EMS 侧仅为 50%。2004 年,Scott 等人报道了 EDAS 治疗的最大的临床队列研究[26]。他们回顾了 143 例在 EDAS 术中接受改良软膜血管连通术的儿童烟雾病患者,共随访了 17 年。术前,68% 的患者有卒中史,43% 的患者有 TIA 史。研究小组总共进行了 271 例 EDAS 手术,术后 30 天死亡率较低。围术期发生 11 例卒中(7.7% 每例或 4% 每治疗侧)和 3 例 TIA(2.1% 每例)。术后共临床随访 126 例患者,随访时间超过 12 个月。4 例患者(3.2%)发生迟发性卒中,1 例患者发生可逆性 TIA,2 例患者(1.4%)发生了持续性 TIA。在行改良 EDAS 软膜血管连通术的 200 多例患者中仅报道了 1 例术后脑脊液渗漏[27]。

后循环脑 - 硬脑膜动脉血管连通术

Mstsushima 和 Inaba 首次描述了烟雾病后循环间接血运重建术,术中将枕动脉作为供血动脉[22]。应用多普勒血管超声探测枕动脉走行,并沿着其走行在其上方做一乙状切口(图 12.5a)。将枕动脉与一条粘连的帽状腱膜从皮下脂肪、颅骨膜和肌肉上分离。于枕骨上钻取骨瓣,而后做 H 形切口(图 12.5b)。将硬膜向下折叠入颅骨切开术范围内的硬膜下。广泛打开蛛网膜,将枕动脉周围的帽状腱膜与硬膜边缘缝合(图 12.5c)。Hayashi 等人报道了 3 例反复缺血症状发作的烟雾病患者行枕动脉 EDAS 术后的成功治疗案例 [28]。累及大脑后动脉(PCA)分布区的烟雾病缺血事件越来越多地被识别。韩国的一项囊括 410 例手术治疗的烟雾病患者的前瞻性研究中,10% 的患者接受了后循环血运重建术 [29]。

脑 – 硬脑膜动脉颞肌血管连通术

EDAMS 联合了所有主要的间接血运重建式。硬膜小叶在皮质、供血动脉(通常为 STA)和肌肉组织(通常为颞肌的一部分)之上翻转。1984 年,Kinugasa 等人首次描述了该手术 [30]。

EDAMS 与之前所描述的其他间接旁

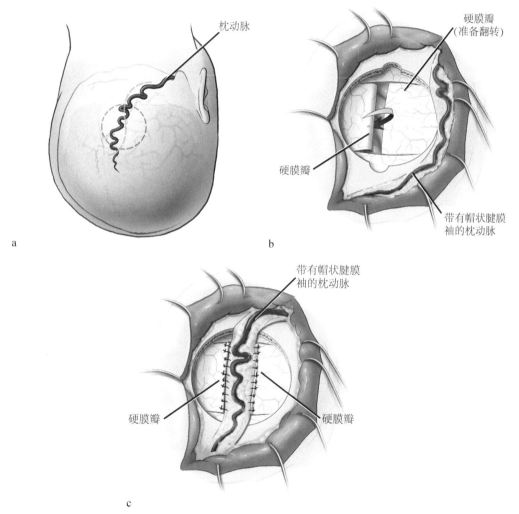

图 12.5　后循环脑 – 硬膜血管联通术。(a)沿枕动脉走行的乙状切口(蓝色虚线)及枕部手术部位(虚线圆圈)。(b)术野的准备,分离后带有筋膜的枕动脉置于一侧,枕部肌肉收缩,移除骨瓣,"H"形切开硬膜。(c)缝合枕动脉周围的腱膜与硬膜边缘。(Used with permission from Barrow Neurological Institute)

路术操作相似。多采取传统翼点切口充分暴露颞肌（图 12.6a）。Nakashima 等人主张问号形切口，且切口须足够大以利于 STA 分支完整通过[31]。STA 可保持与面肌肌袖连接，或如资深学者（R.F.S）的建议与外膜分离。开颅手术切口应足够大，为 STA 通过和颞肌占位提供足够的空间。Ishii 等人报道的骨瓣直径为 8~10cm[32]。

在硬膜做十字形切口。注意保护硬膜小叶间的脑膜中动脉，将硬膜在皮质上翻转，并用不可吸收缝线将其缝合（图 12.4d）。在大的皮层动脉分支上方打开蛛网膜，用 10-0 号尼龙缝线吻合软脑膜及 STA 分支。也可以将 STA 与面肌肌袖连接，并与翻转的硬膜小叶缝合。将颞肌置于剩余的已暴露的大脑表面，并尽量照原样固定（图 12.6b）。Ozgur 等人报道了一种变通的方法，将 STA 额支和顶支与颞肌边缘在内侧缝合，再与硬膜边缘外侧缝合（图 12.6c）[33]。通过移除骨瓣下缘（图 12.6d，e）或将在骨瓣固定在较高的位置以适应颞肌的形状[32]。若 STA 与帽状腱膜瓣一同被取下，头皮皮瓣的边缘可能会比较薄弱，头皮缝合时需缝合足够的组织以利于头皮的愈合。

在最初的 EDAMS 研究中，Kinugasa 等人为 17 例烟雾病患者（13 例儿童患者），共 28 侧，进行了 EDAMS 手术[30]。10 例患者以 TIA 为首发症状，7 例以卒中为首发症状。EDAMS 术后平均随访 3 年以上，13 例患者临床症状得到了改善。术后，一例接受双侧 EDAMS 的患者病情出现恶化。另有 3 例患者临床症状未得到改善。10 例（16 侧）患者复查术后脑血管造影。比较曾在同一机构行 EDAS 术的患者的血管造影结果，EDAMS 术后患者侧支循环广泛形成的比

例更高。

Houkin 等人应用 STA-MCA 吻合术联合 EDAMS 治疗了 35 例成人烟雾病患者，共 51 侧[24]。其结果与 12 例采用相同手术方式的儿童烟雾患者，共 22 侧进行比较。术后，对 53 例手术的 47 侧（89%）的脑血管造影图像进行研究。再血管化的评估分为好或差。在成人患者中，90%（42/47）行 STA-MCA 吻合手术侧的再血管化良好，而 38%（8/47）行 EDAMS 手术侧的再血管化良好。有趣的是，在儿童烟雾病患者中，68% 行 STA-MCA 吻合手术侧的再血管化良好，而 100% 行 EDAMS 侧的再血管化良好。手术与术后随访造影之间的间隔无明确报道。可能的原因是行 EDAMS 的成人患者因术后过早评估，而没有足够的时间充分再血管化。

Kim 等人对比了 24 例接受 EDAS 和 EDAMS 的儿童烟雾病患者的血运重建结果[35]。12 例患者接受了 EDAS，共 16 侧；5 例患者接受了 EDAMS，共 8 侧；7 例患者接受了 STA-MCA 直接吻合术联合 EDAMS，共 12 侧。术后 4 个月到 5 年行血管造影术，与 EDAS 相比，EDAMS 显著改善了侧支循环血管化的程度（P<0.05）。即使忽略联合 STA-MCA 间接吻合术的影响，该结果仍然真实。单独行 EDAMS 或联合 STA-MCA 旁路术较 EDAS 的临床结局更好。

网膜移位术和移植术

首例烟雾病颅内网膜移位术由 Karasawa 等人于 1978 年完成[36]。患者是一名双侧烟雾病晚期患者，取一较大的网膜组织，将胃网膜血管树与 STA 和颞浅静脉端端吻合。将网膜

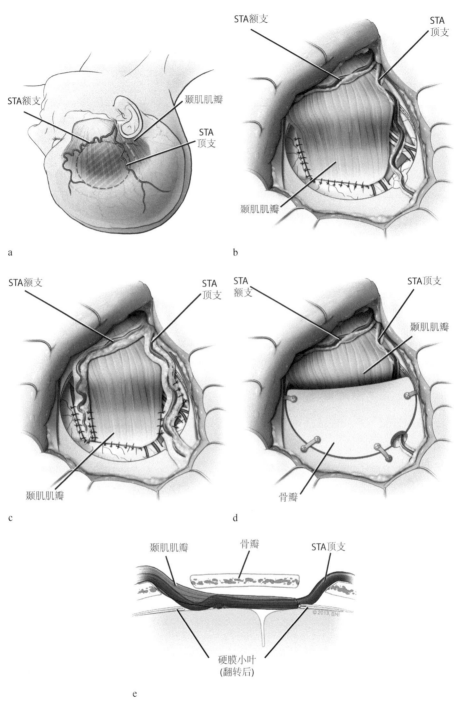

图 12.6 脑–硬膜血管颞肌联通术。(a)颞浅部切口(蓝色虚线)包含 STA 顶支及颞肌。手术部位由虚线圆圈标出。(b)切开颞肌并与硬膜前缘及上缘缝合,使 STA 顶支位于脑表面。(c)脑–硬膜血管颞肌联通术的变形,同时分离 STA 额支及顶支并如图所示与硬膜和颞肌的边缘缝合。(d)将骨瓣放回并为动脉及肌肉通过留下足够的空间。(e)横截面图像示骨瓣下的颞肌及 STA 分支。(Used with permission from Barrow Neurological Institute)

直接移植于大脑后,临床功能得到了改善。在此之前,网膜已被证实可在实验动物和人的手术过程中用作血流供应组织[37-39]。网膜移植的优点在于供血组织的塑形性好,覆盖面积大。几个研究团队宣称,此种烟雾病间接治疗主要影响大脑后动脉和大脑前动脉(ACA)供血区域[40-42]。潜在的缺点则是颅内占位效应和坏死网膜瓣可能导致伤口感染[42]。

网膜可作为游离血管瓣进行移位或移植,为脑皮质提供血流。通过腹中线的切口获得大网膜瓣。分离并保留胃网膜血管,在病变侧行开颅手术。为移植网膜游离瓣,需识别并保留 STA 和颞浅静脉分支(图12.7)。沿胃网膜血管的走行分离足够长度的血管。用肝素化的生理盐水冲洗胃网膜动脉和静脉,为吻合术做准备。

用 10-0 号尼龙缝线将 STA 和胃网膜动脉直接行端端吻合或端侧吻合,而后吻合颞浅

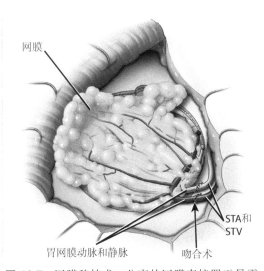

网膜

STA和STV

胃网膜动脉和静脉　　吻合术

图 12.7　网膜移植术。分离的网膜直接置于暴露的额颞部大脑皮层表面。切除或翻转硬膜置于颅骨下。胃网膜动脉及静脉分别与 STA 顶支及颞浅静脉(STV)吻合。(Used with permission from Barrow Neurological Institute)

静脉和胃网膜静脉(图 12.7)。先行动脉吻合术以确保充足的血流经移植物流至静脉端。吲哚菁绿造影可用于显示动脉通畅性。若颞浅静脉不适用于吻合可选择皮层静脉作为替代。打开硬膜后将移植物直接置于大脑皮层之上。

网膜移位术可代替网膜移植术。获取的网膜保留其自身血液供应,并行松弛增加其长度。网膜从皮下走行,移位至颅内,与大脑皮层直接接触。术后需注意避免移位网膜组织的收缩及腹疝形成。术后因胃血流分流可能会导致胃潴留,可留置胃管数天以预防。术后也可能会发生癫痫,应加以预防。

网膜移植术和移位术效果良好,尤其是对于直接或间接旁路术后症状复发的患者。Havlik 等人报道了一例网膜移位术后成功缓解缺血症状的病例,患者为一名女性烟雾病患者,曾行 STA-MCA 吻合术[43]。在目前发表的规模最大的临床研究中,Karasawa 等人对 30 例 ACA 和(或)PCA 区域相关的症状性烟雾病患儿进行了网膜移植术[40]。平均随访 3.8 年,所有 ACA 循环受累的患者与 13 例 PCA 受累患者中的 11 例(85%)表现为临床症状的改善,大多数为术后一个月内,该研究中尚无手术并发症发生。Touho 等人对 5 例烟雾病患儿进行了网膜移植术作为挽救治疗,术后 TIA 显著减少[44]。这些患者此前接受了血运重建术,包括 EDAS 和 STA-MCA 直接吻合术,但仍持续存在神经症状(如偏瘫、尿失禁和智力减退)。5 例患者中,4 例患者在行网膜移植术后 TIA 症状完全缓解,1 例发作次数减少。

颅骨多点钻孔术

颅骨钻孔可作为单独的术式或联合其他

直接或间接旁路术,用以促进血管再生 [45]。Endo 等人首次描述了一例烟雾病儿童患者脑室内出血后在额骨上钻孔以放置脑室引流管,偶然发现了血管的再生 [45]。随访 3 个月时的血管造影提示,钻孔位置处有显著的血管再生。该患者随后进行了双侧 EMS术,造影及临床结果均佳。多个小型病例研究均支持颅骨多点钻孔术可增加颅内血液供应 [45-48]。分水岭及 ACA 区域受累的烟雾病患者,由于 STA 远端分支细小可能无法通过直接或间接旁路术获得充足的血运重建,颅骨多点钻孔术对此十分有效。

手术过程很简单,但术前应注意以下几点。钻孔的位置及数目应根据有梗死风险的皮质区域而定。通过术前灌注成像和(或)脑血管造影识别有梗死风险的区域,以及可能会在手术中破裂的侧支血管。颈外动脉和枕动脉分支为其下的脑组织提供重要的侧支血流供应,因此避免从此二支动脉上方切开头皮。可用手持多普勒仪器探测头皮下动脉,并避免手术造成其断裂。

通常做冠状位或正中矢状位切口。逆向"人字形"冠状位切口有利于美观(图12.8a)[49]。正中矢状位切口可避开颈外动脉分支,且有利于后循环的钻孔(图12.8b)。于帽状腱膜下注射生理盐水有助于保留其下的颅骨膜。用高速钻头或 Hudson 手摇钻在颅骨上做钻孔,有利于将硬膜翻转于皮质上方。在一些情况下,为了利于硬膜暴露,可连接两个毗邻的钻孔。

在硬膜上做十字形切口硬膜并切开其下的蛛网膜。翻转硬膜小叶至颅骨下方以促进新生血管形成。三角形切开钻孔上方的骨膜,通过钻孔置于皮质表面,进一步增加血液供应(图 12.8c)[49-51]。用一个钛合金

板覆盖钻孔,避免头皮出现小凹,使血管再生的阻力最小 [52]。术后仅通过平扫 CT 检查是否存在血肿。术后至少 3~6 个月后复查影像,重新评估脑血流灌注。

钻孔的位置和数量变化很大。通常钻孔的位置应与患者的症状和(或)脑灌注成像结果相符合。颅骨多点钻孔可使 ACA、MCA 和 PCA 区域血管再生。Endo 等人对 5 例烟雾病儿童患者行颅骨多点钻孔术,术后偶然发现一例患者在脑室钻孔处存在新生血管 [45]。所有患者均接受双侧额骨钻孔术,钻孔位于发际线和冠状缝之间,距中线3~5cm。2 例患者在行颅骨多点钻孔术的同时接受了 EMS 术,其他 3 例患者则是在EMS 术后数月行颅骨多点钻孔术。在所有病例中,不管是动态 CT 成像还是传统的脑血管成像均提示血管化改善。

Kawaguchi 等人对 10 例烟雾病成人患者进行了颅骨多点钻孔术(每侧大脑半球1~4 个钻孔)[47]。8 例患者表现为 TIA,2 例患者术前发生过脑梗死。共 43 个钻孔: 36个位于 MCA 区域,7 个位于 ACA 流域。1例患者同时接受了 EDAS 术。平均随访了34.7 个月,41/43 个孔(95%)存在新生血管。所有患者的 TIA 都得到了缓解和减轻。

Sainte-Rose 等人应用颅骨多点钻孔术治疗了 14 例烟雾病儿童患者 [49]。每侧半球额颞顶枕放置的钻孔数为 10~24 个(图 12.8d)。10 例患儿行双侧手术,4 例患儿在病变较严重侧行单侧手术(其中一例此前接受了 EDAMS术)。所有患儿均未发生术后缺血事件。2 例患儿发生了迟发性癫痫(一例发生于术后 2周,另一例发生于术后 5 个月)。5 例患儿术后发生皮下积液,通过加压包扎恢复。

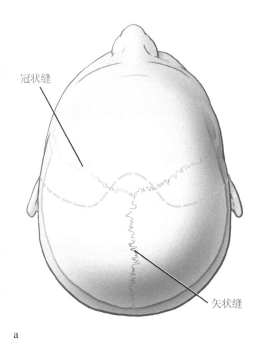

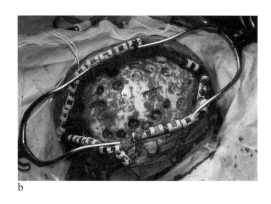

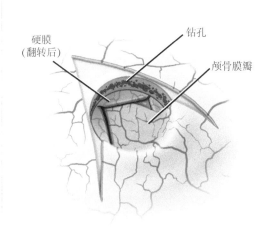

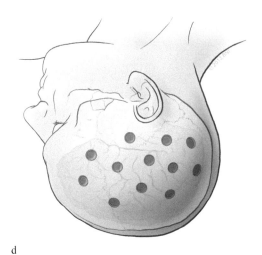

图 12.8　颅骨多点钻孔术。(a)逆向人字形切口(蓝色虚线)。(b)矢状位多点钻孔术,保留双侧颞浅动脉区域。(c)在钻孔上方颅骨膜做三角形切口,打开硬膜及蛛网膜,将颅骨膜置于皮质表面。(d)患侧额顶枕区域的多点钻孔术(10~24 个)。(Used with permission from Barrow Neurological Institute)

帽状腱膜移植手术

　　帽状腱膜为位于皮下脂肪深处的坚韧的致密腱膜,其内走行的 STA 位于颞上线以下(图 12.9a 和图 12.1b)。Matsushima 和 Inaba 描述了用邻近 STA 的帽状腱膜袖与硬膜缝合,作为 EDAS 术的一部分[22]。Kim 等人给 STA 的两个分支均保留了 2~3cm 的帽状腱膜袖,STA-帽状腱膜瓣翻转后与硬膜边缘缝合。利用 STA 顶支行 STA-MCA 直接旁路术(图 12.9b)[53]。Shirane 等人报道了脑 - 帽状腱膜 - 颞肌贴敷术,术中颞肌和帽状腱膜被分离成单层组织,与硬膜边缘缝合 [54]。Kawamoto 及其同事描述了帽状腱膜 - 硬膜 - 脑贴敷术,手术过程中取钻孔上方半圆形皮瓣一半大小的帽状腱膜,与硬膜缝合 [50, 51]。头皮的致密层用于血运重建时应注意皮肤切口的闭合,这对伤口愈合至关重要。

颅骨膜瓣

另一个可用于前文所述的任意一种手术的、增加血运的供血组织为颅骨膜 [55]。几位作者认为应用颅骨膜的同时,帽状腱膜也应作为间接血重建术的一部分。颅骨膜作为

颅骨的骨膜,其血管分布多变。颅骨膜的主要优点是高度可吻合性,易于移动,分布于整个头皮且无肌肉存在,包括可用于间接旁路术的供血组织稀少的头皮凸面。Yoshioka 和 Rhoton 认为在经典解剖学中颅骨膜是由眶上动脉的分支供血(图 12.10a)[56]。

颅骨膜应用于多种手术方法。1994 年,Kinugasa 等人描述了联合颅骨膜和帽状腱膜帽状腱膜带,用于 8 例烟雾病儿童患者 ACA 区域的血运重建(图 12.10b~d)[57]。术中,在冠状缝的前方 2cm 处做 8cm 长的平行切口(图 12.10b),切口达皮下脂肪但不触及帽状腱膜,于切口的前侧及后侧广泛暴露帽状腱膜。在帽状腱膜做长三角形切口,顶点尽可能靠近侧边。双侧手术时,在硬膜做第二条长三角形切口,切口位于第一条的前侧或后侧,顶点位于对侧。电凝颅骨,使得帽状腱膜与颅骨膜同时被切开。将三角

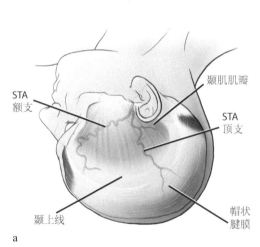
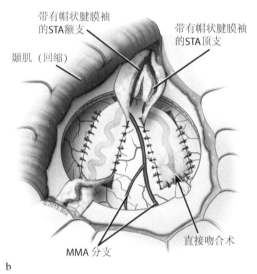

图 12.9　帽状腱膜贴敷术(a)帽状腱膜在颞浅线下方移行为颞浅筋膜及颞深筋膜,STA 走行于颞浅筋膜内,颞深筋膜覆盖颞肌。在颞浅线上方,帽状腱膜与其上方皮肤组织筋膜结合;在皮肤毛囊层可将其分离出来。(b)保留 STA 与宽边腱膜组织,翻转后将动脉置于皮质表面。然后与邻近硬膜缝合。STA 额支用于脑 - 硬膜血管联通术,STA 顶支与大脑中动脉直接吻合。MMA,脑膜中动脉。(Used with permission from Barrow Neurological Institute)

形的帽状腱膜和颅骨膜瓣从颅骨上提起。

钻孔邻近矢状窦有利于进行双额开颅术（图 12.10c）。在邻近矢状窦的硬膜上做

一 1cm×1cm 的方形切口，而后切开蛛网膜。将帽状腱膜 – 颅骨膜带插入两侧大脑半球之间的裂缝（图 12.10d）。将小骨瓣放

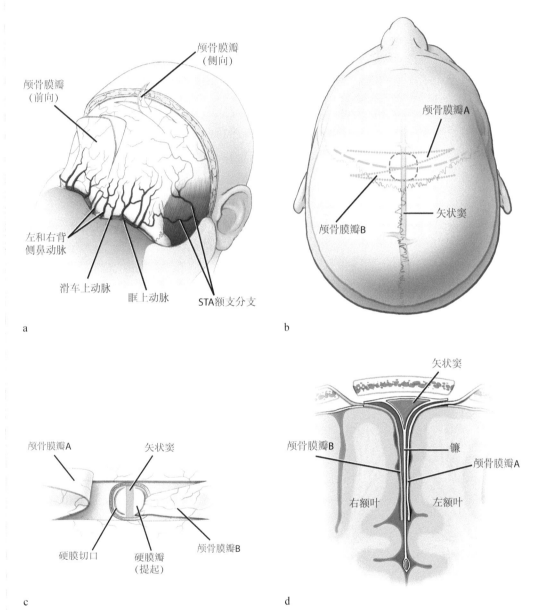

图 12.10 颅骨膜贴敷术。（a）颅骨膜瓣可基于眶上动脉前向切开，也可侧向切开。STA，颞浅动脉。（b）脑颅骨膜贴敷术，两个颅骨膜瓣侧向切开（绿线），经冠状缝前方切口提起（蓝色虚线）。手术部位如虚线圆圈所示。（c）在矢状窦及中央额叶上方钻孔，去除圆形骨瓣。（d）颅骨膜贴敷于额叶上方并插入双侧大脑半球之间的缝隙。（Used with permission from Barrow Neurological Institute）

回,帽状腱膜组织通过钻孔,闭合皮肤。皮肤切口可与额颞切口结合,联合行单侧或双侧 EDAMS。在他们的小样本研究中,6 例患者的 TIA 完全缓解,另 2 例患者得到改善。随访的血管造影显示 6 例患儿广泛再血管化。Kim 等人成功实施了脑 - 帽状腱膜 - 颅骨膜贴敷术,在冠状缝前 2cm 处做双侧 S 形切口,利用颅骨膜和帽状腱膜为 ACA 行血运重建[21]。

作为联合手术的一部分,Kuroda 等人仅用颅骨膜组织而不用帽状腱膜覆盖 ACA 区域,强调了将骨膜瓣覆盖于滑车上动脉和眶上动脉前方(详见联合间接旁路术)的重要性[55]。如前所述,颅骨膜也可作为颅骨多点钻孔的供血组织[49]。

硬膜

多种技术采用硬膜作为供血组织。其基本原理是硬膜的血供来自其外侧的脑膜动脉,其内侧面为相对无血管区域。通过硬膜翻转操作,硬膜小叶或硬膜瓣折叠于颅骨下,使硬膜表面与大脑表面相对(图 12.2c)。术中保护主要的脑膜动脉分支至关重要,脑膜动脉分支可在术前血管造影上分辨,也可于手术时直接看到。事实上,King 等人利用超选血管造影对接受 EDAS 的烟雾病儿童患者共 18 侧大脑半球进行研究,结果显示 78% 的病例中脑膜中动脉供血大于或等于 STA[58]。一些人主张在硬膜上开一个小窗,保留脑膜动脉,使肌肉或腱膜组织与皮质直接接触。另一些人主张分离硬膜内层无血管组织,然后将其翻转(图 12.11a)[52]。Shirane 等人将硬膜切割成带蒂的条带状,在打开蛛网膜后将硬膜带插入脑沟[54]。其他人建议将硬膜置入大脑半球之间的裂隙。Dauser 等人将一个 2cm 宽的硬膜袖绕脑膜中动脉翻转,与另一硬膜边缘翻转缝合(图 12.11b)[59]。需要注意翻转可能会阻碍血流。

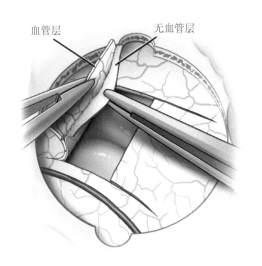
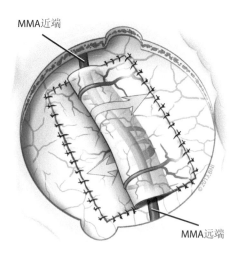

a　　　　　　　　　　　　　　　b

图 12.11　硬膜。(a)分离硬膜内层无血管组织。(b)沿脑膜中动脉轴向翻转硬膜瓣,与邻近硬膜边缘缝合。MMA,脑膜中动脉。(Used with permission from Barrow Neurological Institute)

联合间接血运重建术

为了使间接血管重建术的效果最大化,许多作者在手术中联合应用了多种不同的技术。至少有 2 位作者曾报道间接血运重建术的范围取决于暴露的脑组织的面积,但该观点尚未得到验证。联合手术可一次完成也可分几次完成。联合手术联用了不同的供血组织,如硬膜、硬膜动脉(脑膜中动脉)、大的颈外动脉分支(STA 或枕动脉)、颅骨膜、肌肉组织或帽状腱膜组织。这些供血组织可以覆盖 MCA、ACA 或 PCA 分区。

目前对几种联合间接血运重建术已有报道。因单独行 EDAS 未取得满意效果,Mastushima 及其同事报道了用几种手术治疗烟雾病儿童患者的结局 [7、16-18]。在 3 例间接旁路术中,2 例联合同侧额颞开颅术、EDAS 和 EMS 以覆盖颞顶区域(图 12.12a~c)。STA 额支和额肌共同为额中部提供血供。沿 STA 后支做一切口,再向前扩展。行颞顶开颅术后,分离硬膜周围的脑膜中动脉,包绕 STA 的帽状腱膜袖与其缝合。颞肌置于大脑表面后将骨瓣放回。Matsushima 及其同事所采取的手术路径是沿着 STA 分支的走行的(图 12.12a~c)[7]。做两个"马蹄"形切口,每个切口的一侧沿着 STA 的分支(图 12.12a)。颞顶 EMS 和 EDAS 术中,沿 STA 后支的切口作为 U 形切口的前支(图 12.12b)。额顶 EMS 和 EDAS 术中,STA 前支的切口作为马蹄形切口的后支(图 12.12c)。去掉额中部的一小骨瓣,切开硬膜,将额肌和 STA 末端与硬膜边缘缝合。Matsushima 报道了 56% 的患者显示出 2/3 或更多的 MCA 区域血运重建且结局良好 [7]。56% 的患者症状消失,41% 单

独行 EDAS 的患者症状消失。

Tu 等人描述了通过联合应用带帽状腱膜袖和颞肌袖的 STA 前后支供血的 EAS 和 EMS 进行的多种间接血运重建方法 [8]。在他们的术式中,做额颞切口以便于分离 STA 额支及顶支。将颞肌分为两瓣并翻转,使动脉邻近于大脑表面。广泛打开硬膜和蛛网膜并保留脑膜中动脉。一半颞肌与硬膜边缘缝合,另一半颞肌在颅骨修补术后放回颅骨外侧。

几个作者描述了一次或分次行顶叶 EDAS 联合颅骨多点钻孔术的术式 [52、60]。在成人和儿童人群中,于 ACA、PCA 或两者的分布区行颅骨多点钻孔术较顶支 EDAS 更能增加 MCA 再血管化。

首尔国家大学儿童医院的研究小组支持联合多种间接旁路术联合的术式 [21、29、50]。410 例连续病例接受了相对一致的血运重建术,81% 的患者的临床结局为好或极好 [29]。在大多数病例中,首先治疗有血流动力学症状的大脑半球。对侧病变及 ACA 和 PCA 相关缺血症状可一次或分次解决。简而言之,STA 顶支 EDAS 手术过程如前所述。增加了改良带状术式。若有必要,可行对侧顶支 EDAS 和枕动脉 EDAS。

多种 EDAS 术为多种联合间接血运重建术提供了另一个选择。Tenjin 和 Ueda 描述了一个烟雾病儿童患者的小样本研究,在 STA 额支、STA 顶支和枕动脉的任意一侧或两侧行 EDAS [61]。取约 5cm 长的 STA,将其和帽状腱膜袖与邻近硬膜缝合。而后因患者步态不稳、持续性尿失禁或认知下降而行 STA 额支或枕动脉联合手术,术后上述症状均有改善。

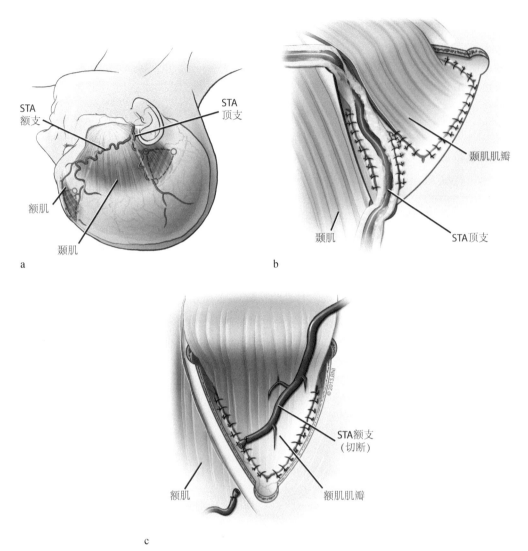

图 12.12　联合间接血运重建术。(a) 颞顶部 EMS 及 EDAS 联合 EMS 的切口（蓝色虚线）及手术部位（虚线）。(b) 颞顶部 EMS 及 EDAS。颞顶部切口，保留 STA 顶支及后部颞肌用于 EDAS 及 EMS。(c) 额部 EMS，基于 STA 额支，缝合额肌肌瓣与邻近硬膜。(Used with permission from Barrow Neurological Institute)

联合直接与间接血运重建术

　　间接血运重建术覆盖的解剖结构广，直接血运重建术可立即建立大管径的新生血管，联合二者则获益更大。Houkin 等人采用 STA-MCA 旁路术联合 EDAMS 治疗烟雾病儿童患者（图 12.13a）[62]。这种联合术式的特殊之处在于，额颞切口包围 STA 顶支，骨瓣尽可能大。做 3 个钻孔联合颞侧开颅手术，有助于保留脑膜中动脉和硬膜。将 STA 额支与 MCA 额支直接吻合以获得额叶的血运重建。STA 顶支作为 EDAMS 术的一部分应保持 STA 的完整,做一松弛切口使颞肌更平整,将其与相邻硬膜相缝合,完成 EDAMS。

Kim 等人联合 STA-MCA 旁路术和基于 STA 分支带蒂翻转的帽状腱膜术式(图 12.9c)[53]。术中,在 STA 顶支后方做额颞切口,向前向上延伸至 STA 额支。将帽状腱膜皮瓣从颞肌上提起,在帽状腱膜上距 STA 每个分支前方 2cm 及后方 2cm 处做一切口,形成一个基于 STA 分支的 Y 字形带蒂腱膜。保持 STA 额支的连续性,在尽可能远的位置离断 STA 顶支。帽状腱膜瓣可能回缩,在颞肌上做线性切口。在 STA 分支的近端和远端钻 3 个孔,取下额颞部的骨瓣。随后行颞部开颅术以保留脑膜中动脉分支。在硬膜上做十字形切口,保留脑膜中动脉分支,将硬膜翻卷于颅骨边缘下方。行顶支 STA-MCA 旁路术。翻转两个腱膜蒂,使得帽状腱膜的外侧贴近皮层表面,帽状腱

膜边缘与硬膜边缘缝合。将骨瓣复位,留置钻孔大小的空间使 STA-腱膜蒂通过。缝合颞肌与皮肤。

Kuroda 等人报道了 47 例成人和 28 例儿童烟雾病患者接受 STA-MCA 直接旁路术联合脑-硬膜-颞肌-动脉-颅骨膜贴敷术(图 12.13b~d)[55]。研究表明 ACA 分区行颅骨膜贴敷术可减轻中央额叶缺血。皮肤切口沿 STA 顶支向上至前囟而后向中线至发际线延伸(图 12.13b)。分离 STA 顶支并保持其连续性。广泛切开颞肌。从尽可能远侧分离 STA 额支。谨慎分离内侧额叶颅骨膜组织,保留来自滑车上动脉及眶上动脉的动静脉血液供应。颅骨膜组织连接一个宽基底的蒂,理论上其足以覆盖暴露的脑组织。首先,在颞肌下行额颞开颅手术,取下骨瓣。打开硬膜,保留脑膜中动脉。吻合 STA 额支和 MCA(图 12.13c)。Kuroda 描述了将直接顶支 STA-MCA 旁路术作为主

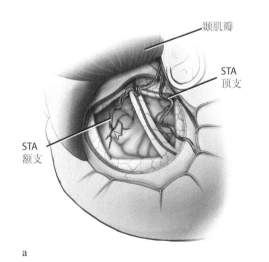

a

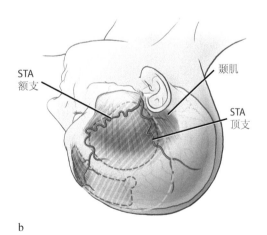

b

图 12.13　直接与间接血运重建术联合。(a)利用 STA 额支进行 STA-MCA 直接吻合(吻合处如箭头所示),STA 顶支用于间接 EDAS,联合颞肌贴敷完成 EDAMS。(b)STA-MCA 直接吻合及脑-硬膜-颞肌-动脉-颅骨膜贴敷术(EDMAPS)的切口沿 STA 顶支向上至前囟而后沿着中线至发际线。这种切口可允许术者在颞肌下方实施额颞部开颅术及平行矢状突的额部手术。保留额骨骨膜及 STA 分支。手术部位如虚线所示。(待续)

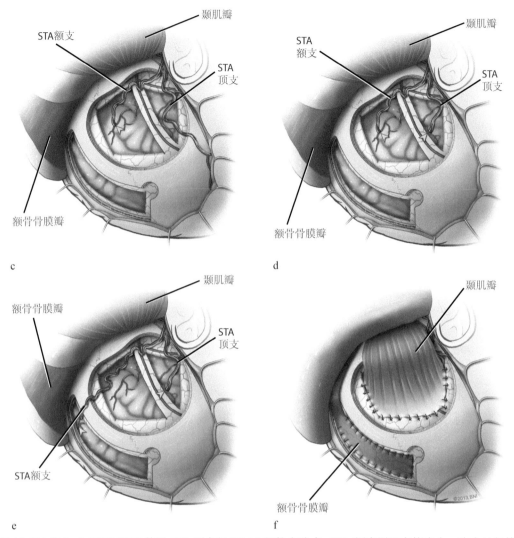

图 12.13(续)（c)EDMAPS 使用 STA 顶支行 EDAS 间接旁路术,STA 额支用于直接吻合。吻合处如箭头所示。(d)EDMAPS 的改良式式,STA 顶支及额支与 MCA 皮层分支吻合(箭头)。(e)EDAMS 联合直接 STA-MCA 吻合术和直接 STA- 大脑前动脉吻合术(吻合处如箭头所示)。STA 额支跨过额部及颞部手术区域之间的条形骨瓣。(f)在平行矢状窦旁和额颞部手术区域缝合颅骨膜及颞肌与邻近硬膜。(Used with permission from Barrow Neurological Institute)

要术式(图 12.13c),采取顶支 STA-MCA 吻合的双通道方法不失为一个选择(图 12.13d)。钻取前额内侧骨瓣。十字形切开硬膜,将硬膜小叶翻转至骨下。颅骨膜组织置于大脑皮层表面,其边缘与硬膜缘缝合(图 12.13f)。

相似的,Ishikawa 等人主张对 ACA 供血区进行血管重建,改善因额叶内侧缺血所致的认知症状(图 12.13b, e)[63]。为了降低术后间接血运重建过程中 ACA 梗死的风险,获得全面的血管重建,他们治疗了 16 例患者,一半为成人一半为儿童,对其同时进行 STA-ACA 和 STA-MCA 直接旁路术联合 EDAMS

与脑－帽状腱膜－动脉贴敷术。手术过程中，皮肤切口沿着 STA 顶支走行至前图，后沿着中线向发际线延伸（图 12.13b）。尽可能长地分离 STA 额支，使 STA-ACA 端侧吻合能够通过矢状窦旁前侧条带状开颅窗到达皮层分支 A4 段（图 12.13e）。取额部矩形条状帽状腱膜，插入矢状窦旁切口。分离 STA 顶支，通过第二个额颞切口用于 STA-MCA 直接旁路术。打开硬膜时须注意避免损伤主要的脑膜中动脉分支，选择颞肌完成 EDAMS 术。将两个骨瓣放回并为 STA 分支、颞肌和腱膜瓣留置足够的空间。

该研究小组进行了 10 例双侧手术。8 例患者 TIA 完全缓解，3 例患者 IQ 评分改善，包括 2 例成人患者，仅 1 例发生梗死。尽管这些复杂手术的适应证尚不明确，16 例患者来自一项囊括 22 个病例的未报道的研究，研究记录了颞肌贴敷术的可行性和成功率，包括同时行 ACA 和 MCA 直接吻合术。

结论

采取何种间接旁路术式，取决于解剖结构和烟雾病患者的需求。最常选择的是联合多种组织的贴敷术，均依赖贴敷组织随时间向脑组织内生长血管供血，以改善大脑血液灌注。缺乏良好的供血组织或吻合血管，或出于对高灌注风险的考虑，是间接旁路术的适应证。

（段然　叶迅　译）

参考文献

1. Fujimura M, Kaneta T, Mugikura S, Shimizu H, Tominaga T. Temporary neurologic deterioration due to cerebral hyperperfusion after superficial temporal artery-middle cerebral artery anastomosis in patients with adult-onset moyamoya disease. Surg Neurol 2007;67(3):273–282

2. Casanova R, Cavalcante D, Grotting JC, Vasconez LO, Psillakis JM. Anatomic basis for vascularized outertable calvarial bone flaps. Plast Reconstr Surg 1986;78(3):300–308

3. Matsushima Y, Inaba Y. The specificity of the collaterals to the brain through the study and surgical treatment of moyamoya disease. Stroke 1986;17(1):117–122

4. Tsubokawa T, Kikuchi H, Asano S. Surgical treatment for intracranial thrombosis. Case report of "duropexy." Neurol Med Chir (Tokyo) 1964;6:48–49

5. Henschen C. [Surgical revascularization of cerebral injury of circulatory origin by means of stratification of pedunculated muscle flaps]. Langenbecks Arch Klin Chir Ver Dtsch Z Chir 1950;264:392–401

6. Karasawa J, Kikuchi H, Furuse S, Sakaki T, Yoshida Y. A surgical treatment of "moyamoya" disease "encephalo-myo synangiosis". Neurol Med Chir (Tokyo) 1977;17(1 Pt 1):29–37

7. Matsushima T., Inoue T., Ikezaki K. et al. Multiple combined indirect procedure for the surgical treatment of children with moyamoya disease. A comparison with single indirect anastomosis and direct anastomosis. Neurosurg Focus 1998; 5, 5:e4

8. Tu YK, Liu HM, Kuo MF, Wang PJ, Hung CC. Combined encephalo-arterio-synangiosis and encephalo-myo-synangiosis in the treatment of moyamoya disease. Clin Neurol Neurosurg 1997;99(Suppl 2):S118–S122

9. Yoshida YK, Shirane R, Yoshimoto T. Non-anastomotic bypass surgery for childhood moyamoya disease using dural pedicle insertion over the brain surface combined with encephalogaleomyosynangiosis. Surg Neurol 1999;51(4):404–411

10. Yoshioka N, Tominaga S. Cerebral revascularization using muscle free flap for ischemic cerebrovascular disease in adult patients. Neurol Med Chir (Tokyo) 1998;38(8):464–468, discussion 467–468

11. Takeuchi S, Tsuchida T, Kobayashi K, et al. Treatment of moyamoya disease by temporal muscle graft 'encephalo-myo-synangiosis'. Childs Brain 1983;10(1):1–15

12. Irikura K, Miyasaka Y, Kurata A, et al. The effect of encephalo-myo-synangiosis on abnormal collateral vessels in childhood moyamoya disease. Neurol Res 2000;22(4):341–346

13. Touho H. Cerebral ischemia due to compression of the brain by ossified and hypertrophied muscle used for encephalomyosynangiosis in childhood moyamoya disease. Surg Neurol 2009;72(6):725–727

14. Zipfel GJ, Fox DJ Jr, Rivet DJ. Moyamoya disease in adults: the role of cerebral revascularization. Skull Base 2005;15(1):27–41

15. Matsushima Y, Fukai N, Tanaka K, et al. A new surgical treatment of moyamoya disease in children: a preliminary report. Surg Neurol 1981;15(4):313–320

16. Matsushima T, Fujiwara S, Nagata S, et al. Surgical treatment for paediatric patients with moyamoya disease by indirect revascularization procedures (EDAS, EMS, EMAS). Acta Neurochir (Wien) 1989;98, 3–4:135–140

17. Matsushima T, Inoue T, Katsuta T, et al. An indirect revascularization method in the surgical treatment of moyamoya disease—various kinds of indirect procedures and a multiple combined indirect procedure. Neurol Med Chir (Tokyo) 1998;38(Suppl):297–302

18. Matsushima T, Inoue T, Suzuki SO, Fujii K, Fukui M, Hasuo K. Surgical treatment of moyamoya disease in pediatric patients—comparison between the results of indirect and direct revascularization procedures. Neurosurgery 1992;31(3):401–405

19. Matsushima Y, Aoyagi M, Fukai N, Tanaka K, Tsuruoka S, Inaba Y. Angiographic demonstration of cerebral revascularization after encephalo-duro-arterio-synangiosis (EDAS) performed on pediatric moyamoya patients. Bull Tokyo Med Dent Univ 1982;29(1):7–17

20. Spetzler RF, Roski RA, Kopaniky DR. Alternative superficial temporal artery to middle cerebral artery revascularization procedure. Neurosurgery 1980;7(5):484–487

21. Kim SK, Wang KC, Kim IO, Lee DS, Cho BK. Combined encephaloduroarteriosynangiosis and bifrontal encephalogaleo(periosteal)synangiosis in pediatric moyamoya disease. Neurosurgery 2002;50(1):88–96

22. Matsushima Y, Inaba Y. Moyamoya disease in children and its surgical treatment. Introduction of a new surgical procedure and its follow-up angiograms. Childs Brain 1984;11(3):155–170

23. Tripathi P, Tripathi V, Naik RJ, Patel JM. Moya Moya cases treated with encephaloduroarteriosynangiosis. Indian Pediatr 2007;44(2):123–127

24. Fujita K, Tamaki N, Matsumoto S. Surgical treatment of moyamoya disease in children: which is more effective procedure, EDAS or EMS? Childs Nerv Syst 1986;2(3):134–138

25. Isono M, Ishii K, Kamida T, Inoue R, Fujiki M, Kobayashi H. Long-term outcomes of pediatric moyamoya disease treated by encephalo-duro-arterio-synangiosis. Pediatr Neurosurg 2002;36(1):14–21

26. Scott RM, Smith JL, Robertson RL, et al. Long-term outcome in children with moyamoya syndrome after cranial revascularization by pial synangiosis. J Neurosurg 2004;100, 2 Suppl Pediatrics:142–149

27. Smith ER, Scott RM. Surgical management of moyamoya syndrome. Skull Base 2005;15(1):15–26

28. Hayashi T, Shirane R, Tominaga T. Additional surgery for postoperative ischemic symptoms in patients with moyamoya disease: the effectiveness of occipital artery-posterior cerebral artery bypass with an indirect procedure: technical case report. Neurosurgery 2009;64(1):E195–E196, discussion E196

29. Kim SK, Cho BK, Phi JH, et al. Pediatric moyamoya disease: An analysis of 410 consecutive cases. Ann Neurol 2010;68(1):92–101

30. Kinugasa K, Mandai S, Kamata I, Sugiu K, Ohmoto T. Surgical treatment of moyamoya disease: operative technique for encephalo-duro-arterio-myo-synangiosis, its follow-up, clinical results, and angiograms. Neurosurgery 1993;32(4):527–531

31. Nakashima H, Meguro T, Kawada S, Hirotsune N, Ohmoto T. Long-term results of surgically treated moyamoya disease. Clin Neurol Neurosurg 1997;99(Suppl 2):S156–S161

32. Ishii K, Morishige M, Anan M, et al. Superficial temporal artery-to-middle cerebral artery anastomosis with encephalo-duro-myo-synangiosis as a modified operative procedure for moyamoya disease. Acta Neurochir Suppl (Wien) 2010;107:95–99

33. Ozgur BM, Aryan HE, Levy ML. Indirect revascularisation for paediatric moyamoya disease: the EDAMS technique. J Clin Neurosci 2006;13(1):105–108

34. Houkin K, Kamiyama H, Abe H, Takahashi A, Kuroda S. Surgical therapy for adult moyamoya disease. Can surgical revascularization prevent the recurrence of intracerebral hemorrhage? Stroke 1996;27(8):1342–1346

35. Kim DS, Kang SG, Yoo DS, Huh PW, Cho KS, Park CK. Surgical results in pediatric moyamoya disease: angiographic revascularization and the clinical results. Clin Neurol Neurosurg 2007;109(2):125–131

36. Karasawa J, Kikuchi H, Kawamura J, Sakai T. Intracranial transplantation of the omentum for cerebrovascular moyamoya disease: a two-year follow-up study. Surg Neurol 1980;14(6):444–449

37. Goldsmith HS, Chen WF, Duckett SW. Brain vascularization by intact omentum. Arch Surg 1973;106(5):695–698

38. Goldsmith HS, Duckett S, Chen WF. Spinal cord vascularization by intact omentum. Am J Surg 1975;129(3):262–265

39. Yaşargil MG, Yonekawa Y, Denton I, Piroth D, Benes I. Experimental intracranial transplantation of autogenic omentum majus. J Neurosurg 1974;40(2):213–217

40. Karasawa J, Touho H, Ohnishi H, Miyamoto S, Kikuchi H. Cerebral revascularization using omental transplantation for childhood moyamoya disease. J Neurosurg 1993;79(2):192–196

41. Yoshioka N, Tominaga S, Suzuki Y, et al. Cerebral revascularization using omentum and muscle free flap for ischemic cerebrovascular disease. Surg Neurol 1998;49(1):58–65, discussion 65–66

42. Yoshioka N, Tominaga S, Suzuki Y, et al. Vascularized omental graft to brain surface in ischemic cerebrovascular disease. Microsurgery 1995;16(7):455–462

43. Havlik RJ, Fried I, Chyatte D, Modlin IM. Encephalo-omental synangiosis in the management of moyamoya disease. Surgery 1992;111(2):156–162

44. Touho H, Karasawa J, Tenjin H, Ueda S. Omental transplantation using a superficial temporal artery previously used for encephaloduroarteriosynangiosis. Surg Neurol 1996;45(6):550–558, discussion 558–559

45. Endo M, Kawano N, Miyaska Y, Yada K. Cranial burr hole for revascularization in moyamoya disease. J Neurosurg 1989;71(2):180–185

46. Kawaguchi T, Fujita S, Hosoda K, Shibata Y, Komatsu H, Tamaki N. [Usefulness of multiple burr-hole operation for child Moyamoya disease]. No Shinkei Geka 1998;26(3):217–224

47. Kawaguchi T, Fujita S, Hosoda K, et al. Multiple burr-hole operation for adult moyamoya disease. J Neurosurg 1996;84(3):468–476

48. Oliveira RS, Amato MC, Simão GN, et al. Effect of multiple cranial burr hole surgery on prevention of recurrent ischemic attacks in children with moyamoya disease. Neuropediatrics 2009;40(6):260–264

49. Sainte-Rose C, Oliveira R, Puget S, et al. Multiple bur hole surgery for the treatment of moyamoya disease in children. J Neurosurg 2006;105(6, Suppl)437–443

50. Kawamoto H, Inagawa T, Ikawa F, Sakoda E. A modified burr-hole method in galeoduroencephalosynangiosis for an adult patient with probable moyamoya disease-case report and review of the literature. Neurosurg Rev 2001;24, 2–3:147–50

51. Kawamoto H, Kiya K, Mizoue T, Ohbayashi N. A modified burr-hole method 'galeoduroencephalosynangiosis' in a young child with moyamoya disease. A preliminary report and surgical technique. Pediatr Neurosurg 2000;32(5):272–275

52. Dusick JR, Gonzalez NR, Martin NA. Clinical and angiographic outcomes from indirect revascularization surgery for Moyamoya disease in adults and children: a review of 63 procedures. Neurosurgery 2011;68(1):34–43, discussion 43

53. Kim DS, Yoo DS, Huh PW, Kang SG, Cho KS, Kim MC. Combined direct anastomosis and encephaloduroarteriogaleosynangiosis using inverted superficial temporal artery-galeal flap and superficial temporal artery-galeal pedicle in adult moyamoya disease. Surg Neurol 2006;66(4):389–394, discussion 395

54. Shirane R, Yoshida Y, Takahashi T, Yoshimoto T. Assessment of encephalo-galeo-myo-synangiosis with dural pedicle insertion in childhood moyamoya disease: characteristics of cerebral blood flow and oxygen metabolism. Clin Neurol Neurosurg 1997;99(Suppl 2):S79–S85

55. Kuroda S, Houkin K, Ishikawa T, Nakayama N, Iwasaki Y. Novel bypass surgery for moyamoya disease using pericranial flap: its impacts on cerebral hemodynamics and long-term outcome. Neurosurgery 2010;66(6):1093–1101, discussion 1101

56. Yoshioka N, Rhoton AL Jr. Vascular anatomy of the anteriorly based pericranial flap. Neurosurgery 2005;57(1, Suppl)11–16, discussion 11–16

57. Kinugasa K, Mandai S, Tokunaga K, et al. Ribbon enchephalo-duro-arterio-myo-synangiosis for moyamoya disease. Surg Neurol 1994;41(6):455–461

58. King JA, Armstrong D, Vachhrajani S, Dirks PB. Relative contributions of the middle meningeal artery and superficial temporal artery in revascularization surgery for moyamoya syndrome in children: the results of superselective angiography. J Neurosurg Pediatr 2010;5(2):184–189

59. Dauser RC, Tuite GF, McCluggage CW. Dural inversion procedure for moyamoya disease. Technical note. J Neurosurg 1997;86(4):719–723

60. Abla AA, Gandhoke G, Clark JC, et al. Surgical outcomes for Moyamoya angiopathy at Barrow Neurological Institute with comparison of adult indirect STA-MCA bypass, adult direct STA-MCA bypass and pediatric STA-MCA bypass. 154 revascularization surgeries in 140 affected hemispheres. Neurosurgery in press

61. Tenjin H, Ueda S. Multiple EDAS (encephalo-duro-arterio-synangiosis). Additional EDAS using the frontal branch of the superficial temporal artery (STA) and the occipital artery for pediatric moyamoya patients in whom EDAS using the parietal branch of STA was insufficient. Childs Nerv Syst 1997;13(4):220–224

62. Houkin K, Kamiyama H, Takahashi A, Kuroda S, Abe H. Combined revascularization surgery for childhood moyamoya disease: STA-MCA and encephalo-duroarterio-myo-synangiosis. Childs Nerv Syst 1997;13(1):24–29

63. Ishikawa T, Kamiyama H, Kuroda S, Yasuda H, Nakayama N, Takizawa K. Simultaneous superficial temporal artery to middle cerebral or anterior cerebral artery bypass with pan-synangiosis for Moyamoya disease covering both anterior and middle cerebral artery territories. Neurol Med Chir (Tokyo) 2006;46(9):462–468

第 13 章
烟雾病直接血运重建术

John E. Wanebo, Gregory J. Velat, Joseph M. Zabramski, Peter Nakaji, Robert F. Spetzler

引言

烟雾病手术治疗的目的是通过增加脑血流量以降低卒中风险。直接和间接旁路术均可通过手术将颈外动脉系统的血分流至颈内动脉系统。本章主要讲述直接血运重建术的适应证、术式的差别及血运重建的优化方法。

患者的选择

目前尚没有指南为烟雾病患者如何选择行旁路术提供依据。通常,患者在发生脑出血或出现缺血性卒中症状后由神经外科医生接诊。尽管手术可以降低首次出血的风险,但能否影响已发生的脑出血的预后目前并不明确 [1-3]。缺血性烟雾病患者的脑梗死最常发生于分水岭区域,最理想的治疗时机是在脑梗死发生之前进行手术治疗。在无症状烟雾病患者中,患者出现缺血性症状之前进行预防性手术治疗能降低卒中风险。大多数医生认为不宜在缺血性卒中或脑出血的急性期进行手术。

手术方式的选择

对于已选择了手术的患者,在手术之前还需要考虑以下几方面。影像学检查以评估大脑灌注和可能发生脑梗死的区域,进而评价疾病的严重程度。CT 灌注成像普遍应用于大多数医学中心,磁共振成像也可用于烟雾病的诊断,单光子发射计算机断层扫描(SPECT)或 CTP 结合乙酰唑胺负荷试验可以为脑血管储备提供依据。

全脑动脉造影是烟雾病诊断的金标准,因为它可以同时检测颈内动脉和颈外动脉系统。全脑动脉造影可以评估可疑责任动脉的大小和侧支血管形成的程度,还可以通过检测皮层动脉评估疾病的进展程度。在烟雾病早期,病变血管的直径仍相对正常,皮层侧支循环尚不丰富。这些血管是直接血运重建术的理想受血血管。相比之下,皮层末梢小血管显著扩张、大血管管径缩小及慢性疾病所致侧支循环形成,均能降低直接血运重建的手术疗效,因为围术期新发脑梗死和高灌注症状的风险增高。同时个体的解剖结构在选择手术方式时也很重要。如在儿童患者中,供血血管和皮质桥接血管管径小是直接血运重建的排除标准。

直接血运重建术

直接血运重建较间接血运重建有以下优势。直接旁路术可以提供即刻血流灌注,从而避免间接旁路术的滞后效应,后者往往需要几个月的时间才能提供有效的重建血管。直接旁路术能更可靠地减少烟雾血管的血流动力学压力。烟雾病的手术方式是将颞浅动脉(STA)和大脑中动脉(MCA)进行端侧吻合;枕动脉[4]和置入性静脉移植也可用于血管重建[5]。1972 年,在 Takeuchi 和 Shimizu 首次对烟雾病进行描述后约 15 年[7],Yasargil 成功进行了第一例烟雾病 STA-MCA 旁路术[6]。患者是一例 4 岁的烟雾病患儿,临床表现为进行性单侧肢体无力和言语困难,Yasargil 采用的是端端吻合。在随访 2 年后复查,患者的运动功能和言语功能均有改善。血管造影证实旁路血流参与了大脑半球的血流灌注[8]。

大量关于儿童与成人烟雾病的文献报道显示,无论是否进行间接血运重建,直接吻合术后脑血管再血管化[1, 2, 6, 8-27]。尽管技术难度高,儿童患者仍能从直接吻合术获益。其他研究小组改良了传统的直接吻合术,在特定的患者中同时进行大脑前动脉

(ACA)分支吻合[29-32]。日本进行了一项前瞻性研究,对烟雾病患者直接吻合术后的临床结局进行评估[23]。

麻醉

在围术期,为降低由治疗引起的缺血并发症的风险,应注意以下几个重要的因素:一个专业的神经麻醉团队是手术成功的关键;患者在术前和术后应使用阿司匹林或其他抗血小板药物;常规进行体感诱发电位和脑电图监测有助于避免术中可能发生的异常;手术过程中应将患者血压维持在基线范围内;避免过度通气导致脑血管收缩;在围术期,应用晶体扩容(通常为术后第一天维持量的 1.25~1.5 倍),尤其对于儿童患者。术后在 ICU 密切监测动脉血压,避免高血压和低血压事件,必要时可使用增压药维持血压。

手术方法

值得一提的是,患者应在术前每日应用阿司匹林或其他抗血小板药物。患者取仰

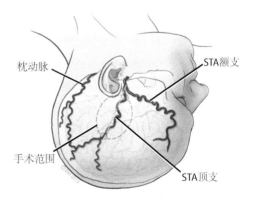

图 13.1　STA-MCA 直接旁路术。沿 STA 顶支做切口(蓝色虚线),手术部位于颞侧,直径为 5cm(虚线圆圈)。(Used with permission from Barrow Neurological Institute.)

卧位，头部使用 Mayfield 头架固定。头向对侧偏转 60°，使颧骨位于最高点。用手持多普勒探头从颧骨根部开始尽可能地向远端描记 STA 及其额支和顶支（通常 9~10cm）。不进行局部麻醉，是因为局部注射可能会损伤 STA。

可在显微镜的协助之下用 15 号手术刀直接在 STA 上方的皮肤做切口（图 13.1）。显微镜下分离 STA 可从颞浅动脉远心端开始向颧骨走行，也可反向走行，由远心端向近心端分离更加顺手，因此在技术上相对容易掌握。STA 走行弯曲，在颧骨附近更为表浅，因此分离时需要仔细。颞浅静脉位于 STA 表层组织内，走行于帽状腱膜内。颞浅静脉通常位于颞浅动脉的上后方。如果难以区分动脉，可用手持术中多普勒探头证实动脉搏动。血管需从颞浅筋膜分离，同时外膜应与供血动脉末梢部分分离。STA 分支应尽可能予以保留。在一些情况下，需要双重旁路提供充足的侧支血流。一旦分离，STA 需要保持湿润并处于最小的张力之下。在吻合之前可用罂粟碱浸泡的海绵浸泡使 STA 扩张。

术中用手术刀将颞肌线性切开，骨膜下分离颞肌，并用拉钩拉开，拉钩要避开 STA。在中颅窝底部做一个钻孔，可让 STA 在手术时自由通过。

以大脑外侧裂为中心的开颅，暴露其下的额叶和颞叶。手术过程中需十分谨慎以避免损伤脑膜中动脉，其发出重要侧支血管可供应其下皮质。在显微镜的协助下十字形切开硬膜，暴露其下脑组织，过程中避免损伤脑膜中动脉（图 13.2）。尽可能少地电凝硬膜止血，以优化侧支循环。脑-硬脑膜动脉血管连通术（EDAS）中将硬膜小叶翻转至骨下边缘以提供更多的侧支循环。

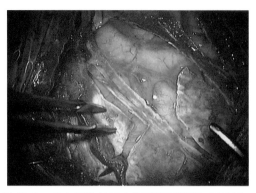

图 13.2 术中图片显示十字形切开硬膜，以保留一条或多条脑膜中动脉分支。（Used with permission from Barrow Neurological Institute.）

颞浅动脉-大脑中动脉吻合术

经验证实，进行每一个步骤时绝对的专注可以最大程度的使连接更坚固，同时减少与短暂血管夹闭相关的缺血时间，我们机构很好地掌握了上述技术 [34]。其他有经验的中心同样有各自擅长的技术。

为确定合适的吻合动脉，需仔细检查手术部位，尤其是 M4 段分支。理想的吻合动脉管径与供血的 STA 分支相近，并且走行相对较直，位置较表浅。术野中心的吻合血管较边缘血管更好操作。如果在皮层表面没有合适的吻合动脉，可能需要分离外侧裂寻找一段合适的 M3 段分支。从技术上来说，这样的血管更难吻合。

一旦确定合适的吻合血管，需谨慎游离并移动其周围的蛛网膜以保留供应下方皮层的侧支血管。如果可以，需游离 10mm 大脑中动脉（MCA）。这个长度可以为暂时的血管夹闭提供足够空间，且不会扭曲 MCA。有时，须分离从 MCA 吻合点处直接发出进入皮层的穿支血管以维持一个无血流的区域。在吻合血管下方放置一小片乳胶或塑

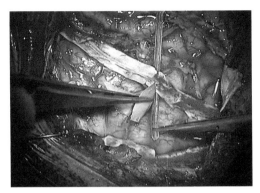

图 13.3 术中图片显示在橡胶衬垫下方放置微型真空吸引器（3F）。（Used with permission from Barrow Neurological Institute.）

料以提供保护，同时提供一个不同颜色的背景（图 13.3）。在彩色背景下或游离骨边缘放置一个 5F 号可塑性吸引导管，使吻合点处的区域保持清洁。

剥离 10mm MCA 外膜，同时保持 MCA 完整（图 13.4）。斜面切割 MCA 可使之在吻合过程中更好地前后移动。使用临时动脉瘤夹阻断血流，用肝素化盐水冲洗血管。距 STA 末端 10mm 范围分离动脉外膜，并做一"鱼嘴样"切口用于吻合，切口长度为吻合血管的 2~3 倍（通常是 2.5~4.0mm）

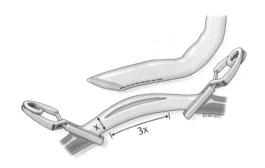

图 13.5 在 STA 上放置两个鱼嘴形动脉夹，调节距离为 3mm，作为大脑中动脉的吻合段。2mm 的微型 AVM 动脉夹未放在 MCA 近端和吻合处远端（Used with permission from Barrow Neurological Institute.）

（图 13.5）。在吻合血管 MCA 节段任何一端放置小的临时动脉瘤夹（2mm 或 3mm）（图 13.5 和图 13.6）。M4 段分支脆弱，理想情况下，应用临时动脉瘤夹，在阻断血流的同时使 MCA 内膜损伤最小化。在夹闭之前告知麻醉师，使收缩压维持或稍高于基线水平，以避免发生缺血性并发症。

用 11 号刀片或 11 号小孔刀片蛛网膜刀进行 MCA 吻合节段的动脉切开。也可

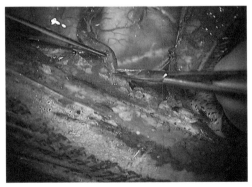

图 13.4 术中图片显示剥离远端 STA 血管外膜。（Used with permission from Barrow Neurological Institute.）

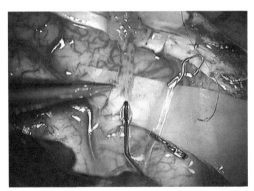

图 13.6 术中图片显示准备好的吻合术野。用装有肝素的 27 号眼科注射器冲洗 STA 和 MCA。（Used with permission from Barrow Neurological Institute.）

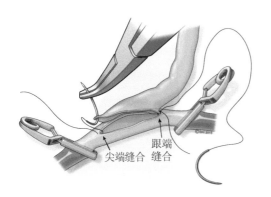

尖端缝合 跟端缝合

图 13.7 图示 STA 上做鱼嘴形切口，MCA 的近端与远端分别与 STA 切口的两端缝合，进针方向为MCA 到 STA。(Used with permission from Barrow Neurological Institute.)

用显微剪刀进行动脉切开，然后用钝的 27号眼科导管使用纯肝素冲洗 MCA(图13.6)。M4 段通常直径为 1mm，吻合口是其 2~3 倍，这可以使血流灌注最大化。将切开的 STA 和离断的 MCA 吻合可使血管弯曲最小。MCA 离断处可用染料染色以便吻合过程中更好识别脆弱的动脉壁。用3.5~3.8mm 长的弯曲针头及尼龙缝线(10-0)进行端侧吻合。

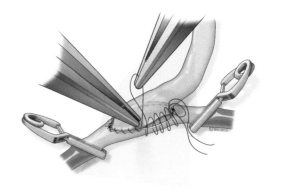

图 13.9 图示为以收紧一侧线圈的相同手法谨慎陆续收紧另一侧线圈。(Used with permission from Barrow Neurological Institute.)

如果可以，吻合术应使 STA 的血流直接流入近端 MCA，使 MCA 区域的血流最大化。将 MCA 与 STA 切口缝合，使其朝向术者(图 13.7)。这种结构能使缝合更容易，能将 STA 和 MCA 之间的角度关闭。

当 STA 切口两端与 MCA 断端缝合后，可进行连续或间断吻合(图 13.8)，通常先进行困难一侧。若进行连续缝合，做 6~12圈直径为 3~5mm 的线圈。在每一线圈陆续收紧之前检查内腔，最后在另一缝线的尾端

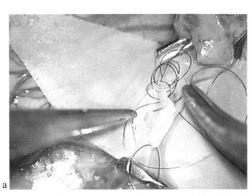

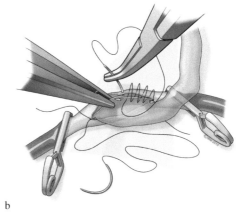

图 13.8 (a)手术照片。(b)图示在颞浅动脉及大脑中动脉上连续绕一系列环形线圈，每圈 3~5mm，保证动脉壁能被清楚看到。(Used with permission from Barrow Neurological Institute.)

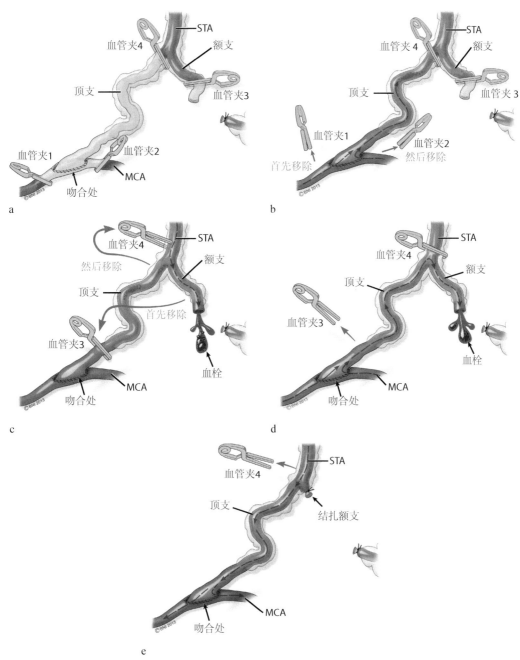

图 13.10 图示颞浅动脉（STA）用于冲洗血管时血管夹开放顺序。（a）血管夹置于额支发出和夹闭处，在 STA 顶支及大脑中动脉（MCA）的近端和远端放置血管夹。血管夹附近潜在血栓如图所示。（b）移除 MCA 远端的血管夹（血管夹 1），然后移除 MCA 近端的血管夹（血管夹 2），将血栓冲入 STA。（c）STA 额支的血管夹（血管夹 3）移至 STA 顶支远端。移除顶支近端的血管夹（血管夹 4）而后置于 STA 主干，使所有 STA 主干的血栓经额支冲洗出去，同时保护 MCA。（d）移除顶支远端的血管夹（血管夹 3），使 MCA 的血流经 STA 额支流出。（e）结扎 STA 额支，移除 STA 主干上的血管夹（血管夹 4）。（Used with permission from Barrow Neurological Institute.）

打结。另一侧用同样的方法连续缝合关闭,在每一线圈陆续收紧之前仔细检查内腔,确保吻合对侧壁没有被缝入(图 13.9)。间断缝合是一种同样有效的方法,尤其是在不易到达的区域或练习时。理论上,间断缝合可以允许吻合口随时间扩大。如果采取连续缝合,吻合口应尽可能大(缝合血管管径的 2.5~3.5 倍),避免吻合本身成为一个限制因素。

一旦吻合完成,移除 MCA 远端动脉夹,评估出血程度以及确定任何出血部位。近侧动脉夹保留。在一些出血微点进行间断缝合,微小出血点通常用速及纱止血。移除 MCA 近侧动脉夹使血流通过旁路。为降低血栓或栓塞风险,应冲洗血管,从 MCA 到未手术的 STA 额支方向进行(图 13.10a~e)。如果 STA 近端分支被切除,此血管可发生延迟出血;此外,移除近端动脉夹时再次检查吻合处有无血肿(图 13.11)。吲哚菁绿血管造影和(或)多普勒血管超声可用于评价吻合处的血流(图 13.12)。吻合不理想通常存在以下几个问题:缝合不佳;挤压入小量血凝块;在间断缝合后,在毗邻的 STA 节段做一小切口并用纯肝素冲洗阻

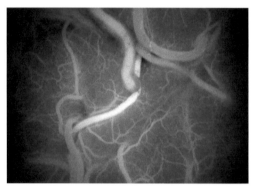

图 13.12　吲哚菁绿血管造影显示吻合血管通畅。(Used with permission from Barrow Neurological Institute.)

塞物。采用爆发抑制麻醉和 M4 分支远端回流给术者提供了充足的时间检查。技术因素和吻合动脉血流动力学因素降低可能会导致旁路手术失败。

在充分止血后,将骨瓣小心地放回,疏松缝合颞肌以免压迫旁路。用帽状腱膜针和缝合器缝合伤口。术后患者宜长期应用阿司匹林或其他抗血小板药物以避免旁路栓塞。

颞浅动脉 - 大脑前动脉旁路术

尽管大脑前动脉(ACA)的再血管化通常采用间接方式如钻孔或颅骨膜和(或)帽状腱膜瓣贴敷,有研究报道了一些对烟雾病患者应用 STA-ACA 直接旁路术的病例[18, 31, 32]。STA-ACA 吻合术因其供血血管和吻合血管小而致使血流增加有限而备受争议;然而仍有几名研究者报道了成功案例,但他们也认为这项技术并非适用于所有的大脑前动脉缺血患者[18,31,32]。

Kawashima 等人对几例烟雾病患者同时进行了 STA-MCA 和 STA-ACA 旁路手术,其中包括 1 例儿童患者[32],其中 5 例患

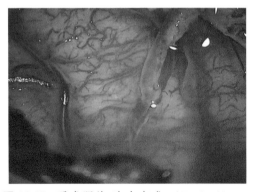

图 13.11　手术照片,吻合完成。(Used with permission from Barrow Neurological Institute.)

者症状完全缓解。这项技术有 4 个显著的特点：使用 STA 长分支（额支或顶支），取邻近前囟附近的 ACA 分支作为吻合血管，MCA 和 ACA 手术过程分开单独进行，ACA 吻合采用间断缝合。手术切口位于额颞部，从切口后部开始分离 STA 顶支。STA 额支从帽状腱膜侧开始分离。STA 两个分支中的一支，通常是额支，分离出 10cm 或更长。在额中部和额颞部分别做 4cm 的开颅术。STA 长支在两个开颅术的骨桥下通过硬膜，直到 ACA 吻合支，ACA 吻合支常位于冠状缝水平的脑沟里。ACA 吻合术采用宽针距，每侧仅用 10-0 缝线间断缝合 3 针。在移除动脉夹后用速及纱轻压止血。

其他直接旁路手术方法

除 STA 之外，另有几个颅外分支可用于烟雾病直接再血管化。枕动脉可用作 MCA 或大脑后动脉分支直接血运重建的供血血管 [4, 35]。耳后动脉也可作为 MCA 角支（0.6mm）的供血动脉 [36]。Taniguchi 等人在 MCA 与 STA 行近端吻合后，再利用 STA 远端血管进行吻合 [37]。在烟雾病治疗中，高流速静脉间位血管吻合术因其增加再灌注出血风险而被摒弃 [35]。

直接旁路影像技术

脑部高分辨率 CTA 可有效地显示 STA 供血分支的位置和大小以及 MCA 吻合支。三维数字减影血管造影（DSA）亦可用于术前手术方案的确定 [38]，也是评估旁路是否通畅和烟雾病病程进展的金标准。CTA 是评价术后旁路通畅与否的精确方法 [39]。

手术结局

直接血运重建的主要获益是即刻恢复病变脑组织的血流量，从而改善缺血症状和体征。一系列手术方式表明成人患者经直接吻合可改善临床结局。Kobayashi 等人对 7 例成人烟雾病患者进行了 10 次 STA-MCA 旁路术，血管造影结果显示其中 6 例得到了改善 [20]。没有获益的 1 例患者在术后发生了致命的卒中。

Khan 等人对 23 例欧洲烟雾病患者进行了 44 次直接血运重建 [18]。所有患者均行 STA-MCA 旁路术，其中 10 例额外进行了 STA-ACA 旁路术，3 例进行了受累区域枕动脉间接动脉旁路术。其中 1 例术后发生了致命的并发症：非手术侧发生了 MCA 区域缺血性梗死。

在另一项研究中，39 例术前存在脑血流量和（或）血管收缩储备受损的患者接受了 65 次血运重建 [22]。56 例为直接 STA-MCA 吻合术，3 例进行了隐静脉间位血管吻合，6 例额外进行了 EDAS。3 例患者在 STA-MCA 吻合术后发生了围术期死亡。围术期发病率为 12.3%，在直接血运重建队列中 7 例发生了并发症。大约在术后 3 个月，15 例接受单侧 STA-MCA 吻合术的患者脑血流量得到改善。

Steinberg 的研究小组最近发表了对 264 例烟雾病患者进行了 450 次血运重建术 [12]。大部分病例进行了直接血运重建术（95% 成人患者和 76% 儿童患者）。平均随访 4.9 年，每一侧治疗的大脑半球手术后并发症发生率（3.5%）和死亡率（0.7%）较低。5 年的围术期或迟发卒中或死亡风险为 5.5%。基于改良 Rankin 评分（mRS），作者

所报道的患者生活质量明显改善
（$P<0.0001$）。

Matsushima 等人比较了 50 例烟雾病儿童患者，72 侧大脑半球行单独间接血运重建和直接 STA-MCA 吻合术[28]。16 例患者，共 19 侧大脑半球，接受了直接旁路术；12 例患者，共 18 侧大脑半球进行了 EDAS。22 例患者，共 35 侧半球接受了改良的联合间接血运重建术（额颞顶区的脑颞肌贴敷术）。患者于术后 4~25 个月行脑血管造影。直接旁路术较间接式的侧支循环更丰富，临床结局更好。2 例接受 STA-MCA 吻合术的患者术后发生了卒中。行 EDAS 的患者中有 1 例发生了小卒中。行联合间接血运重建术的患者中发生了 2 例症状性硬膜外血肿。

Sakamoto 等人对 10 例烟雾病儿童患者，共 19 侧半球进行了双重 STA-MCA 吻合术联合颞肌贴敷术[26]。术后血管造影证实受累的 MCA 及其区域有再血管化。术后短暂性脑缺血发作（TIA）的频率下降，短期随访中仅有 4 例患者发生 TIA。平均长期随访 4 年后，过度换气的患者没有发生缺血性症状，没有发生迟发性神经系统退行性改变的记录。

另一项研究显示，烟雾病患者 MCA 区域脑血流量下降、氧摄取率提高提示皮层灌注不足，PET 评估大脑灌注情况提示患者基底节局部脑血容量升高。行直接 STA-MCA 吻合术后，PET 显示脑血流灌注和基底节区血流有所改善[40]。这种血流再分配可能可以减少病变烟雾血管的血流动力学压力，从而降低出血风险。

几项研究显示直接血运重建可降低出血并发症。Houkin 等人发现，24 例出血型烟雾病患者接受 STA-MCA 直接血运重建联合 EDAS 后出血发生率降低 25%[1]。平均随访 6.4 年后，24 例患者中仅有 3 例（12.5%）发生了再出血，这 3 例是以出血为首发症状的。在一项囊括 43 例烟雾病患者的回顾性研究中，患者均以颅内出血为首发症状，接受直接旁路术后，病变烟雾血管减少 60%，平均随访 3.7 年，术后出血率为 20%[2]。

Fujii 等人回顾地研究了中心 290 余例烟雾病患者的出血率[11]。接受直接旁路术的 152 例患者的出血率为 19.1%，行保守治疗的 138 例患者的出血率为 28.3%。Okada 等人对 15 例表现为颅内出血的患者进行了 STA-MCA 直接吻合术[25]。围术期出血率为 6.7%。60% 的患者烟雾血管减少。随访 7.8 年后，自发再出血率为 20%。3 例患者发生致命性颅内出血。术后局部脑血流量明显改善，围术期出血率为 6.7%。

另一项研究分析了 22 例出血型烟雾病患者的再出血率[17]。6 例患者接受了直接旁路术，5 例接受了 EDAS。11 例患者接受了保守治疗。平均随访 8 年后，直接行血运重建者未发生额外的出血性卒中，而 60% 接受 EDAS 的患者和 54% 接受保守治疗的患者发生了出血性卒中，表明直接血运重建较间接血运重建对治疗出血型烟雾病更有效。

并发症

行直接吻合术后可发生多因素相关的缺血性并发症。任何暂时的脑灌注降低都可能造成围术期卒中。术中麻醉处理是首先要考虑的因素。相比大多数神经外科手术，在整个手术过程中维持患者基线收缩压和避免过度通气是至关重要的。皮质血管暂时堵塞是直接血运重建术中所特有的,会增加围术期卒中风险。充分的爆发抑制和夹闭时间最短化可以降低但不能完全避免这种风险。

Horn 等人分析了 20 例阻塞性脑血管疾病相关的成人 TIA 患者因术中暂时血管阻塞而发生缺血的风险[41]。所有患者接受直接 STA-MCA 旁路术。术后 48 小时内行 MRI。2 例患者(20%)存在弥散障碍而无永久性后遗症。暂时血管阻塞的时间为 25~42 分钟(平均 33±7 分钟)。

Mesiwala 等人报道了 STA-MCA 旁路术后围术期卒中率为 7.7%(5/65 例手术)[22]。所有梗死均由术后常规 MRI 发现且无临床症状。Guzman 等人发现烟雾病血运重建后缺血性卒中发生率为 1.7%(8/450 例手术)[12]。7 例行直接 STA-MCA 吻合术。一半病例表现为手术同侧受累。

旁路阻塞同样可能造成术后缺血并发症。Mesiwala 等人在随访的血管造影中观察到旁路阻塞发生率为 4.6%(3/65 例手术:2 例 STA-MCA 旁路术和 1 例 STA-MCA 旁路+隐静脉间置血管吻合)[22]。直接血运重建术后也会发生出血并发症。

术后出血有以下几个重要因素:与急性缺血性卒中时中期梗死脑组织出血转化类似,缺血组织再血管化可能是罪魁祸首。病变烟雾血管的自我调节机制受累。此外,患者围术期需使用阿司匹林。Mesiwala 等人发现,在距离 STA-MCA 吻合处较远的区域发生致命的术后颅内出血的频率为 3.1%(2/65 例手术)[22]。Guzman 的研究小组报道,直接血运重建术后手术性颅内出血为 1.8%(8/450 例手术)[12]。所有出血均发生于术后同侧原缺血的区域。

直接旁路术后发生高灌注导致的短暂性神经功能恶化也有所报道。Fujimura 等人在 STA-MCA 直接旁路术后 MRI 上观察到治疗侧出现症状性高灌注的概率为 27.5%[42]。由高灌注所引起的神经症状最终完全缓解。Kim 等人估计在他们的接受直接旁路术的病例中发现大脑高灌注导致的概率为 17%。正如 SPECT 检查发现,脑灌注的高峰出现在术后第 3 天。其他并发症包括迟发性颅内出血,慢性硬膜下血肿形成,以及与 STA-MCA 吻合术后血流动力学改变[46] 相关的颅内 MCA 动脉瘤破裂。

结论

尽管与间接旁路术相比,技术上更有难度,但 STA-MCA 和其他旁路术能立刻改善烟雾病继发缺血症状患者的脑血流量,并能更有效地降低出血性卒中患者的再出血风险。

(叶迅　段然　译)

参考文献

1. Houkin K, Kamiyama H, Abe H, Takahashi A, Kuroda S. Surgical therapy for adult moyamoya disease. Can surgical revascularization prevent the recurrence of intracerebral hemorrhage? Stroke 1996;27(8): 1342–1346

2. Iwama T, Hashimoto N, Murai BN, Tsukahara T, Yonekawa Y. Intracranial rebleeding in moyamoya disease. J Clin Neurosci 1997;4(2):169–172

3. Iwama T, Morimoto M, Hashimoto N, Goto Y, Todaka T, Sawada M. Mechanism of intracranial rebleeding in moyamoya disease. Clin Neurol Neurosurg 1997;99(Suppl 2):S187–S190

4. Spetzler R, Chater N. Occipital artery—middle cerebral artery anastomosis for cerebral artery occlusive disease. Surg Neurol 1974;2(4):235–238

5. Lougheed WM, Marshall BM, Hunter M, Michel ER, Sandwith-Smyth H. Common carotid to intracranial internal carotid bypass venous graft. Technical note. J Neurosurg 1971;34(1):114–118

6. Donaghy RM. Neurologic surgery. Surg Gynecol Obstet 1972;134(2):269–270

7. Takeuchi K, Shimizu K. Hypogenesis of bilateral inter-

nal carotid arteries. No To Shinkei 1957;9:37–43

8. Krayenbühl HA. The Moyamoya syndrome and the neurosurgeon. Surg Neurol 1975;4(4):353–360

9. Amine AR, Moody RA, Meeks W. Bilateral temporal-middle cerebral artery anastomosis for Moyamoya syndrome. Surg Neurol 1977;8(1):3–6

10. Boone SC, Sampson DS. Observations on moyamoya disease: a case treated with superficial temporal-middle cerebral artery anastomosis. Surg Neurol 1978; 9(3):189–193

11. Fujii K, Ikezaki K, Irikura K, Miyasaka Y, Fukui M. The efficacy of bypass surgery for the patients with hemorrhagic moyamoya disease. Clin Neurol Neurosurg 1997;99(Suppl 2):S194–S195

12. Guzman R, Lee M, Achrol A, et al. Clinical outcome after 450 revascularization procedures for moyamoya disease. Clinical article. J Neurosurg 2009;111(5): 927–935

13. Hänggi D, Mehrkens JH, Schmid-Elsaesser R, Steiger HJ. Results of direct and indirect revascularisation for adult European patients with Moyamoya angiopathy. Acta Neurochir Suppl (Wien) 2008;103:119–122

14. Holbach KH, Wassmann H, Wappenschmidt J. Superficial temporal-middle cerebral artery anastomosis in Moyamoya disease. Acta Neurochir (Wien) 1980; 52, 1–2:27–34

15. Houkin K, Kuroda S, Ishikawa T, Abe H. Neovascularization (angiogenesis) after revascularization in moyamoya disease. Which technique is most useful for moyamoya disease? Acta Neurochir (Wien) 2000;142(3):269–276

16. Karasawa J, Kikuchi H, Furuse S, Kawamura J, Sakaki T. Treatment of moyamoya disease with STA-MCA anastomosis. J Neurosurg 1978;49(5):679–688

17. Kawaguchi S, Okuno S, Sakaki T. Effect of direct arterial bypass on the prevention of future stroke in patients with the hemorrhagic variety of moyamoya disease. J Neurosurg 2000;93(3):397–401

18. Khan N, Schuknecht B, Boltshauser E, et al. Moyamoya disease and Moyamoya syndrome: experience in Europe; choice of revascularisation procedures. Acta Neurochir (Wien) 2003;145(12):1061–1071, discussion 1071

19. Kikuchi H, Karasawa J. [STA-cortical MCA anastomosis for cerebrovascular occlusive disease.] No Shinkei Geka 1973;1:15–19

20. Kobayashi H, Hayashi M, Handa Y, Kabuto M, Noguchi Y, Aradachi H. EC-IC bypass for adult patients with moyamoya disease. Neurol Res 1991;13(2):113–116

21. Matsushima T, Inoue T, Suzuki SO, Fujii K, Fukui M, Hasuo K. Surgical treatment of moyamoya disease in pediatric patients—comparison between the results of indirect and direct revascularization procedures. Neurosurgery 1992;31(3):401–405

22. Mesiwala AH, Sviri G, Fatemi N, Britz GW, Newell DW. Long-term outcome of superficial temporal artery-middle cerebral artery bypass for patients with moyamoya disease in the US. Neurosurg Focus 2008;24(2):e15

23. Miyamoto S, Akiyama Y, Nagata I, et al. Long-term outcome after STA-MCA anastomosis for moyamoya disease. Neurosurg Focus 1998; 5, 5:e5

24. Miyamoto S, Nagata I, Hashimoto N, Kikuchi H. Direct anastomotic bypass for cerebrovascular moyamoya disease. Neurol Med Chir (Tokyo) 1998;38(Suppl): 294–296

25. Okada Y, Shima T, Nishida M, Yamane K, Yamada T, Yamanaka C. Effectiveness of superficial temporal artery-middle cerebral artery anastomosis in adult moyamoya disease: cerebral hemodynamics and clinical course in ischemic and hemorrhagic varieties. Stroke 1998;29(3):625–630

26. Sakamoto H, Kitano S, Yasui T, et al. Direct extracranial-intracranial bypass for children with moyamoya disease. Clin Neurol Neurosurg 1997;99(Suppl 2):S128–S133

27. Sakamoto S, Ohba S, Shibukawa M, et al. Angiographic neovascularization after bypass surgery in moyamoya disease: our experience at Hiroshima University Hospital. Hiroshima J Med Sci 2007;56(3–4):29–32

28. Matsushima T, Inoue T, Ikezaki K, et al. Multiple combined indirect procedure for the surgical treatment of children with moyamoya disease. A comparison with single indirect anastomosis and direct anastomosis. Neurosurg Focus 1998;5(5):e4

29. Ishikawa T, Kamiyama H, Kuroda S, Yasuda H, Nakayama N, Takizawa K. Simultaneous superficial temporal artery to middle cerebral or anterior cerebral artery bypass with pan-synangiosis for Moyamoya disease covering both anterior and middle cerebral artery territories. Neurol Med Chir (Tokyo) 2006;46(9):462–468

30. Iwama T, Hashimoto N, Miyake H, Yonekawa Y. Direct revascularization to the anterior cerebral artery territory in patients with moyamoya disease: report of five cases. Neurosurgery 1998;42(5):1157–1161, discussion 1161–1162

31. Iwama T, Hashimoto N, Tsukahara T, Miyake H. Superficial temporal artery to anterior cerebral artery direct anastomosis in patients with moyamoya disease. Clin Neurol Neurosurg 1997;99(Suppl 2):S134–S136

32. Kawashima A, Kawamata T, Yamaguchi K, Hori T, Okada Y. Successful superficial temporal artery-anterior cerebral artery direct bypass using a long graft for moyamoya disease: technical note. Neurosurgery 2010; 67, 3 Suppl Operative:ons145–ons149

33. Miyamoto S; Japan Adult Moyamoya Trial Group. Study design for a prospective randomized trial of extracranial-intracranial bypass surgery for adults with moyamoya disease and hemorrhagic onset—the Japan Adult Moyamoya Trial Group. Neurol Med Chir (Tokyo) 2004;44(4):218–219

34. Wanebo JE, Zabramski JM, Spetzler RF. Superficial temporal artery-to-middle cerebral artery bypass grafting for cerebral revascularization. Neurosurgery 2004;55(2):395–398, discussion 398–399

35. Pandey P, Steinberg GK. Outcome of repeat revascularization surgery for moyamoya disease after an unsuccessful indirect revascularization. Clinical article. J Neurosurg 2011;115(2):328–336

36. Horiuchi T, Kusano Y, Asanuma M, Hongo K. Posterior auricular artery-middle cerebral artery bypass for additional surgery of moyamoya disease. Acta Neurochir (Wien) 2012;154(3):455–456

37. Taniguchi M, Taki T, Tsuzuki T, Tani N, Ohnishi Y. EC-IC bypass using the distal stump of the superficial temporal artery as an additional collateral source of blood flow in patients with Moyamoya disease. Acta Neurochir (Wien) 2007;149(4):393–398

38. Nakagawa I, Kurokawa S, Tanisaka M, Kimura R, Nakase H. Virtual surgical planning for superficial temporal artery to middle cerebral artery bypass using three-dimensional digital subtraction angiogra-

phy. Acta Neurochir (Wien) 2010;152(9):1535–1540, discussion 1541

39. Besachio DA, Ziegler JI, Duncan TD, Wanebo JS. Computed tomographic angiography in evaluation of superficial temporal to middle cerebral artery bypass. J Comput Assist Tomogr 2010;34(3):437–439

40. Morimoto M, Iwama T, Hashimoto N, Kojima A, Hayashida K. Efficacy of direct revascularization in adult Moyamoya disease: haemodynamic evaluation by positron emission tomography. Acta Neurochir (Wien) 1999;141(4):377–384

41. Horn P, Scharf J, Peña-Tapia P, Vajkoczy P. Risk of intraoperative ischemia due to temporary vessel occlusion during standard extracranial-intracranial arterial bypass surgery. J Neurosurg 2008;108(3): 464–469

42. Fujimura M, Mugikura S, Kaneta T, Shimizu H, Tominaga T. Incidence and risk factors for symptomatic cerebral hyperperfusion after superficial temporal artery-middle cerebral artery anastomosis in patients with moyamoya disease. Surg Neurol 2009;71(4): 442–447

43. Kim JE, Oh CW, Kwon OK, Park SQ, Kim SE, Kim YK. Transient hyperperfusion after superficial temporal artery/middle cerebral artery bypass surgery as a possible cause of postoperative transient neurological deterioration. Cerebrovasc Dis 2008;25(6):580–586

44. Fujimura M, Shimizu H, Mugikura S, Tominaga T. Delayed intracerebral hemorrhage after superficial temporal artery-middle cerebral artery anastomosis in a patient with moyamoya disease: possible involvement of cerebral hyperperfusion and increased vascular permeability. Surg Neurol 2009;71(2):223–227, discussion 227

45. Andoh T, Sakai N, Yamada H, et al. Chronic subdural hematoma following bypass surgery—report of three cases. Neurol Med Chir (Tokyo) 1992;32(9):684–689

46. Nishimoto T, Yuki K, Sasaki T, Murakami T, Kodama Y, Kurisu K. A ruptured middle cerebral artery aneurysm originating from the site of anastomosis 20 years after extracranial-intracranial bypass for moyamoya disease: case report. Surg Neurol 2005;64(3):261–265, discussion 265

第 14 章
多种烟雾病颅内外旁路术

Nadia Khan, Yasuhiro Yonekawa

引言

行血运重建术预防烟雾病患者卒中的神经外科医生必须了解此病的自然进展[1-5]，尤其是儿童患者，并且此病临床表现多样，每一例患者都有其独特的临床表现。为了达到此目的，要求对每位患者进行细致且系统的术前评估，了解临床表现、造影分期、陈旧以及新发缺血灶，更重要的是患者脑灌注储备不足之间的联系。这些信息可以帮助外科医生制订个体化的手术策略以达到最佳的效果。

直接的颞浅动脉（STA）-大脑中动脉（MCA）旁路术是治疗烟雾病最常见且在全球普遍使用的手术技术[6-8]。然而，烟雾病的病变范围并不仅限于 MCA。它通常会累及大脑前动脉（ACA），较少累及单侧或双侧的大脑后动脉（PCA）。我们必须对这些缺血部位进行血运重建，因为全脑灌注不仅依赖于有无典型的深部及穿支动脉，也依赖于 Willis 环的解剖改变。

本章详细阐述了多种旁路术的术前规划以及可以提高 MCA、ACA 以及 PCA 供血区域灌注的手术方案。当在技术上无法实现直接旁路手术时，多种间接血运重建可以作为第二选择以增加受损的脑血流。

术前评估以及单一或联合直接旁路术的选择

术前评估包括临床、神经病学以及神经生理学评估；用于评估卒中的磁共振成像；全脑血管造影；以及最重要的血流动力学研究，用于评估患者局部区域的灌注储备不足。根据具体情况，灌注缺失可以使用磁共振灌注成像、氙气 CT、六甲基丙烯胺肟单光子发射计算机断层成像术，以及乙酰唑胺 $H_2^{15}O$- 正电子发射断层扫描（PET）进行评估。

血运重建手术的数量以及部位的选择主要基于疾病的严重性以及程度，包括患者的临床表现，既往缺血 / 梗死程度，存活脑组织,术前造影,以及乙酰唑胺试验显示的灌注下降或缺失。

　　手术根据 MCA、ACA 或 PCA 的灌注区域 [单侧和(或)双侧] 进行。其目的一般是在目标区域行多种直接吻合术 [STA-MCA,STA-ACA,枕动脉(OA)-PCA]。当供体或受体血管管径太细时,血管太脆或者血管无法在理想部位使用,可行间接血运重

建术。无论行直接或间接血运重建术,各种血运重建术对每位患者都十分重要(图14.1)。

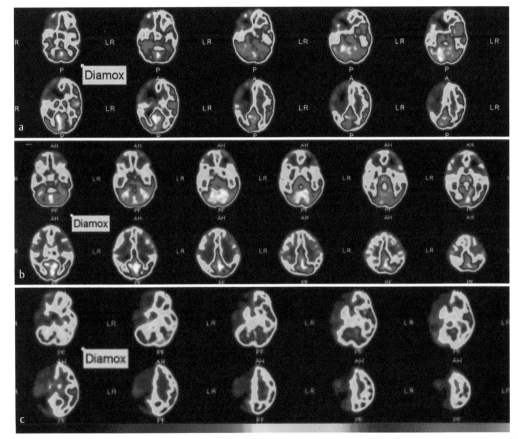

图 14.1　行乙酰唑胺试验后的 $H_2^{15}O$- PET 扫描显示的局部脑灌注不足,包括 3 例烟雾病患者的大脑前动脉供血区、大脑中动脉供血区、大脑后动脉供血区,显示不同患者的脑灌注有所区别,并且对脑血流重建术的类型和部位有影响。(a)2 岁男孩,造影显示症状性右侧大脑中动脉闭塞,烟雾血管,双侧大脑前动脉狭窄,以及相关性的右侧大脑中动脉以及双侧大脑前动脉供血区域的灌注不足。(b)10 岁女孩,造影显示症状性双侧大脑前动脉狭窄、大脑中动脉闭塞以及烟雾血管,相关性双侧大脑中动脉以及大脑前动脉供血区域的灌注不足。(c)1 岁女孩,症状性右侧大脑中动脉、大脑前动脉以及大脑后动脉狭窄及不规则(例如,造影显示疾病始于左侧颈动脉分叉部),有相关的右侧半球及左侧大脑前动脉供血区的灌注储备减少。

手术技术:直接血运重建术

颞浅动脉－大脑中动脉旁路术

沿颞浅动脉顶支做一线性直切口并分离颞浅动脉(分离 8~10cm 并且游离)。随后行开颅手术。在确认合适的 MCA 分支后,行 STA 顶支与 MCA 分支的直接血管吻合术。术前颈外动脉造影以及术前即时多普勒超声可用于确认有无合适的供体血管(STA,额支及顶支,OA,耳后动脉)。当 STA 发育不全时,可以使用 OA 或者耳后动脉。侧裂上方或者下方的皮层支可以作为受体血管。角支,颞后支,顶后支,顶前支,外侧裂支以及前外侧裂支是常用的选择。如果因为以上分支无法获取或者血管管径太细而必须行扩大开颅时,骨瓣可向前扩大以定位岛额支以行直接血管吻合术。

切开硬膜时必须十分小心以防损伤已经存在的脑膜动脉吻合。为达到此目标,应避免使用单一的大硬膜瓣,减少硬膜电凝,如果硬膜出血可使用硬膜夹。当想进行额顶区域的进一步血运重建时,可以行两支血管吻合。必须备好额顶皮瓣且 STA 的额支及顶支均须分离。这两个分支可分别用于额岛以及顶部区域的吻合术(图 14.2)。

颞浅动脉－大脑前动脉旁路术

沿 STA 额支在发际线后方分离至中线。如果 STA 额支不够长且未同时行 STA-MCA 旁路术,只可行间接血运重建术,如脑－硬膜贴敷术(EDS)以及脑－帽状腱膜－骨膜贴敷术(EGPS)。如果同时行 STA-MCA 旁路术,可做一弧形皮肤切口以同时显露 STA 的额支及顶支,然后分别行开颅及血管吻合。此外,也可以分别沿着 STA 的额支和顶支分别做两个线性切口。

当额支没有达到中线时会存在问题。对于这种情况,可以使用已经分离好的顶支

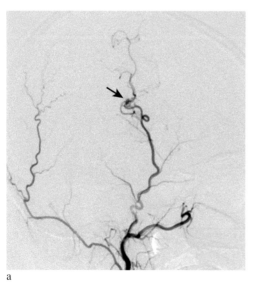
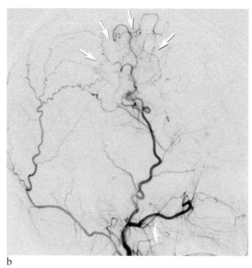

a b

图 14.2 术后颈外动脉早期(a)及晚期(b)造影的侧位像,显示颞浅动脉－大脑中动脉旁路术的部位(黑色箭头),远端动脉充盈良好(白色箭头)。

行移植手术。骨瓣一般位于冠状缝之前,由中线向外延伸。一般可以在额桥静脉附近定位 ACA(额中内动脉)的远端皮层支。在这一区域,蛛网膜通常较厚。只有小心地打开蛛网膜才能看到皮层血管(图 14.3 和图 14.4)

枕动脉－大脑后动脉旁路术

采取此入路时需要患者采取坐位或者俯卧位。定位 OA 并对其进行分离。行小脑上经小脑幕入路的枕下开颅。也可行简单的枕部开颅,定位适合的皮质支以行直接吻合术。在小脑上经小脑幕入路,受体动脉通常位于海马旁回的拐角以及舌回,或者在普通枕部开颅入路中位于枕前切迹的前方。如果未能发现适合的皮层动脉,可以使用 OA 行脑－硬脑膜－动脉贴敷术(EDAS)。

手术技术:间接血运重建术

脑－帽状腱膜－骨膜贴敷术、脑－硬脑膜贴敷术、脑－颞肌贴敷术以及脑－硬脑膜－动脉贴敷术

打开更大的骨瓣,翻转数个血运丰富的帽状腱膜－骨膜瓣(EGPS)或者硬脑膜(EDS)贴敷在脑表面上。此技术可用于需要行血运重建手术的任何区域,包括额部、额颞部、额顶部、颞枕部以及枕部。

STA 的额支或者顶支或者 OA 可以分别通过较小的额部、颞部或者枕部开颅手术置于脑表面(EDAS),以刺激新生血管的形成。这些技术可以与经典的 STA-MCA 旁路术联合使用,用于运动区的血运重建,或者当缺乏直接旁路术所需要的供体或者受体血管时,用于额部(ACA)和(或)枕部(PCA)。

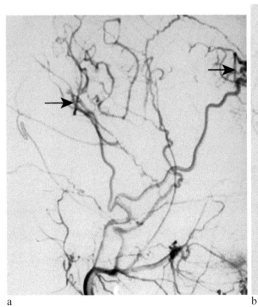 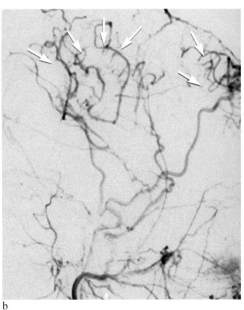

a　　　　　　　　　　　　b

图 14.3　术后颈外动脉早期(a)及晚期(b)造影的侧位像,显示颞浅动脉－大脑中动脉旁路术的部位以及颞浅动脉－大脑前动脉旁路的部位(黑色箭头),远端动脉充盈良好(白色箭头)。

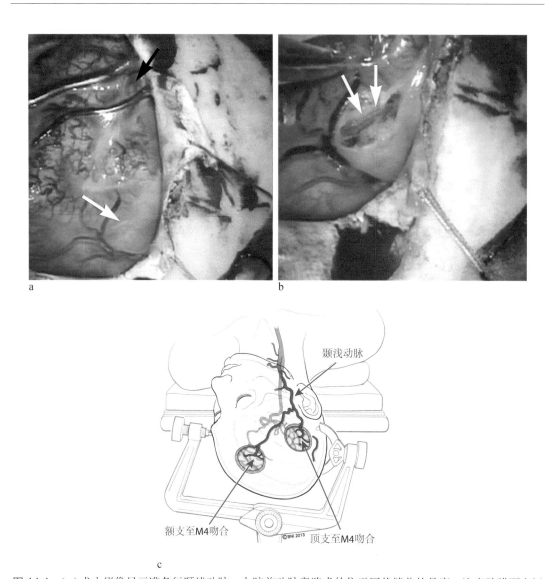

图 14.4 （a）术中影像显示准备行颞浅动脉-大脑前动脉旁路术的位于冠状缝前的骨窗。注意脑膜面血运丰富、蛛网膜增厚。皮层动脉（白色箭头）通常位于额桥静脉（黑色箭头）的后方。（b）仅当打开增厚的蛛网膜后才能显露皮层动脉（白色箭头）。（c）图示患者体位和行颞浅动脉-大脑中动脉以及颞浅动脉-大脑前动脉旁路术的位置。（图 14.4b used with permission from Neurological Institute.）

直接和间接联合血运重建术的应用逐渐增多（STA-MCA 旁路术联合 EGPS、EDS 以及 EMS）。也就是说，在行直接 STA-MCA 吻合术后，将硬膜翻转贴敷于脑表面。开颅前准备好的部分颞肌以及帽状腱膜-骨膜瓣,用于封闭硬膜缺口。对于采取这种术式的儿童,骨窗可以更大。在多个部位打开蛛网膜,使血供丰富的组织与下方的脑组织广泛接触以促进新生血管形成（图14.5）。

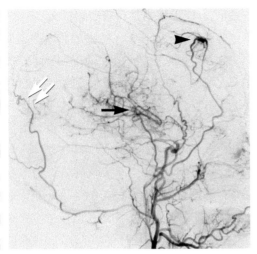

图 14.5　术后颈外动脉造影的侧位像,显示颞浅动脉－大脑中动脉旁路术的部位(黑色箭头)以及颞浅动脉－大脑前动脉旁路术的部位(黑色箭头),远端动脉充盈良好,以及枕动脉的脑－硬脑膜－动脉贴敷术(白色箭头)。

单一患者行多种血运重建术的手术时机及分期

一个新诊断的且有症状的患者可能会遇到以下情况:初次诊断,既往有单侧或者双侧的脑卒中;初次诊断,急性单侧脑卒中;双侧病变但仅有一侧有症状;双侧病变双侧均有症状;单侧病变且有症状。

通常在临床情况稳定的时期进行手术。对于急性缺血性脑卒中患者,从脑卒中发作到手术最少间隔 4 周。对于单侧病变且行多种血运重建术的患者,一期手术容易完成。对于双侧 ACA、MCA 和(或)PCA 区域的多部位血运重建术,分期手术更有利。通常间隔 1 周比较实际。当儿童患者需要行 ACA、MCA 区域的血运重建术时,首先行一期的双侧 STA-MCA 旁路术。病变进展更严重以及有症状的一侧先行手术,然后再行症状较轻的一侧的手术。而后行双侧的 STA-ACA 旁路术。

如果在术前、围术期以及术后能够补充足够的液体且维持平均动脉压稳定,一期或者两期的手术可能不会增加麻醉及手术的风险。需要避免低血容量、低血压、高碳酸血症以及低碳酸血症。专业的麻醉团队和重症监护医师十分必要。应于术前、术中、术后使用阿司匹林。术后镇痛对于患者的舒适度十分重要,尤其是对于儿童患者(预防儿童哭闹引起的低碳酸血症 / 过度换气)。对于儿童患者,在儿科医院的基础设施中有一个专业团队(如儿科病房、手术室、麻醉团队以及重症监护室)十分关键。

对于无症状患者,如有明确且显著的灌注下降,基线受损且乙酰唑胺试验后加重,尤其是位于优势侧(右利手患者的左侧半球)也需要手术治疗。

临床、影像学及手术随访

术后随访包括术后 3~6 个月的临床、神经影像学和神经心理学评估;用于评估卒中的磁共振成像;全脑血管造影;血流动力学研究(通常是乙酰唑胺 $H_2^{15}O$-PET)。根据患者的年龄(儿童或者成人),以上检查需要在术后 1~3 年重复进行,青春期或者儿童生长最快的时候再次进行。对于单侧烟雾病患者,尤其是 5 岁以下的儿童,需要严密随访对侧半球的疾病进展情况,疾病有可能在数月内进展。

苏黎世经验

之前讨论的术前准备以及多种血运重建术从 20 世纪 90 年代早期开始,已对超过

86 例患者进行（26 例成年人,平均年龄为 39 岁；60 例儿童,平均年龄为 4.9 岁）。对于绝大多数儿童,第一选择是行双侧的多种直接旁路术（主要是 STA-MCA 旁路术和 STA-ACA 旁路术）。只有当缺乏 ACA 的受体皮层动脉时才行间接额部 EGPS、EDS 或者 EDAS。由于后循环缺血症状较少见,仅有 2 例成人患者行直接血运重建术。4 例儿童患者使用 OA 行 EDAS。$H2^{15}O$-PET 对于确定灌注缺损程度以及个体化手术十分重要。多年来,我们将双侧 MCA 区域的手术策略从两期手术修正为一期手术。1/3 早期手术治疗的患者行两期手术,平均间隔时间为 6 周。所有其他的双侧血管病变患者包括最新确诊的患者都进行一期血管重建术。此外,对于单侧病变但多区域（MCA、ACA、PCA）受累的患者,均在一次手术中对所有的区域成功地进行了血运重建。以我们的经验看来,计划良好的一期多部位血运重建手术并没有增加并发症。术前、术中、术后足够的液体十分重要。就围术期脑缺血而言,两例较早行手术的患者术后立即出现了并发症。一例术后额顶部缺血的患者随访 3 个月后完全康复。一例患者在 20 世纪 90 年代早期行手术治疗,术后死于对侧未手术区域的大面积脑梗死。在术后最初的 3~6 个月随访以及平均 5 年的随访中,其他所有患者均未发生脑卒中。血流动力学评估中,所有患者的脑灌注均改善,造影显示远端动脉充盈良好。

讨论

儿童与成人烟雾病患者均存在脑低灌注,在失代偿状态下可导致反复的脑缺血发作以及卒中。行脑血运重建术可增加术后全脑灌注,使手术本身具有实际意义 [9-11]。

文献中已广泛描述了几种脑血运重建手术。多数文献来自我们的日本同事,他们报道了大量关于他们诊断和治疗烟雾病的经验。脑血运重建术术式的选择取决于当地对于这种疾病的认知、手术医生更倾向于治疗儿童还是成人、手术专长以及多年的经验。

通常来说,直接与间接脑血运重建术存在明显的区别。到底哪种治疗手段更有益尚未被证实,因为随机的临床研究在伦理上是不可行的。比较两种手术方式的围术期缺血以及对长期卒中率的减少是不可能的。一些因素,例如准确的诊断,准确的手术指征,患者的年龄、性别、合并疾病、围术期血容量以及血压的改变,手术医师的专长以及经验通常没有放在一起讨论。

另一个文献中从来没提到但是应当被重视的因素是每个手术医师的个人偏好。脑血运重建术方式的选择通常基于外科医生行直接旁路术的经验。对于管径很小（<1mm）的动脉行吻合术的难度很高,需要多年的经验才能掌握。间接的脑血运重建术技术简单,相比直接吻合术,经验较少的神经科医生也能完成。

经典的直接 STA-MCA 旁路术通常用于治疗成人烟雾病患者。其较少用于治疗儿童烟雾病患者,尤其是 5 岁以下的患者。新生血管的形成取决于受体（脑、脑脊液的条件）和供体组织（颞肌、脑膜、帽状腱膜、骨膜瓣；供体动脉）。其结果是儿童行间接脑血运重建术的结果远好于成年人,因为生长中的儿童刺激新生血管形成的因子更多。然而,间接吻合术后新生血管形成所需要的时间长于直接吻合术所需要的时间。相反,直接旁路术可立即增加血流量。然而,无论是成人还是儿童患者,仅行间接血运重建术的远期预后与直接旁路术相仿[12-14]。其他小组研究显示,对于成人患者,直接吻合术与间接血运重建术联合更佳[15-17],而对于儿童患者,建议行单一的或者多部位的间接血运重建术[18-19]。多数关于手术方式选择的文献都集中于运动区(MCA 区域)的血运重建术,仅有少部分文章描述了其他动脉区域的血运重建手术[20-26]。

额部的脑灌注状态需要特别地关注。对于 5 岁以下的儿童,烟雾病继发的反复额部缺血对智力和认知功能的发育具有破坏性影响。早期脑血运重建术可以支持正常的儿童期发育,预防严重的智力低下。尤其当额部的脑灌注严重受损时,可行额外的直接 STA-ACA 旁路术[21-26]。尽管存在技术难度(足够大的额部骨窗以找到合适的 ACA 的受体皮层动脉,缺少足够长的 STA 额支行端-端血管吻合术),由经验丰富的医生行直接 STA-ACA 旁路术能最大限度地改善 ACA 供血区域的血管重建。

PCA 狭窄或者闭塞引起的后循环受累在成人中较少见,在儿童中较常见。对于这种患者[27-30],可以行 OA 与 PCA 皮层支的直接吻合术。当技术受限时,可以行间接血运重建术,在枕部开颅后 EDS 或者 EGPS,OA-EDAS 很容易进行。

根据我们的个人经验,多种双侧直接旁路术可以改善临床预后,稳定或者提高 H2^{15}O-PET 上观察到的血流动力学储备能力。术后造影也显示直接吻合功能区的灌注增加。

关键的、系统的手术评估方案对于制订最佳的手术策略十分重要。我们建议行多种直接血运重建术并根据情况改良手术计划(例如,对于技术上难以实现直接旁路术的部位行额外的间接血运重建术)。

结论

血运重建术的选择(直接或者间接)取决于医生的个人手术专长和经验以及术中的解剖及技术限制。考虑到个人的日常实践和偏好,哪种手术技术更好仍然存在争议。

(陈晓霖　邓晓峰　译)

参考文献

1. Choi JU, Kim DS, Kim EY, Lee KC. Natural history of moyamoya disease: comparison of activity of daily living in surgery and non surgery groups. Clin Neurol Neurosurg 1997;99(Suppl 2):S11–S18

2. Imaizumi T, Hayashi K, Saito K, Osawa M, Fukuyama Y. Long-term outcomes of pediatric moyamoya disease monitored to adulthood. Pediatr Neurol 1998; 18(4):321–325

3. Kawano T, Fukui M, Hashimoto N, Yonekawa Y. Follow-up study of patients with "unilateral" moyamoya disease. Neurol Med Chir (Tokyo) 1994;34(11):744–747

4. Kim TW, Seo BR, Kim JH, Kim YO. Rapid progression of unilateral moyamoya disease. J Korean Neurosurg Soc 2011;49(1):65–67

5. Yeon JY, Shin HJ, Kong DS, et al. The prediction of contralateral progression in children and adolescents with unilateral moyamoya disease. Stroke 2011;42(10): 2973–2976

6. Karasawa J, Kikuchi H, Furuse S, Kawamura J, Sakaki T. Treatment of moyamoya disease with STA-MCA anastomosis. J Neurosurg 1978;49(5):679–688

7. Krayenbühl HA. The Moyamoya syndrome and the neurosurgeon. Surg Neurol 1975;4(4):353–360

8. Matsushima T, Inoue K, Kawashima M, Inoue T. History of the development of surgical treatments for moyamoya disease. Neurol Med Chir (Tokyo) 2012; 52(5):278–286

9. Horowitz M, Yonas H, Albright AL. Evaluation of cerebral blood flow and hemodynamic reserve in symptomatic moyamoya disease using stable Xenon-CT blood flow. Surg Neurol 1995;44(3):251–261, discussion 262

10. Ikezaki K, Matsushima T, Kuwabara Y, Suzuki SO, Nomura T, Fukui M. Cerebral circulation and oxygen metabolism in childhood moyamoya disease: a perioperative positron emission tomography study. J Neurosurg 1994;81(6):843–850

11. Iwama T, Hashimoto N, Yonekawa Y. The relevance of hemodynamic factors to perioperative ischemic complications in childhood moyamoya disease. Neurosurgery 1996;38(6):1120–1125, discussion 1125–1126

12. Scott RM, Smith ER. Moyamoya disease and moyamoya syndrome. N Engl J Med 2009;360(12):1226–1237

13. Scott RM, Smith JL, Robertson RL et al. Long-term outcome in children with moyamoya syndrome after cranial revascularization by pial synangiosis. J Neurosurg 2004 February;100(2 Suppl Pediatrics):142–9

14. Starke RM, Komotar RJ, Hickman ZL, et al. Clinical features, surgical treatment, and long-term outcome in adult patients with moyamoya disease. Clinical article. J Neurosurg 2009;111(5):936–942

15. Kim DS, Huh PW, Kim HS, et al. Surgical treatment of moyamoya disease in adults: combined direct and indirect vs. indirect bypass surgery. Neurol Med Chir (Tokyo) 2012;52(5):333–338

16. Kuroda S, Houkin K. Moyamoya disease: current concepts and future perspectives. Lancet Neurol 2008; 7(11):1056–1066

17. Kuroda S, Houkin K. Bypass surgery for moyamoya disease: concept and essence of sugical techniques. Neurol Med Chir (Tokyo) 2012;52(5):287–294

18. Ikezaki K. Rational approach to treatment of moyamoya disease in childhood. J Child Neurol 2000;15(5): 350–356

19. Matsushima T, Inoue T, Ikezaki K, et al. Multiple combined indirect procedure for the surgical treatment of children with moyamoya disease. A comparison with single indirect anastomosis and direct anastomosis. Neurosurg Focus 1998;5(5):e4

20. Ishikawa T, Kamiyama H, Kuroda S, Yasuda H, Nakayama N, Takizawa K. Simultaneous superficial temporal artery to middle cerebral or anterior cerebral artery bypass with pan-synangiosis for Moyamoya disease covering both anterior and middle cerebral artery territories. Neurol Med Chir (Tokyo) 2006;46(9):462–468

21. Iwama T, Hashimoto N, Miyake H, Yonekawa Y. Direct revascularization to the anterior cerebral artery territory in patients with moyamoya disease: report of five cases. Neurosurgery 1998;42(5):1157–1161, discussion 1161–1162

22. Iwama T, Hashimoto N, Tsukahara T, Miyake H. Superficial temporal artery to anterior cerebral artery direct anastomosis in patients with moyamoya disease. Clin Neurol Neurosurg 1997;99(Suppl 2):S134–S136

23. Kawashima A, Kawamata T, Yamaguchi K, Hori T, Okada Y. Successful superficial temporal artery-anterior cerebral artery direct bypass using a long graft for moyamoya disease: technical note. Neurosurgery 2010 September;67(3 Suppl Operative):ons145-ons149

24. Khan N, Schuknecht B, Boltshauser E, et al. Moyamoya disease and Moyamoya syndrome: experience in Europe; choice of revascularisation procedures. Acta Neurochir (Wien) 2003;145(12):1061–1071, discussion 1071

25. Matsushima T, Aoyagi M, Suzuki R, et al. Dual anastomosis for pediatric moyamoya patients using the anterior and posterior branches of the superficial temporal artery. Nerv Syst Child 1993;18:27–32

26. Suzuki Y, Negoro M, Shibuya M, Yoshida J, Negoro T, Watanabe K. Surgical treatment for pediatric moyamoya disease: use of the superficial temporal artery for both areas supplied by the anterior and middle cerebral arteries. Neurosurgery 1997;40(2):324–329, discussion 329–330

27. Hayashi T, Shirane R, Tominaga T. Additional surgery for postoperative ischemic symptoms in patients with moyamoya disease: the effectiveness of occipital artery-posterior cerebral artery bypass with an indirect procedure: technical case report. Neurosurgery 2009;64(1):E195–E196, discussion E196

28. Ikeda A, Yamamoto I, Sato O, Morota N, Tsuji T, Seguchi T. Revascularization of the calcarine artery in moyamoya disease: OA-cortical PCA anastomosis—case report. Neurol Med Chir (Tokyo) 1991;31(10):658–661

29. Yonekawa Y. Brain revascularization by EC-IC bypass. In: Sindou M, editor. Practical handbook of neurosurgery from leading neurosurgeons. New York: SpringerWien; 2009. p. 355–81.

30. Yonekawa Y, Imhof HG, Taub E, et al. Supracerebellar transtentorial approach to posterior temporomedial structures. J Neurosurg 2001;94(2):339–345

第 15 章
后循环烟雾病的直接和间接血运重建术

Reizo Shirane，Toshiaki Hayashi，Tomomi Kimiwada，Teiji Tominaga

引言

烟雾病的特征为颈内动脉颅内段进行性动脉狭窄或闭塞,以及广泛的侧支循环血管形成 [1, 2]。在儿童及成人患者中,烟雾病是卒中和短暂性脑缺血发作(TIA)的常见病因。对于这类患者,对缺血的大脑进行血运重建手术是一种推荐的治疗方式。

对大脑的缺血区域行血运重建手术的手术方式有很多。包括颞浅动脉(STA)-大脑中动脉(MCA)直接旁路术和其他不同的间接术式都取得了不同程度的成功 [3-9]。不适用于这类手术的患者包括贴敷手术后大脑前动脉(ACA)或大脑后动脉(PCA)循环灌注未增加,以及持续缺血区域需要额外行血运重建的患者。此外,对于一些贴敷手术后最初没有 TIA 发作的患者,由于疾病本身的进展可能需要进行二次血运重建。对于这些部位的手术,我们还进行过枕动脉(OA)-PCA 旁路术及间接的血运重建术以观察其有效性 [10]。

患者群体

在 15 年间,17 例患者在血运重建术后对持续缺血的区域再次行血运重建术(表 15.1)。有缺血症状的 3 例女性患者(手术时平均年龄为 23.8 岁,年龄范围为 6~53 岁)进行了二次血运重建。所有的 17 例患者在初始治疗时都接受了间接和(或)直接血运重建术。在我们科室,烟雾病患者的常规初次手术方式是双侧 STA-MCA 吻合术及脑 - 颞肌贴敷术及硬膜翻转术 [8],我们对其中的 9 例患者进行了上述术式。其他 8 例患者在其他医院接受了其他的间接手术方式,如脑 - 硬脑膜 - 动脉贴敷术或 STA-MCA 吻合术。

最常见的症状是累及下肢的 TIA 发作和头痛。部分患者还会出现伴发视力受损

表 15.1　17 例烟雾病患者临床情况总结

患者	初始症状	年龄/性别（岁）	发病	初次手术年龄/右侧	初次手术年龄/左侧	症状	年龄/手术方式
1	INF,癫痫	8/男	1	1 DIR+IND	1 DIR+IND	TIA,头痛	6 FP IND
2	TIA,INF	9/女	3	6 DIR+IND	6 DIR+IND	TIA,癫痫	7 R PO IND
3	TIA	20/男	4	4 IND	4 IND	TIA	7 L PTO IND
4	TIA	15/女	5	7 IND	7 IND, 8 DIR	TIA,头痛	14R OA　PCA+Fr IND
5	TIA,INF	22/女	5	8 DIR+IND	8 IND	TIA,头痛	20 L OA　PCA+R IND
6	TIA	27/女	5	9 IND	9 IND	TIA,头痛	11 L FT IND
7	TIA	24/女	5	8 IND	11 IND	头痛	11 R PTO IND
8	TIA	16/女	6	9 DIR+IND	9 DIR+IND	TIA,头痛	16 R OA　PCA+ Fr IND
9	TIA,INF	23/女	6	6 IND	6 IND	TIA	21 R OA PCA
10	TIA,INF	16/女	8	15 DIR+IND	14 DIR+IND	TIA,头痛	16 L OA PCA
11	TIA,INF	18/女	9		15 DIR+IND	TIA	18 L OA PCA
12	TIA,INF	27/男	10	IND	IND	TIA,头痛	27 L IND
13	TIA,INF	32/男	10	18 IND	18 IND	出血	20 L OA PCA
14	TIA	21/女	14	18 DIR+IND	16 DIR+IND	出血	20 L OA PCA
15	TIA	39/女	22	26 DIR+IND	27 IND	出血	34 RL IND
16	TIA	35/女	27		29 IND	TIA	35 L OA PCA
17	INF	53/女	51		51 DIR	TIA	53 R OA　PCA+Fr IND

缩写：DIR，直接；FP，额顶；Fr，额；FT，额颞；IND，间接；INF，梗死；IVH，脑室内出血；L，左侧；LOA，左枕动脉；OA，枕动脉；PCA，大脑后动脉；PO，顶枕；PTO，颞顶枕；R，右侧；RL，左右；TIA，短暂性脑缺血发作。

的 TIA 发作。在第一次手术后，3 例患者发生了脑室内出血和头痛。缺血症状和首次手术的平均时间间隔为 6.4 年（范围：0.9~15 年）。所有的患者都显示了血管病变的可能，包括 PCA 狭窄（图 15.1 和图 15.2）。

　　所有的患者都接受了术前和术后的磁共振成像（MRI）和磁共振血管成像（MRA），通过 ^{131}I- 乙酰唑胺单光子发射计算机断层扫描（^{131}SPECT）测量脑灌注。脑血管的舒张能力通过静脉注射乙酰唑胺（20mg/kg；最大剂量 1g）进行评估。所有的患者均在术前和术后接受临床和神经功能的随访检查。手术后第 7 天、术后 3~6 个月及随后每年均接受 MRI 和 MRA 检查。所有的患者在术后 3~6 个月接受 SPECT 检查，如果术后存在神经功能症状，则在术后 7 天内接受检查。

手术技术

　　全麻诱导后，患者采取俯卧位，头部轻

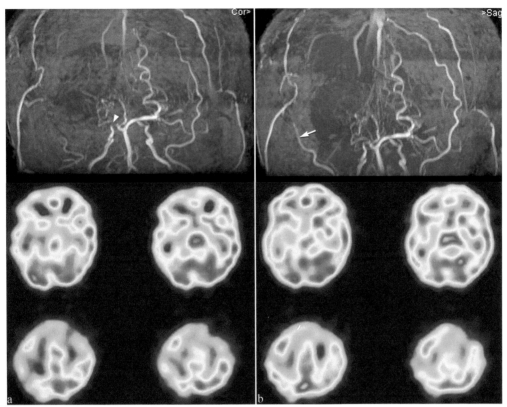

图 15.1　（a）二次手术前行 MRA 示右侧大脑后动脉闭塞改变（黑色箭头）。行 ^{131}I-SPECT 显示右额部和右枕部血管储备相对减少。（b）行二次手术 4 个月后随访显示枕动脉增宽（箭头），大脑右半球血管储备增加。

度伸出置于马蹄形的头架之上。剃掉宽度约 1cm 的头发，做 U 形枕部切口（图 15.3a）。随后打开颅骨。开颅范围为矢状窦旁开 1cm，上次开颅手术（间接吻合）的后方，横窦的前方，乳突的内侧。保留骨头上的骨膜，随后解剖成为骨膜瓣，以便保留其血管利于之后侧支循环的形成。

切开皮瓣时使用多普勒定位，尽可能多地保留 OA（长度大于 5cm，直径大于 0.5mm）（图 15.3b）。OA 所有的分支在显微镜下被十分谨慎地处理，以便达到最满意的解剖效果。通过枕部开颅并探查皮层表面的结构，以确定 PCA 适合的皮质支（图 15.3c）。枕前切迹前方的区域最有可能存在足够作为

受体血管的 PCA 分支 [11]。我们一般尝试暴露枕部纵裂表面的 PCA，最佳的受体血管的直径最好与 OA 相同。如果 PCA 的直径比 OA 小，在 OA 和 PCA 的皮质支之间进行端-侧吻合可能存在一些困难。

切开硬膜并翻转，使其进入骨窗下方的缺血区脑表面，硬膜的外表面贴附脑表面。随后进行 OA-PCA 的端-侧吻合，使用 10-0 的尼龙单丝线缝合（图 15.3d）。骨膜瓣与脑表面相贴，随后与硬膜缝合。OA 进入硬膜的部位与其松弛地缝合，不限制动脉的血供。

骨瓣归位后进行切口缝合。使用球形的高速钻头在两侧额部新的皮肤切口下方

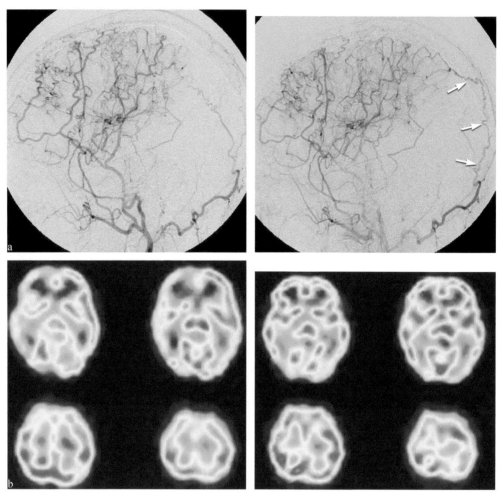

图 15.2 （a）这例患者在双侧血管重建术后的随访中出现腿部的 TIA 发作。术前（左侧）和术后（右侧，术后 3 个月）右颈外动脉造影显示通过右枕动脉，在大脑前动脉和大脑后动脉的供血区域均有新发的侧支血管形成（箭头）。（b）术前（左侧）和术后（右侧）SPECT 显示大脑前动脉供血区域摄取增加。

进行钻孔（直径为 1cm），在钻孔内剪开硬膜，使用脂肪组织（直径为 1cm）进行自体填充。

临床和神经影像学预后

所有的 17 例患者均出现临床和神经影像学改善。表现为 TIA 的 3 例患者均得到了改善。在最近的随访中，患者均没有 TIA

发作。随访 MRI 显示没有新发的脑梗死区域。MRA 显示 OA 增宽，出现了侧支循环（图 15.1）。术后 SPECT 显示 ACA 和 PCA 供血区域摄取增加。使用乙酰唑胺进行的脑血管舒张能力检查也显著改善（图 15.1 和图 15.2）。

1 例患者术后 7 天的 MRI 检查显示脑水肿。术后早期患者主诉术侧出现短暂的视觉受损，症状持续了 1 个月，随后好转。

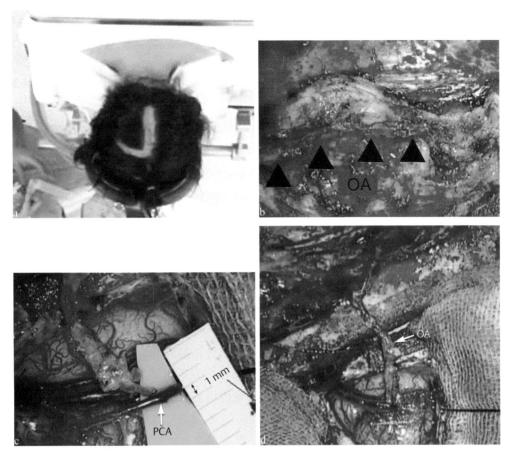

图 15.3　（a）患者呈俯卧位，头部固定于马蹄形的头架之上。术野范围内 1cm 内备皮，做 U 形枕部切口。（b）使用多普勒定位可以轻易识别枕动脉（OA；短箭头），并将其从皮瓣上分离。（c）通过枕部开颅暴露皮层表面，找到大脑后动脉（PCA）的合适的皮质支。最合适的受体血管（覆盖区域）与 OA 的直径几乎一致。切开硬膜后插入，骨窗下方的缺血区脑表面，硬膜的外表面贴附脑表面。（d）进行 OA-PCA 的端 – 侧吻合使用 10-0 的尼龙单丝线缝合。

术后 4 个月采用乙酰唑胺进行脑血管舒张能力检查时，MRI 显示存在脑萎缩，表明吻合侧存在脑损伤。即使在这例患者中，SPECT 检查仍然显示 ACA 和 PCA 供血区域摄取增加。

讨论

烟雾病所致脑缺血症状的治疗方法是通过各种血运重建手术增加颈外动脉系统对脑缺血区域供血。通过 STA-MCA 吻合的直接血管重建术和脑 – 颞肌贴敷术、脑 – 硬膜 – 动脉贴敷术、脑 – 颞肌 – 动脉贴敷术、脑 – 硬膜 – 动脉 – 颞肌贴敷术等间接重建方法以及上述术式的联合方法都可以不同程度地达到重建缺血区血供的目的 [3-9]。在这些手术中，代偿良好的新生血管一般集中于 MCA 供血区。

但是对于一些患者，尤其是随着疾病进展，在其他缺血区域可能出现血管造影和临床表现方面的症状。比如下肢肌力减弱、情绪异常、视野受损以及与缺血区域有关的晨起头痛等 [12]，这些区域一般由 ACA 和 PCA 供血且未得到改善。由于 30% 的烟雾病患者可能会出现 PCA 受累，而且疾病进展的可能性相当高，有 ACA 和 PCA 的供血区缺血风险 [13-18]。此外，由于 PCA 在烟雾病患者的主要侧支循环中起到至关重要的作用，PCA 区域额外的病变进展使患者再次发生缺血性卒中的风险增加（我们的患者中有 5.6% 在首次手术后出现了 PCA 区域病变的进展）。因此，需要一些额外的针对这些已经存在或新发缺血区域的血运重建术。我们所有的病例在随访过程中都发现了 PCA 区域病变进展，ACA 和 PCA 区域都有发展成 TIA 的可能。

由于 STA 和其他血运重建的皮瓣如帽状腱膜和颞肌在以前的手术中都有使用，因此我们的手术采用了枕部或额部钻孔和骨膜瓣技术 [7, 19]。Sainte-Rose 等人报道了儿童烟雾病患者初次手术采用钻孔技术预后良好 [7]。Endo 等人报道了 6 例儿童患者在联合应用脑 - 颞肌贴敷术和额部钻孔后血运改善 [19]。脑 - 颞肌贴敷术和脑 - 硬膜 - 动脉贴敷术后血运重建的时间类似。对于 PCA 严重受损的病例，枕部钻孔可以通过 OA 而达到良好的血运重建效果。

与此相反，Scott 等人报道了 57% 的患者可以在额外的钻孔区域发现可见的侧支血管，而只有 34% 的血管的血供是有效的（例如，供血的局部区域大于钻孔区域本身）[20]。其中 3 例迟发的额部缺血症状的患者接受了二次贴敷术或大骨瓣骨膜贴敷术。1 例患者在术后 1 年接受了血管造影检查，但是术后并没有发现明显的新生的侧支循环。因此，一些患者行间接血运重建术无效。在有梗死的区域行间接血运重建术的有效性较低，可能是因为这些区域对血供的需求降低。此外，间接血运重建术对成年患者的有效性也有限 [10]。

为了解决这一问题，我们发明了 OA 和 PCA 的皮质支之间进行吻合的术式。直接血管重建术可立即建立侧支循环，为 ACA 及 PCA 区域供血。考虑到术后立即行 SPECT 显示 PCA 区域和 ACA 区域的摄取明显增加，因此 OA-PCA 旁路术可以增加 PCA 灌注压，同样也建立了增加 ACA 区域血供的侧支循环。我们认为 PCA 病变的进展导致了 ACA 区域血流的减少；进而导致这一区域的缺血症状出现。最初的血运重建术可以增加缺血部位的血流。然而，由于 PCA 病变的进展，它不能够为额外的缺血区域提供足够的血流。

虽然 OA-PCA 旁路术可以为毗邻 PCA 区域的缺血区域提供侧支血流，我们不认为旁路术也能为远离分水岭的区域供血。因此，我们联合进行 OA-PCA 旁路术和额内侧区域多点钻孔术，以此进一步增加 ACA 区域的侧支循环。据推测直接血运重建术与间接血运重建术联合手术效果优于其中任意一种，可以形成更好更广泛的血运重建 [19,21]。

联合血运重建术对于那些由于 PCA 疾病进展导致的即将发生卒中，以及严重、反复 TIA 发作的患者尤其有效。Ikeda 等人行 OA-PCA 皮质支吻合术用于预防即将出现的皮层盲 [22]。在我们的患者中，随访 MRI 显示术后迟发性局灶性神经功能障碍导致脑萎缩。术后第 7 天进行的 T2 加权 MRI 显示吻合区域发生脑水肿。同一时间进行的 FLAIR-MRI 序列显示脑膜高信号，即所谓的常春藤征（ivy sign）。这种病变被认为是直接吻合术后的局部高灌注导致的软膜血管的增强。弥散加强MRI 不能发现这种缺血改变。

Fujimura 等人报道了一例儿童烟雾病患者在 STA-MCA 旁路术后出现局灶性神经功能缺损[23]。吻合区域出现早期的血流增加以及血管源性水肿的生成。Ogasawara 等人报道了一例烟雾病患者行 STA-MCA 旁路术后出现脑高灌注综合征。随后出现的神经损伤是不可逆的，并导致了认知功能障碍[24]。幸运的是，我们的患者的视力损伤随后恢复了。关于降低烟雾病患者直接旁路手术后高灌注发生率的方法需要进一步的研究。

结论

对于有缺血症状，第一次手术后症状累及 ACA 和 PCA 的烟雾病患者，OA-PCA 吻合术联合间接血运重建术是一种有效的治疗方式。对于间接血运重建无效或存在卒中或 TIA 风险的患者，这种治疗方法也不失为一种选择。

（邓晓峰 王亮 译）

参考文献

1. Suzuki J, Kodama N. Moyamoya disease—a review. Stroke 1983;14(1):104–109
2. Suzuki J, Takaku A. Cerebrovascular "moyamoya" disease. Disease showing abnormal net-like vessels in base of brain. Arch Neurol 1969;20(3):288–299
3. Adelson PD, Scott RM. Pial synangiosis for moyamoya syndrome in children. Pediatr Neurosurg 1995;23(1):26–33
4. Fujita K, Tamaki N, Matsumoto S. Surgical treatment of moyamoya disease in children: which is more effective procedure, EDAS or EMS? Childs Nerv Syst 1986;2(3):134–138
5. Iwama T, Hashimoto N, Miyake H, Yonekawa Y. Direct revascularization to the anterior cerebral artery territory in patients with moyamoya disease: report of five cases. Neurosurgery 1998;42(5):1157–1161, discussion 1161–1162
6. Matsushima T, Fukui M, Kitamura K, Hasuo K, Kuwabara Y, Kurokawa T. Encephalo-duro-arterio-synangiosis in children with moyamoya disease. Acta Neurochir (Wien) 1990;104(3-4):96–102
7. Sainte-Rose C, Oliveira R, Puget S, et al. Multiple bur hole surgery for the treatment of moyamoya disease in children. J Neurosurg 2006;105(6, Suppl)437–443
8. Shirane R, Yoshida Y, Takahashi T, Yoshimoto T. Assessment of encephalo-galeo-myo-synangiosis with dural pedicle insertion in childhood moyamoya disease: characteristics of cerebral blood flow and oxygen metabolism. Clin Neurol Neurosurg 1997;99(Suppl 2):S79–S85
9. Yoshioka N, Tominaga S, Suzuki Y, et al. Vascularized omental graft to brain surface in ischemic cerebrovascular disease. Microsurgery 1995;16(7):455–462
10. Hayashi T, Shirane R, Tominaga T. Additional surgery for postoperative ischemic symptoms in patients with moyamoya disease: the effectiveness of occipital artery-posterior cerebral artery bypass with an indirect procedure: technical case report. Neurosurgery 2009;64(1):E195–E196, discussion E196
11. Zeal AA, Rhoton AL Jr. Microsurgical anatomy of the posterior cerebral artery. J Neurosurg 1978;48(4):534–559
12. Shirane R, Fujimura M. Headache in Moyamoya Disease. In: Cho BK, Tominaga T, eds. Moyamoya Disease Update.Tokyo, Berlin, Heiderberg, New York: Springer; 2010:110–113
13. Kuroda S, Ishikawa T, Houkin K, Nanba R, Hokari M, Iwasaki Y. Incidence and clinical features of disease progression in adult moyamoya disease. Stroke 2005;36(10):2148–2153
14. Miyamoto S, Kikuchi H, Karasawa J, Nagata I, Ihara I, Yamagata S. Study of the posterior circulation in moyamoya disease. Part 2: Visual disturbances and surgical treatment. J Neurosurg 1986;65(4):454–460
15. Mugikura S, Takahashi S, Higano S, Shirane R, Sakurai Y, Yamada S. Predominant involvement of ipsilateral anterior and posterior circulations in moyamoya disease. Stroke 2002;33(6):1497–1500
16. Robertson RL, Burrows PE, Barnes PD, Robson CD, Poussaint TY, Scott RM. Angiographic changes after pial synangiosis in childhood moyamoya disease. AJNR Am J Neuroradiol 1997;18(5):837–845
17. Yamada I, Himeno Y, Suzuki S, Matsushima Y. Posterior circulation in moyamoya disease: angiographic study. Radiology 1995;197(1):239–246
18. Yamada I, Murata Y, Umehara I, Suzuki S, Matsushima Y. SPECT and MRI evaluations of the posterior circulation in moyamoya disease. J Nucl Med 1996;37(10):1613–1617
19. Endo M, Kawano N, Miyaska Y, Yada K. Cranial burr hole for revascularization in moyamoya disease. J Neurosurg 1989;71(2):180–185
20. Scott RM, Smith JL, Robertson RL et al. Long-term outcome in children with moyamoya syndrome after cranial revascularization by pial synangiosis. J Neurosurg 2004 February;100(2 Suppl Pediatrics):142–9
21. Houkin K, Kamiyama H, Takahashi H, Kuroda S, Abe H. Combined revascularization surgery for childhood moyamoya disease: STA-MCA and encephalo-duro-arterio-myo-synangiosis. Childs Nerv Syst 1997;13(1):24–29
22. Ikeda A, Yamamoto I, Sato O, Morota N, Tsuji T, Seguchi T. Revascularization of the calcarine artery in moyamoya disease: OA-cortical PCA anastomosis—case report. Neurol Med Chir (Tokyo) 1991;31(10):658–661

23. Fujimura M, Kaneta T, Shimizu H, Tominaga T. Symptomatic hyperperfusion after superficial temporal artery-middle cerebral artery anastomosis in a child with moyamoya disease. Childs Nerv Syst 2007; 23(10):1195–1198

24. Ogasawara K, Komoribayashi N, Kobayashi M, et al. Neural damage caused by cerebral hyperperfusion after arterial bypass surgery in a patient with moyamoya disease: case report. Neurosurgery 2005;56(6): E1380, discussion E1380

第 16 章
烟雾病麻醉及围术期管理

Richard A. Jaffe, Jaime R. López, Diana G. McGregor

引言

烟雾病患者的颈内动脉远端逐渐闭塞,其邻近分支发展为特征性的烟雾血管,不仅为围术期管理及监护带来重要的机遇,也带来特殊挑战 [1-3]。事实上,恰当的麻醉管理及术中监护是患者获得良好预后的关键。本章将对 1000 多例儿童及成人患者的血运重建术的麻醉经验进行讨论,其中大部分为颞浅动脉 – 大脑中动脉(STA-MCA)旁路术。

由于烟雾病较罕见,至今也无随机临床试验支持某特定麻醉或监护方法。但是,烟雾病患者围术期管理的基本原则十分简单,即维持供给需求平衡。围术期维持供给(脑血流)– 需求(脑代谢率)比平衡,在 MCA 阻断期间采取预防缺血损伤的干预,早期发现非理想状态的供给需求状态并迅速做出补救措施是患者管理的基础。

烟雾血管功能的异常,使得烟雾病患者的局部 CBF 受损。这些血管的自主调节能力严重下降,受损区域的 CBF 是直接由血压决定的。幸运的是,烟雾血管并不对去氧肾上腺素和麻黄素的血管收缩作用产生反应,因此可以使用这些血管活性药物维持适宜的灌注压。高碳酸血症无法使烟雾血管扩张,但低碳酸血症可能导致烟雾血管收缩 [4]。对于儿童烟雾病患者,过度通气可能会导致 CBF 低于标准水平,从而导致缺血性损伤,因此避免儿童术前哭闹尤为重要 [3,5,6]。

术前注意事项

患者术前病史及体格检查应着重于脑灌注不稳定的相关证据和神经功能缺失特征。患者常表现为一过性脑缺血发作或缺血性脑卒中的症状或体征 [7]。蛛网膜下腔出血(常为成人)、头疼或癫痫发作的发生率较低。已有短暂性脑缺血发作病史的患者术中和术后出现脑缺血损伤的风险增加 [8],而近期有颅内出血病史的患者后续发生脑出血的风险也增加。术前放置动脉导管持续监测麻醉诱导期间血压可使这两种患者均受益。对于儿童患者,则需权衡诱导前放置动脉导管的潜在获益与操作给患儿带来紧张和疼痛导致过度通气和 CBF 降低的潜在风险。

烟雾综合征伴发多种其他医疗问题,且这些问题常与麻醉及术后管理相关(表16.1)。例如,血液系统疾病可能会导致贫血,应在术前进行纠正。既往头颈部放射治疗引起的结缔组织改变可能导致气道管理困难。气道管理也会受到多种先天性综合征的影响。全身血管病可致血管穿刺困难,同样这类患者更易发生围术期心血管并发症。

对于烟雾病患者,大部分慢性疾病的用药应持续使用至手术当天。氯吡格雷以及其他抗血小板药物(除阿司匹林外)应在术前 5~7 天停用。具有心脏疾病风险的患者术前应行心电图检查。实验室检查应至少包括全血细胞计数、电解质以及血糖。我们要求术前 8 小时可服用轻饮食,术前 3 小时可服用清流质。

我们会对患者进行宣教以使其了解术后可能发生的情况,包括术后须进行多次神经功能检查,术后疼痛的强度,可能出现低体温,导尿管可能产生不适感以及术后身上会连接多种线路及监测设备。成人术前用药可考虑在患者离开手术等候区前静脉给予 1~2mg 咪达唑仑。诱导前 30~45 分钟给予口服咪达唑仑糖浆(0.5mg/kg;最大口服剂量＝ 20mg)可使儿童患者受益。任何年龄段的烟雾病患者均应避免低血压,呼吸抑制以及焦虑导致的过度通气。

表 16.1　与烟雾病相关的临床疾病 [44–46]

血液系统疾病
　镰状细胞贫血
　地中海贫血
　Fanconi 贫血
　再生障碍性贫血
　血栓状态

血管疾病
　高血压
　肾动脉狭窄
　周围血管病
　主动脉瘤
　心肌病
　主动脉狭窄
　颅内动脉硬化

先天性综合征
　神经纤维瘤病 I 型
　线粒体病
　马方综合征
　唐氏综合征
　亚伯综合征

其他因素
　头颈放射治疗
　脑膜炎
　肾病综合征
　肺结节病
　甲状腺功能亢进
　肾动脉狭窄

斯坦福麻醉方案

术中管理

监护标准

除了由美国麻醉医师协会认可的标准监护外，烟雾病患者需要行有创动脉压监测、中心静脉置管、QTc 间期变化持续监测、食管深部温度探头监测、导尿管监测尿量、行膀胱灌洗，以及膀胱温度监测。脑皮层功能通过脑电图（EEG）和诱发电位（下节详述）进行监测。理论上可应用近红外光谱监测皮层组织氧饱和度，但根据我们的经验，近红外光谱技术难以实施（须进入手术术野），并且与标准的电生理监测技术相比 [如 EEG，体感诱发电位（SSEP）以及运动诱发电位（MEP）] 并不可靠。

麻醉诱导

患者预给氧（呼末氧浓度 ≥ 0.9）后，通过逐渐递增芬太尼浓度至 7~9μg/kg，结合使用硫喷妥钠或异丙酚滴定至意识丧失进行麻醉诱导。应用罗库溴铵或维库溴铵获得满意的肌肉松弛。麻醉诱导期间，应用滴定剂量的去氧肾上腺素和麻黄碱将使患者平均动脉压（MAP）维持在诱导前水平。进行气管插管，并确认气管导管位置。

麻醉维持

通常将异氟烷（最高至 0.6%）混合至 50% 氧化亚氮和 50% 的空气中进行麻醉维持，必要时可静脉输注瑞芬太尼 [0.05~0.2μg/（kg·min）]。如术前未放置动脉导管，可在此时进行。

应用滴定剂量的麻黄碱和去氧肾上腺素将 MAP（头位水平）维持在术前水平。经锁骨下静脉放置三腔中心静脉导管，通过其最远端的输液腔行静脉压监测。在放置 Mayfield 头架前约 60 秒经中心静脉单次输注瑞芬太尼（2~3μg/kg），以减轻头钉固定带来的血流动力学反应。大多数患者需要通过中心静脉持续输注去氧肾上腺素以将 MAP 维持在术前水平。麻醉过程中需不断调节呼吸参数以维持正常的二氧化碳水平。

液体管理的目标为维持正常血容量，红细胞压积维持在 30%~36%。可通过输注生理盐水以及 5% 的白蛋白以补偿隐形液体丢失、出血以及尿液来达成。低温有利尿作用，因此对于低温患者，尿量并非评估容量状态的可靠指标。整个手术过程中应反复检测动脉血气、电解质、血糖以及红细胞压积，并维持正常值。

诱导低温

诱导低温是指采用表面冷却或侵袭式降温技术将由食道远端测的核心体温降至 33 ℃左右。正常体重指数的患者可以通过表面控温技术恰当地进行降温和复温。患者常置于两张水循环毛毯间形成三明治结构，水循环毛毯可低至 4 ℃进行降温，亦可升至 42 ℃进行复温。但常须采用温盐水（40 ℃左右）进行膀胱灌洗以辅助复温。侵袭式降温技术（Innercool™，Philips Medical，荷兰阿姆斯特丹）则用于体重指数高的患者，这些患者如采用表面冷却，特别进行表面复温时耗时过长。

在过去的 15 年间，我们通过对 1000 多例烟雾病患者进行血运重建手术及其他 2000 多例颅内手术，积累了大量术中低温技术的经验。幸运的是，与正常体温的神经外科手术患者相比，我们并没有观察到如凝血障碍、心律失常、苏醒延迟以及伤口感染等不良事件的增加 [9]。

阻断期间患者管理

术前应请神经电生理监测团队会诊,对EEG及诱发电位数据进行评估。针对每一例患者的药效动力学特点,阻断期间在保证诱发电位监测的情况下,可采用单一剂量硫喷妥钠或异丙酚产生爆发抑制。同时应用麻黄碱或去氧肾上腺素抵消硫喷妥钠(或异丙酚)所致的心血管影响。在进行动脉阻断之前,通过中心静脉给予预定剂量的麻醉药物和血管活性药物。一旦爆发抑制形成,维持MAP高于术前水平的10%,即可进行动脉阻断,期间输注去氧肾上腺素或多巴胺维持MAP水平。阻断期间根据EEG/诱发电位改变以及术野情况来调节MAP水平。一旦动脉阻断解除,可将MAP降至基线水平。

术中电生理监测

与其他脑血管病的手术治疗相似,烟雾病手术治疗也与术中脑缺血相关。因此,手术期间应考虑识别并可降低术中脑缺血风险的策略。本节对可能有效发现术中脑缺血的神经电生理技术进行回顾,描述其应用的基本原理及生理基础,讨论我们团队在这些病例中所获得的术中电生理监测技术经验,并向大家展示临床案例以强调这些技术在烟雾病术中管理的应用。

神经电生理研究及脑血流

脑缺血损伤以及进行性脑梗死是烟雾病手术治疗的潜在并发症。为避免这些危险因素,目前已对多种不同技术是否能确定和逆转术中脑缺血进行了研究。其最终目的是通过这些技术避免术中卒中,改善患者术后神经功能的预后。动物及人类临床研究已经证明,由于脑电生理变化与局部CBF之间的紧密联系,SSEP和EEG可监测缺血脑皮质功能状态的变化。

通过SSEP的动物实验研究已证实了脑缺血变化的预测模式。灵长类动物研究回顾显示,局部CBF水平$\geq$16mL/(100g·min)时皮质SSEP仍维持正常,当CBF<12mL/(100g·min)时SSEP消失,CBF为(14~16)mL/(100g·min)时诱发电位振幅急剧下降,局部CBF为16mL/(100g·min)时诱发电位振幅降低了50%[10-13]。当局部CBF临界值<15mL/(100g·min)时,与振幅下降相似,中央连续传导时间也因脑缺血损伤延长[4, 15]。这些SSEP变化常出现在比典型脑梗死区域CBF水平更高的皮质区域。

在采用MCA闭塞技术的球囊慢性脑卒中模型中,梗死区域对应局部CBF$\leq$10mL/(100g·min)[13, 16]。但是,在灵长动物急性脑卒中模型中,局部CBF较高时即出现梗死,且在局部CBF$\leq$12mL/(100g·min)时即可发现[17, 18]。这些研究发现提示皮层SSEP振幅降低50%时对应皮质局部CBF为14~16mL/(100g·min),而该水平仍然高于脑梗死CBF水平。因此,SSEP改变可提示潜在的可逆性脑缺血,且可通过提高CBF纠正这种变化。

已知脑缺血亦可导致EEG发生可预测的模式改变,这一点在Sharbrough等人[19]和Sundt等人[20-21]的临床试验中得以证实。他们回顾了颈动脉内膜剥脱术患者CBF和EEG改变。当CBF$\leq$10mL/(100g·min)时,EEG发生明显变化。当CBF为10~18mL/(100g·min)时,EEG发生轻微变化。对于EEG来说,其CBF临界值为15mL/(100g·min)。很明显,EEG变化与动物模型中SSEP变化紧密相关。

术中电生理监测在脑血管疾病中的临床应用

术中电生理监测可应用于多种脑血管疾病手术治疗,如脑动脉瘤手术[22-26]、中枢神经系统动静脉畸形切除[27],以及颈动脉内膜剥脱术[28-30]。术中电生理监测在脑动脉瘤[31]及动静脉畸形[32]的血管内治疗的有效性已在研究中获得证实。由于本章着重于烟雾病,因此并未对上述研究内容进行回顾。读者若想获得烟雾病术中电生理监测相关的全面回顾,这些内容在术中神经生理监测教科书中可以找到[33-34]。

烟雾病

对于术中电生理监测,了解烟雾病手术治疗的局限性以及何种病理生理机制会导致脑损伤是非常重要的。烟雾病的手术治疗包括直接和间接血运重建术。其中将STA 移植至 MCA 分支上的直接血运重建术应用更为广泛。为了完成 STA-MCA 血管吻合,在实际操作时局部 MCA 供血区域将受到损伤。在这期间,将临时阻断 MCA的远端,因此脑缺血损伤的风险也往往最高。

虽然烟雾病手术治疗逐渐成为常规治疗方式,开展该治疗的中心也逐渐增多,但目前尚不清楚是否有某种方法或技术可以广泛应用于术中脑缺血损伤的诊断和监测。Smith 等人[35]提出术中电生理监测可能对烟雾病手术治疗患者有益,而在全麻期间可

通过术中 EEG 或近红外光谱技术诊断脑缺血损伤。遗憾的是,该团队的文献并不是关于烟雾病手术中使用术中电生理监测的研究。

进一步文献回顾发现,仅有一篇文献在摘要中提及在烟雾病手术期间采用术中电生理监测[36]。斯坦福团队报道了 700 例烟雾病血运重建术(435 例患者),其中主要为STA-MCA 吻合术,术中电生理监测包括监测两侧正中神经 SSEP 及八导矢状窦旁头皮 EEG。29 例(4.1%)患者在麻醉恢复后即刻发现有新发脑卒中,但仅有 4 例患者术中电生理监测发生变化。23 例(3.3%)患者术中电生理监测发生改变,而在这些患者中, 4 例表现为"持续"变化,这 4 例均发生术后事件(其中 3 例包括在上述 29 例脑卒中中, 1 例发生出血)。术中电生理监测的"一过性"改变并不与术后事件相关,可能是因为术中干预措施逆转了脑缺血损伤。他们得出的结论是术中电生理监测上肢SSEP 以及八导矢状窦旁头皮 EEG 是预测术后卒中、出血或一过性神经系统事件的特异性指标,但其缺乏敏感性。

斯坦福术中电生理监测方案

由于麻醉药物能极大地影响术中电生理监测结果,除须了解手术具体过程外,还须了解麻醉用药方案。前文提到过麻醉技术仅对皮层 SSEP 振幅有轻微影响,可使双侧 EEG 减缓。对于所有烟雾病手术患者,我们采用以下术中电生理监测技术以尝试诊断和监测皮层及皮层下缺血:EEG、正中神经 SSEP、胫后神经 SSEP 以及经颅MEPS。

脑电图

脑电图至少应为 8 通道(10 通道更佳),采用矢状窦旁连接方式每侧放置 4 个或 5 个电极。例如,如使用 8 通道,则按照以下连接方式进行烟雾病术中监测:F3/F4,C3'/C4',P3/P4,T3/T4,参考电极 FZ。我们也发现在方案中加入 F7/F8 和(或)O1/O2 电极也有益。

体感诱发电位

周围神经电刺激

在腕部和脚踝皮肤或皮下放置标准刺激电极,刺激双侧正中神经和胫后神经后记录 SSEP 数据。刺激频率为 2~5Hz,刺激脉冲时间为 0.1~0.3 毫秒。持续刺激电流强度为上限约 50% 以上,这种强度足以刺激拇指颤搐,整个手术期间均可使用该强度。接地电极放置于手臂正中神经刺激电极近端。平均 150~250 个刺激通常可以产生充分且可重复性好的诱发电位。

推荐记录连接方式

1. 正中神经 SSEP

a.C3'/C4'-FZ(对侧皮质-中额参考)。

b. 对侧皮质-同侧皮质对应。

这种连接方式保证可记录近场皮层 SSEP 波形(N19,P24,P40 和 N45)。

c. 脊柱颈段,通常为 C5 或 C7,其参考电极为 FZ 或对侧肩部 FZ。这种设置可识别皮层下远场电位(P14,N18),保证对中枢传导时间(P14 与 N19 之间的时间间隔)的监测。中枢传导时间反应从枕大孔到体感皮层的颅内传导时间。

d. 同侧臂丛-对侧臂丛。

2. 胫后神经 SSEP

a.CZ-FZ。

b.CZ'-FZ。

c.C5/C7-FZ。

d. 同侧腘窝-膝部参考电极。

经颅运动诱发电位

刺激技术

通过标准表面 EEG,在头皮放置皮下针或螺旋电极对运动皮层行经颅电刺激获得经颅 MEP。最常见的刺激模式为 C3-C4,若刺激强度足够高,该模式常产生双侧上下肢肌源性 MEP。也可采用 C1-C2 模式,但该模式倾向于优先产生下肢复合动作电位。电刺激应调节至可激活兴趣半球的阈值水平。若刺激水平太高,则会激活深层的皮层下运动传导通路,而这些通路可能经过皮层缺血的范围。

1. 阳极刺激是获得 MEP 的关键,因此,兴趣运动皮层对应电极应连接至刺激器阳极。我们偶尔会采用隔离兴趣大脑半球的连接方式,如 C3/C4-CZ 或 C3/C4-FZ,以获得对侧肢体肌源性 MEP。

2. 刺激参数部分取决于监测设备以及麻醉方案。但以下刺激设置常可产生可重复的经颅 MEP:刺激间隔 50 微秒,成串 3~6 个刺激,刺激监测 1.5~3 毫秒,最大强度 500 V。应为每一例患者建立适宜的刺激参数,并根据不同患者进行调整。

3. 在使用经颅 MEP 之前了解其可能引起的并发症及禁忌证是非常重要的。最常见的并发症为直接刺激咬肌和颞肌导致的舌咬伤,因此在进行经颅 MEP 刺激前应在口腔放置防咬装置。这里不再对 MEP 其他并发症进行详述,读者可通过前文提及的术中神经电生理监测教科书进一步学习。

数据记录技术

复合运动动作电位可通过表面电极或皮下针电极记录，我们优选便于放置、不需电解质接触胶并且更安全的针状电极。针状电极穿刺入肌肉，则成为有效的肌间记录电极。我们每次最少记录 6 块肌肉，记录的复合运动动作电位常来自以下肌肉：拇短展肌、第一骨间背侧肌、胫骨前肌以及拇展肌。

案例

5 岁男性患儿，既往烟雾病导致双侧大脑半球一过性缺血发作，手术行左侧 STA-MCA 旁路术。术中不久出现左侧半球 EEG 显著缓慢（C：1~4 行），对应左侧（A）及右侧（B）正中神经皮层 SSEP 无变化。EEG 持续减缓，且提高平均动脉压后并未改善。术后，患者出现右侧偏瘫（图 16.1）。

术后注意事项

麻醉苏醒

缝合硬膜时给予止吐药（如静脉给予昂丹司琼 4~8mg），手术结束后，停止吸入麻醉剂，但仍维持低剂量瑞芬太尼输注[常为 0.05μg/（kg·min）]。自主呼吸及保护性反射恢复后，拔出气管插管，停止输注瑞芬太尼，并将 MAP 维持于术前水平。这么做常需要联合输注拉贝洛尔、艾司洛尔以及硝普钠。由于合并的基础疾病不同，拔管时每个

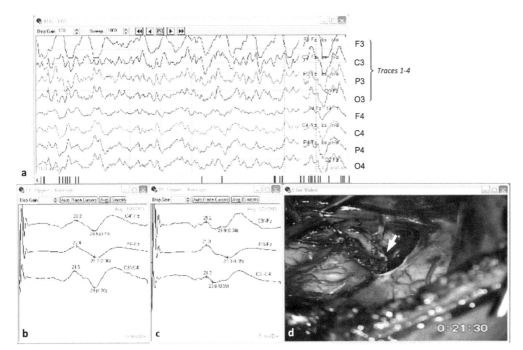

图 16.1　采用多模态脑电图（a）以及左侧（b）体感诱发电位和右侧（c）正中神经术中神经电生理监测 5 岁烟雾病男性患儿脑功能。患儿行左侧颞浅动脉－大脑中动脉旁路术过程中出现双侧半球一过性脑缺血发作。血管吻合完成（d，箭头）左侧大脑半球出现脑电慢波活动（a，1~4 行），相应体感诱发电位无变化（b，c）。术后，患者出现右侧偏瘫。

患者的温度条件也相差较大。大部分患者只要食管远端的核心温度达到 35 ℃,拔管即可安全进行。

拔管后患者在手术间停留期间,应对患者的神经功能进行检查,检查患者的运动、感觉是否恢复正常以及是否能遵嘱活动。如果需要,可以静脉给予低剂量杜冷丁(15~25mg)抑制疼痛以及寒战。患者在全套监护下转移至 ICU,ICU 医护人员接管相关后续治疗。术后常规检查包括 X 线检查确认中心静脉导管位置,以及因术中血压管理而放置的动脉血压管理设备放置情况。如病床头位升高,而动脉转换器仍放置在心脏水平,则会出现医源性低颅压,因此 MAP 监测应将转换器放置于头位水平。

常见并发症及风险

通过术中电生理持续改变或术后神经功能检查发现术中缺血性损伤的可能性极低。少数患者(<4%)出现缺血或出血性损伤,尤其是术后一两天。这些出现术后并发症的患者几乎均为双侧病变,并发症在第一次手术成功治疗后发生。至今为止尚未完成相关分析寻找可能的诱因。

亚低温争议

非常遗憾,术中低温的使用仍充满争议。其中,众所周知的风险包括亚低温导致手术切口感染概率增加 3 倍,不良心血管事件伴随术中出血显著增加,以及住院时间延长[9]。多个实验模型、多种动物实验的大量数据证明亚低温能显著避免缺血性损伤[37]。心脏旁路术研究以及近期心脏梗死后研究已证实术中低温的有利影响[38-42],且临床上也支持以上研究结果。从这些研究看来,亚低温

在缺血损伤出现当时或快出现时最为有效,如可能出现再灌注损伤,最好将亚低温维持至缺血损伤后时期。

对亚低温持反对意见者引证了动脉瘤术中低温临床试验第二阶段研究(IHAST 2)[42](声明:R.A.J 和 D.G.M 为 IHAST 2 研究的共同研究员)。由于手术在动脉瘤破裂后 2 周内进行,IHAST 2 无法证实亚低温对动脉瘤夹闭手术有益。在 IHAST 2 中,由于亚低温治疗仅在动脉瘤破裂后 1~14 天后的手术中短期应用,而动脉瘤破裂或后续血管痉挛并未进行低温治疗。并且由于 94% 以上的患者要么术中未采用临时阻断,要么临时阻断时间非常短暂,因此该研究难以得出因术中低温使术中缺血事件发生率降低的结论。为阐述这个问题,将 IHAST 2 总的临时阻断时间单独进行分析[43]。同样,总临时阻断时间 ≥ 20 分钟时,低温患者和正常体温患者临床预后并无差别。

在 IHAST 研究中,不论是整体分析还是单独分析总临时阻断时间延长的患者均无法得到亚低温治疗有益的结论,可能是因为在动脉瘤破裂当时以及之后立即出现的多种混杂因素干扰分析。对 IHAST 研究中总临床阻断时间长的患者进行亚组分析,显示此类患者最可能从术中低温中获益。但实际由于总阻断时间定义为短暂阻断时间的总和,其再灌注间隔时间则并未记录,因此该亚组数据分析十分复杂。根据美国国立卒中量表(NIHSS)和格拉斯哥昏迷量表评,该亚组患者术前神经功能状态估显著较差。与 IHAST 2 中临时阻断时间较短的患者相比,该组患者术后发生脑膜炎以及脑室炎的概率显著增高。这些术前就存在的神经功能损伤、术后并发症,以及无法确定的

再灌注间隔时间使低温治疗带来的益处愈发模糊。

　　虽然 IHAST2 的设计可能考虑到了临床研究以及良好临床护理的特点所带来的局限性,它在设计时已排除亚低温在类似烟雾病患者这种轻度低灌注导致一过性皮质缺血的作用。IHAST 2 研究中否定了许多精心设计的实验室研究和临床研究阳性结果的有益效应,因此对于烟雾病患者来说,否定亚低温治疗带来潜在的益处是十分不明智的。

(李姝　郝强　译)

参 考 文 献

1. Baykan N, Ozgen S, Ustalar ZS, Dagçinar A, Ozek MM. Moyamoya disease and anesthesia. Paediatr Anaesth 2005;15(12):1111–1115

2. Henderson MA, Irwin MG. Anaesthesia and moyamoya disease. Anaesth Intensive Care 1995;23(4):503–506

3. Nomura S, Kashiwagi S, Uetsuka S, Uchida T, Kubota H, Ito H. Perioperative management protocols for children with moyamoya disease. Childs Nerv Syst 2001;17(4-5):270–274

4. Yusa T, Yamashiro K. Local cortical cerebral blood flow and response to carbon dioxide during anesthesia in patients with moyamoya disease. J Anesth 1999;13(3):131–135

5. Kansha M, Irita K, Takahashi S, Matsushima T. Anesthetic management of children with moyamoya disease. Clin Neurol Neurosurg 1997;99(Suppl 2):S110–S113

6. Soriano SG, Sethna NF, Scott RM. Anesthetic management of children with moyamoya syndrome. Anesth Analg 1993;77(5):1066–1070

7. Scott RM, Smith ER. Moyamoya disease and moyamoya syndrome. N Engl J Med 2009;360(12):1226–1237

8. Iwama T, Hashimoto N, Yonekawa Y. The relevance of hemodynamic factors to perioperative ischemic complications in childhood moyamoya disease. Neurosurgery 1996;38(6):1120–1125, discussion 1125–1126

9. Sessler DI. Complications and treatment of mild hypothermia. Anesthesiology 2001;95(2):531–543

10. Branston NM, Symon L, Crockard HA, Pasztor E. Relationship between the cortical evoked potential and local cortical blood flow following acute middle cerebral artery occlusion in the baboon. Exp Neurol 1974;45(2):195–208

11. Branston NM, Strong AJ, Symon L. Extracellular potassium activity, evoked potential and tissue blood flow. Relationships during progressive ischaemia in baboon cerebral cortex. J Neurol Sci 1977;32(3):305–321

12. Branston NM, Ladds A, Symon L, Wang AD. Comparison of the effects of ischaemia on early components of the somatosensory evoked potential in brainstem, thalamus, and cerebral cortex. J Cereb Blood Flow Metab 1984;4(1):68–81

13. Symon L. The relationship between CBF, evoked potentials and the clinical features in cerebral ischaemia. Acta Neurol Scand Suppl 1980;78:175–190

14. Hargadine JR, Branston NM, Symon L. Central conduction time in primate brain ischemia – a study in baboons. Stroke 1980;11(6):637–642

15. Lesnick JE, Michele JJ, Simeone FA, DeFeo S, Welsh FA. Alteration of somatosensory evoked potentials in response to global ischemia. J Neurosurg 1984;60(3):490–494

16. Symon L, Crockard HA, Dorsch NW, Branston NM, Juhasz J. Local cerebral blood flow and vascular reactivity in a chronic stable stroke in baboons. Stroke 1975;6(5):482–492

17. Jones TH, Morawetz RB, Crowell RM, et al. Thresholds of focal cerebral ischemia in awake monkeys. J Neurosurg 1981;54(6):773–782

18. Morawetz RB, DeGirolami U, Ojemann RG, Marcoux FW, Crowell RM. Cerebral blood flow determined by hydrogen clearance during middle cerebral artery occlusion in unanesthetized monkeys. Stroke 1978;9(2):143–149

19. Sharbrough FW, Messick JM Jr, Sundt TM Jr. Correlation of continuous electroencephalograms with cerebral blood flow measurements during carotid endarterectomy. Stroke 1973;4(4):674–683

20. Sundt TM Jr, Sharbrough FW, Anderson RE, Michenfelder JD. Cerebral blood flow measurements and electroencephalograms during carotid endarterectomy. J Neurosurg 1974;41(3):310–320

21. Sundt TM Jr, Sharbrough FW, Piepgras DG, Kearns TP, Messick JM Jr, O'Fallon WM. Correlation of cerebral blood flow and electroencephalographic changes during carotid endarterectomy: with results of surgery and hemodynamics of cerebral ischemia. Mayo Clin Proc 1981;56(9):533–543

22. Friedman WA, Kaplan BL, Day AL, Sypert GW, Curran MT. Evoked potential monitoring during aneurysm operation: observations after fifty cases. Neurosurgery 1987;20(5):678–687

23. Schramm J, Koht A, Schmidt G, Pechstein U, Taniguchi M, Fahlbusch R. Surgical and electrophysiological observations during clipping of 134 aneurysms with evoked potential monitoring. Neurosurgery 1990;26(1):61–70

24. Friedman WA, Chadwick GM, Verhoeven FJ, Mahla M, Day AL. Monitoring of somatosensory evoked potentials during surgery for middle cerebral artery aneurysms. Neurosurgery 1991;29(1):83–88

25. Palatinsky E, DiScenna A, McDonald H, Whittingham T, Selman W. SSEP and Baep monitoring of temporary clip application and induced hypotension during cerebrovascular surgery. In: Loftus CM, Traynelis VC, editors. Intraoperative monitoring techniques in neurosurgery. New York: McGraw-Hill; 1994:61–71

26. Lopéz JR, Chang SD, Steinberg GK. The use of electrophysiological monitoring in the intraoperative management of intracranial aneurysms. J Neurol Neurosurg Psychiatry 1999;66(2):189–196

27. Chang SD, Lopez JR, Steinberg GK. The usefulness of electrophysiological monitoring during resection of central nervous system vascular malformations. J Stroke Cerebrovasc Dis 1999;8(6):412–422

28. Pedrini L, Tarantini S, Cirelli MR, Ballester A, Cifiello BI, D'Addato M. Intraoperative assessment of cerebral ischaemia during carotid surgery. Int Angiol 1998;17(1):10–14

29. Manninen PH, Tan TK, Sarjeant RM. Somatosensory evoked potential monitoring during carotid endarterectomy in patients with a stroke. Anesth Analg 2001;93(1):39–44

30. Lam AM, Manninen PH, Ferguson GG, Nantau W. Monitoring electrophysiologic function during carotid endarterectomy: a comparison of somatosensory evoked potentials and conventional electroencephalogram. Anesthesiology 1991;75(1):15–21

31. Liu AY, Lopez JR, Do HM, Steinberg GK, Cockroft K, Marks MP. Neurophysiological monitoring in the endovascular therapy of aneurysms. AJNR Am J Neuroradiol 2003;24(8):1520–1527

32. Paulsen RD, Steinberg GK, Norbash AM, Marcellus ML, Lopez JR, Marks MP. Embolization of rolandic cortex arteriovenous malformations. Neurosurgery 1999;44(3):479–484, discussion 484–486

33. Nuwer MR. Intraoperative monitoring of neural function. In: Nuwer MR, editor. Handbook of Clinical Neurophysiology. 2008.

34. Galloway GM, Nuwer MR, Lopez JR, Zamel KM. Intraoperative Neurophysiologic Monitoring. Cambridge: Cambridge University Press; 2010

35. Smith ER, Butler WE, Ogilvy CS. Surgical approaches to vascular anomalies of the child's brain. Curr Opin Neurol 2002;15(2):165–171

36. Nguyen V, Khan N, Steinberg G, Cho S, López J. Intraoperative neurophysiologic monitoring in the surgical management of moyamoya disease. Poster presented at: American Academy of Neurology; 2011 April; Honolulu, HI

37. Dietrich WD, Atkins CM, Bramlett HM. Protection in animal models of brain and spinal cord injury with mild to moderate hypothermia. J Neurotrauma 2009;26(3):301–312

38. Arrich J, Holzer M, Herkner H, Müllner M. Hypothermia for neuroprotection in adults after cardiopulmonary resuscitation. Cochrane Database Syst Rev 2009;(4):CD004128

39. Bernard SA, Gray TW, Buist MD, et al. Treatment of comatose survivors of out-of-hospital cardiac arrest with induced hypothermia. N Engl J Med 2002;346(8):557–563

40. Hypothermia after Cardiac Arrest Study Group. Mild therapeutic hypothermia to improve the neurologic outcome after cardiac arrest. N Engl J Med 2002;346(8):549–556

41. Holzer M, Bernard SA, Hachimi-Idrissi S, Roine RO, Sterz F, Müllner M; Collaborative Group on Induced Hypothermia for Neuroprotection After Cardiac Arrest. Hypothermia for neuroprotection after cardiac arrest: systematic review and individual patient data meta-analysis. Crit Care Med 2005;33(2):414–418

42. Todd MM, Hindman BJ, Clarke WR, Torner JC; Intraoperative Hypothermia for Aneurysm Surgery Trial (IHAST) Investigators. Mild intraoperative hypothermia during surgery for intracranial aneurysm. N Engl J Med 2005;352(2):135–145

43. Hindman BJ, Bayman EO, Pfisterer WK, Torner JC, Todd MM; IHAST Investigators. No association between intraoperative hypothermia or supplemental protective drug and neurologic outcomes in patients undergoing temporary clipping during cerebral aneurysm surgery: findings from the Intraoperative Hypothermia for Aneurysm Surgery Trial. Anesthesiology 2010;112(1):86–101

44. Hervé D, Touraine P, Verloes A, et al. A hereditary moyamoya syndrome with multisystemic manifestations. Neurology 2010;75(3):259–264

45. Kikuta K, Takagi Y, Nozaki K, et al. Effects of intravenous anesthesia with propofol on regional cortical blood flow and intracranial pressure in surgery for moyamoya disease. Surg Neurol 2007;68(4):421–424

46. Parray T, Martin TW, Siddiqui S. Moyamoya disease: a review of the disease and anesthetic management. J Neurosurg Anesthesiol 2011;23(2):100–109

第 3 篇
脑血运重建术的地区性长期经验

第 17 章
脑血运重建术治疗成人烟雾病的长期预后

Ramon L. Navarro，Terry C. Burns，Peter A. Gooderham，Gary K. Steinberg

引言

当前,我们对烟雾病的长期预后尚不十分清楚,其主要原因是缺乏自然病程、药物治疗和手术治疗的相关随机对照试验数据。日本自发性 Willis 环闭塞症(烟雾病)研究委员会已经建立了烟雾病的治疗指南,指南建议对药物治疗失败的缺血性病例进行血管重建术,但对于出血型患者,尚无明确推荐意见 [1]。

然而,来自亚洲研究中心的大量研究数据表明血管重建术能改善烟雾病的进程。我们在分析成年烟雾病患者的预后时,需要考虑以下几个因素:患者种族,单侧烟雾病和双侧烟雾病,脑血管血流动力学,患者临床表现类型,药物治疗与手术治疗,以及不同外科手术干预的类型。

长期预后结果分析

研究发现亚洲烟雾病和非亚洲烟雾病患者在发病年龄分布上有所不同,非亚洲烟雾病患者的首次发病年龄更大。然而,无论是亚洲烟雾病患者还是非亚洲烟雾病患者,都呈进行性发展,尤其是女性患者 [2]。在亚洲烟雾病患者中,发病呈现两个高峰:一个是儿童期,主要表现为缺血性症状,而在成人期,出血的发生率明显高于儿童患者。但对于非亚洲烟雾病患者,情况可能不一样,其成人期发病年龄偏晚,主要表现为缺血症状,且分级较轻。然而,最近关于中国和韩国的烟雾病患者研究发现,与日本患者的发病特点相比,中国和韩国的烟雾病发病特点与非亚洲患者有更多的相似之处 [3, 4]。烟雾病患者不同的自然病程可能与烟雾病的不同基因型有关。随着先进的脑影像成像技术的广泛应用,越来越多的成年烟雾病患者在早期阶段就被诊断发现,尤其是以缺血症状为主的患者。

性别可能也是一个预后相关因素,我们的研究发现,与男性患者相比,女性患者术前出现短暂性脑缺血发作的比例更高。我们最近分析了 307 例女性和 123 例男性患者,共进行 717 次血运重建,以改良 Rankin 量表(mRS)作为评价指标,所有患者在接受治疗后均有显著好转。然而,不管血运重建术是否成功,术后 5 年累计不良事件风险,女性患者的发生率为 11.4%,显著高于男性的 5.3% [5]。

烟雾病患者一旦发病,表现差异多样,如单侧发作,脑血管反应性异常和其他症状。真正的单侧累及的烟雾病,尤其是无症状的,大多数呈现良性过程,其进展为双侧烟雾病的概率为 7%~30% [2, 6-8]。此外,单侧烟雾病合并对侧疑似或轻度受累的患者发展为双侧烟雾病的概率高达 40% [9]。头痛是大多数成人患者的症状,但不是预后相关因素 [10, 11]。对于脑血管储备力受损的患者,头痛的出现被认为与分水岭脑缺血有关,或者与缺血导致的侧支血管形成相关,或者与两者关系相关。

通常认为出血型烟雾病患者的预后比缺血型患者的预后差,而且目前关于出血型患者的手术治疗尚有争议。与缺血型患者相比,当烟雾病发展累及颈内动脉床突上段,大脑中动脉 M1 段和大脑前动脉 A1 段常受累,此时血管重建术对出血型患者有效,但出血来源却不明确。出血可能源自脑扩张血管的破裂,脆弱烟雾血管破裂,后循环的囊状动脉瘤破裂,或脑表面扩张侧支动脉破裂 [12]。而血运重建术并不是对所有病因均有效。

烟雾病患者的脑血流动力学和脑血管储备状态可能与预后相关。脑缺血是促进脑新生血管形成的主要动力,因此,当患者合并脑血管储备能力受损和出现低灌注表现时,患者可能从血管重建术中获益 [13]。Zipfel 等人研究发现脑组织氧摄取分数是成人烟雾病卒中的预测因素 [14]。其他研究也显示,烟雾病患者首次发病后的 2 年内再次发病的概率明显增加 [6, 15]。理论上,烟雾病发病初期时大脑的需氧量和脑血流供应之间的差异较大,因此在这个时期疾病也会更加活跃。此外,一部分亚组患者,青壮年伴有头痛和缺血症状的双侧烟雾病患者,可能从治疗中获益最多。

不管是亚洲患者还是非亚洲患者,烟雾病进展风险已经明确,但目前尚无有效的药物治疗。研究发现血小板拮抗剂、钙通道阻滞剂、血管收缩剂和其他作用于血流动力学的药物对该疾病没有显著效果。一项最新问卷调查显示,与亚洲医生相比,更多的非亚洲神经学家和神经外科医生会选择使用抗血小板药物治疗烟雾病 [16]。一项日本的研究发现,非手术治疗侧大脑半球的年卒中风险为 3.2% [17],出血型患者的年再出血率为 7% [18]。北美和欧洲的研究表明,5 年的累计脑卒中发生率为 40%~80%,尤其是那些血流动力学受损的患者 [6, 15, 19]。

一些研究已经证实,与保守治疗相比,血管重建术能显著降低烟雾病患者缺血性卒中的风险并改善患者的临床预后。手术组 5 年 Kaplan-Meier 卒中风险为 5%~17%,单独药物治疗组为 65% [3, 6, 10]。然而,Chiu 等人并未发现手术治疗组预后改善 [15],这可能与其研究组围术期并发症偏高有关。从放射学角度来看,血管重建术后患者的脑血管造影显示疾病进展速度更快。同时外科手术能改善烟雾病患者脑血流储备进而改善大脑的血流动力。虽然目前研究的结果有些冲突，但血管重建术不仅能改善吻合侧大脑半球血供，也可能改善对侧大脑半球血供[20-24]。

血管重建术对出血型烟雾病是否有效尚有争议[4, 7, 25-29]。与缺血型患者相比，手术对出血型患者再出血率的影响不大。此外，再出血往往产生灾难性的临床后果。有研究报道血管重建术后平均随访 4 年和 6 年的再出血发生率分别为 14% 和 18%[4, 7, 26]，依此推测 5 年后的再出血率高达 30%~65%[4, 18, 25, 29]。

血管重建术虽能减少烟雾血管，但是烟雾血管只是脑出血原因之一[26, 27, 30]。在我们研究中心，近一半为非亚洲烟雾病患者，他们表现为脑缺血或脑出血症状。我们对 417 例接受血管重建术的患者进行了随访（随访时间为 1 个月至 13 年，平均 9 年），其出血率为 1.4%。在血管造影上可以发现这些患者的脉络膜血管明显扩张（未发表数据）。我们初步对 60 例出血型患者进行了 2 年以上的随访，再出血率约为 10%（未发表数据）。头痛是烟雾病的主要临床表现之一，80% 的患者在接受血管重建术后头痛症状得到缓解[10]。头痛的缓解与术后改善脑灌注压和脑组织血液循环有关[30]。

目前缺乏对烟雾病患者的神经心理学的研究。我们对 30 例既往无脑卒中的烟雾病患者进行研究发现，几乎 1/4 的患者的执行功能、心理效率和找词能力明显受损，而他们的记忆力是相对完整的。此外，37% 的患者有明显的情绪困扰（抑郁 / 焦虑）。研究结果提出了如下问题：早期血运重建术是否可以避免认知损害并改善患者的情绪障碍[31]。

手术方式的选择也是目前烟雾病治疗争议的问题，尤其是直接和间接旁路术的选择。然而，目前尚无有关手术治疗方式的随机对照研究。文献回顾并没有明确两种手术的优劣或安全性的差异。目前对成人烟雾病的治疗更倾向于选择直接 STA-MCA 吻合术，而非间接血运重建术，如脑 - 硬脑膜 - 动脉血管融合术（EDAS）、脑 - 颞肌血管融合术、多点钻孔术和大网膜移植术。间接血运重建术主要应用于儿童患者。研究发现直接血管重建术和间接血管重建术长期预后并无明显差异[3, 6, 10, 13]，但在减少烟雾血管的数量和大小方面，直接血管重建术更加有效[26, 27, 30]。目前日本正在进行一项前瞻性随机对照研究，有望阐明出血型烟雾病的自然病史和外科治疗选择[32]。

最近，Bang 等人报道了采用 SPECT 技术评价成人烟雾病脑血管重建和脑血流灌注，研究发现联合直接和间接 STA-MCA 旁路术组的患者改善最佳，而仅接受脑 - 硬脑膜 - 动脉血管融合术的患者只有轻度改善，但两组术后 6 个月的卒中发生率并无明显差异[33]。一项来自中国的大样本研究发现，EDAS 手术对于预防成人烟雾病脑卒中（与直接旁路术相比）具有同样效果[3]。然而，一项来自韩国的研究却发现，与联合血运重建术相比，间接旁路术的疗效相对较差[4]。

直接 STA-MCA 旁路术的优点是术后即能改善血供，如果条件可行，我们更倾向于选择这种血管重建术术式。当然，其也有不足，包括手术技术难度高和突然改变脑血流动力学，术后容易出现脑出血和脑缺血发作。在我们进行的 450 次血管重建术中，术后（≤ 30 天）致残率和死亡率分别为 2.8%

和 4.5%，每人 / 单次手术的发生率为 1.1% 和 0.7%。与美国其他研究一样，我们对 95% 的成人患者进行直接 STA-MCA 吻合术，手术结果令人满意[34]。在我们的研究中[10]，90% 的患者生活质量得到了显著改善，长期随访的 mRS 评分为 0~2（平均随访 4.1 年）。术前 mRS 评分越低，患者的预后越好。术后第一个月的 TIA 发生率为 15%，而术后一年的发生率降至 8.8%。最近的两项研究报道了间接血运重建术治疗成人烟雾病的临床疗效，平均随访 14~41 个月，研究发现在减少卒中发生率和改善预后方面，间接血运重建术具有和直接血运重建术相同的效果[13, 35]。然而，一些北美的研究发现手术和药物治疗之间并没有明显差异[6,15,36]。

我们最近也报道了再次进行血运重建术治疗间接旁路术后失败的患者。在我们治疗的 6 例患者中，如果患者供血动脉和受体动脉合适就选择直接旁路术，否则选择其他间接术式，如脑－硬膜－颞肌贴敷术、大网膜移植术等，术后 5 例首次血运重建术失败的患者获得临床症状的改善[37]。

结论

由于烟雾病血流动力学的不稳定，围术期事件发生风险较高，因此，对于烟雾病的治疗，不管选择哪种手术方式，我们应该在专业的治疗中心开展多学科合作治疗。同时要谨慎控制围术期血压，以减少术后并发症，保证患者获得最好的长期预后。术中选择适当低温麻醉，做好电生理和血流动力学监测。

目前为止，血运重建术仍是唯一能改善烟雾病自然病史的治疗手段。年轻缺血型患者和术前 mRS 评分较低的患者的长期预后要优于出血型患者。我们相信在专业的临床中心开展烟雾病手术治疗，有助于减少手术并发症。尽管烟雾病少见，开展随机对照研究的困难大，我们仍希望今后此类研究能够实施，以解决目前烟雾病治疗和预后的突出问题。

致谢

感谢 Cindy H. Samos 对于本章编辑工作付出的劳动，以及 Stuart Minami 对于视频处理的帮助。

本章内容由 Edward G. Hills 基金，Russell Siegelman 和 Elizabeth Siegelman, Bernard Lacroute 和 Ronni Lacroute，以及 the William Randolph Hearst 基金会赞助支持。

（刘兴炬　马力 译）

参考文献

1. Fukui M. Guidelines for the diagnosis and treatment of spontaneous occlusion of the circle of Willis ('moyamoya' disease). Research Committee on Spontaneous Occlusion of the Circle of Willis (Moyamoya Disease) of the Ministry of Health and Welfare, Japan. Clin Neurol Neurosurg 1997;99(Suppl 2):S238–S240

2. Kuroda S, Ishikawa T, Houkin K, Nanba R, Hokari M, Iwasaki Y. Incidence and clinical features of disease progression in adult moyamoya disease. Stroke 2005;36(10):2148–2153

3. Duan L, Bao XY, Yang WZ, et al. Moyamoya disease in China: its clinical features and outcomes. Stroke 2012;43(1):56–60

4. Lee SB, Kim DS, Huh PW, Yoo DS, Lee TG, Cho KS. Long-term follow-up results in 142 adult patients with moyamoya disease according to management modality. Acta Neurochir (Wien) 2012;154(7):1179–1187

5. Khan N, Achrol AS, Guzman R, et al. Sex differences in clinical presentation and treatment outcomes in Moyamoya disease. Neurosurgery 2012;71(3):587–593, discussion 593

6. Hallemeier CL, Rich KM, Grubb RL Jr, et al. Clinical features and outcome in North American adults with moyamoya phenomenon. Stroke 2006;37(6):1490–1496

7. Ikezaki K, Inamura T, Kawano T, Fukui M. Clinical features of probable moyamoya disease in Japan. Clin Neurol Neurosurg 1997;99(Suppl 2):S173–S177

8. Ogata T, Yasaka M, Inoue T, et al. The clinical features of adult unilateral moyamoya disease: does it have the same clinical characteristics as typical moyamoya disease? Cerebrovasc Dis 2008;26(3):244–249

9. Kelly ME, Bell-Stephens TE, Marks MP, Do HM, Steinberg GK. Progression of unilateral moyamoya disease: A clinical series. Cerebrovasc Dis 2006;22(2-3):109–115

10. Guzman R, Lee M, Achrol A, et al. Clinical outcome after 450 revascularization procedures for moyamoya disease. Clinical article. J Neurosurg 2009;111(5):927–935

11. Okada Y, Kawamata T, Kawashima A, Yamaguchi K, Ono Y, Hori T. The efficacy of superficial temporal artery-middle cerebral artery anastomosis in patients with moyamoya disease complaining of severe headache. J Neurosurg 2012;116(3):672–679

12. Kuroda S, Houkin K. Moyamoya disease: current concepts and future perspectives. Lancet Neurol 2008;7(11):1056–1066

13. Starke RM, Komotar RJ, Hickman ZL, et al. Clinical features, surgical treatment, and long-term outcome in adult patients with moyamoya disease. Clinical article. J Neurosurg 2009;111(5):936–942

14. Zipfel GJ, Sagar J, Miller JP, et al. Cerebral hemodynamics as a predictor of stroke in adult patients with moyamoya disease: a prospective observational study. Neurosurg Focus 2009;26(4):E6

15. Chiu D, Shedden P, Bratina P, Grotta JC. Clinical features of moyamoya disease in the United States. Stroke 1998;29(7):1347–1351

16. Kraemer M, Berlit P, Diesner F, Khan N. What is the expert's option on antiplatelet therapy in moyamoya disease? Results of a worldwide Survey. Eur J Neurol 2012;19(1):163–167

17. Kuroda S, Hashimoto N, Yoshimoto T, Iwasaki Y; Research Committee on Moyamoya Disease in Japan. Radiological findings, clinical course, and outcome study. Neurosurg Focus 2009;26(4):E6

15. Chiu D, Shedden P, Bratina P, Grotta JC. Clinical features of moyamoya disease in the United States. Stroke 1998;29(7):1347–1351

16. Kraemer M, Berlit P, Diesner F, Khan N. What is the expert's option on antiplatelet therapy in moyamoya disease? Results of a worldwide Survey. Eur J Neurol 2012;19(1):163–167

17. Kuroda S, Hashimoto N, Yoshimoto T, Iwasaki Y; Research Committee on Moyamoya Disease in Japan. Radiological findings, clinical course, and outcome in asymptomatic moyamoya disease: results of multicenter survey in Japan. Stroke 2007;38(5):1430–1435

18. Kobayashi E, Saeki N, Oishi H, Hirai S, Yamaura A. Long-term natural history of hemorrhagic moyamoya disease in 42 patients. J Neurosurg 2000;93(6):976–980

19. Kraemer M, Heienbrok W, Berlit P. Moyamoya disease in Europeans. Stroke 2008;39(12):3193–3200

20. Bacigaluppi S, Dehdashti AR, Agid R, Krings T, Tymianski M, Mikulis DJ. The contribution of imaging in diagnosis, preoperative assessment, and follow-up of moyamoya disease: a review. Neurosurg Focus 2009;26(4):E3

21. Esposito G, Fierstra J, Kronenburg A, Regli L. A comment on "Contralateral cerebral hemodynamic changes after unilateral direct revascularization in patients with moyamoya disease". Neurosurg Rev 2012;35(1):141–143, author reply 143

22. Han JS, Abou-Hamden A, Mandell DM, et al. Impact of extracranial-intracranial bypass on cerebrovascular reactivity and clinical outcome in patients with symptomatic moyamoya vasculopathy. Stroke 2011;42(11):3047–3054

23. Ma Y, Li M, Jiao LQ, Zhang HQ, Ling F. Contralateral cerebral hemodynamic changes after unilateral direct revascularization in patients with moyamoya disease. Neurosurg Rev 2011;34(3):347–353, discussion 353–354

24. Nair AK, Drazin D, Yamamoto J, Boulos AS. Computed tomographic perfusion in assessing postoperative revascularization in moyamoya disease. World Neurosurg 2010;73(2):93–99, discussion e13

25. Fujii K, Ikezaki K, Irikura K, Miyasaka Y, Fukui M. The efficacy of bypass surgery for the patients with hemorrhagic moyamoya disease. Clin Neurol Neurosurg 1997;99(Suppl 2):S194–S195

26. Houkin K, Kamiyama H, Abe H, Takahashi A, Kuroda S. Surgical therapy for adult moyamoya disease. Can surgical revascularization prevent the recurrence of intracerebral hemorrhage? Stroke 1996;27(8):1342–1346

27. Kawaguchi S, Okuno S, Sakaki T. Effect of direct arterial bypass on the prevention of future stroke in patients with the hemorrhagic variety of moyamoya disease. J Neurosurg 2000;93(3):397–401

28. Wanifuchi H, Takeshita M, Izawa M, Aoki N, Kagawa M. Management of adult moyamoya disease. Neurol Med Chir (Tokyo) 1993;33(5):300–305

29. Yoshida Y, Yoshimoto T, Shirane R, Sakurai Y. Clinical course, surgical management, and long-term outcome of moyamoya patients with rebleeding after an episode of intracerebral hemorrhage: An extensive follow-Up study. Stroke 1999;30(11):2272–2276

30. Okada Y, Shima T, Nishida M, Yamane K, Yamada T, Yamanaka C. Effectiveness of superficial temporal artery-middle cerebral artery anastomosis in adult moyamoya disease: cerebral hemodynamics and clinical course in ischemic and hemorrhagic varieties. Stroke 1998;29(3):625–630

31. Karzmark P, Zeifert PD, Bell-Stephens TE, Steinberg GK, Dorfman LJ. Neurocognitive impairment in adults with moyamoya disease without stroke. Neurosurgery 2012;70(3):634–638

32. Miyamoto S; Japan Adult Moyamoya Trial Group. Study design for a prospective randomized trial of extracranial-intracranial bypass surgery for adults with moyamoya disease and hemorrhagic onset—the Japan Adult Moyamoya Trial Group. Neurol Med Chir (Tokyo) 2004;44(4):218–219

33. Bang JS, Kwon OK, Kim JE, et al. Quantitative angiographic comparison with the OSIRIS program between the direct and indirect revascularization modalities in adult moyamoya disease. Neurosurgery 2012;70(3):625–632, discussion 632–633

34. Mesiwala AH, Sviri G, Fatemi N, Britz GW, Newell DW. Long-term outcome of superficial temporal artery-middle cerebral artery bypass for patients with moyamoya disease in the US. Neurosurg Focus 2008;24(2):E15

35. Dusick JR, Gonzalez NR, Martin NA. Clinical and angiographic outcomes from indirect revascularization surgery for Moyamoya disease in adults and children: a review of 63 procedures. Neurosurgery

2011;68(1):34–43, discussion 43

36. Yilmaz EY, Pritz MB, Bruno A, Lopez-Yunez A, Biller J. Moyamoya: Indiana University Medical Center experience. Arch Neurol 2001;58(8):1274–1278

37. Pandey P, Steinberg GK. Outcome of repeat revascularization surgery for moyamoya disease after an unsuccessful indirect revascularization. Clinical article. J Neurosurg 2011;115(2):328–336

第 18 章

日本经验：脑血运重建术的长期预后

Toshio Higashi，Hiroshi Abe，Tooru Inoue，Kiyonobu Ikezaki

引言

Moyamoya 是日语词汇，意为"朦胧的"（像烟雾一样），首先被用于描述这种罕见的病理性血管网在血管造影中的表现[1]。该术语现在在全世界范围内被用于描述这种疾病。因为烟雾病缺乏有效的药物治疗方法，外科血运重建术被认为是改善脑血流动力学、降低继发性卒中风险的最有效方法[2-4]。在最近公布的指南中就此问题达成了共识[5]。在儿科病例中，直接或间接旁路术能够有效改善血流动力学障碍。在成人病例中，单纯直接旁路术与直间接联合旁路术均有效，但不建议单独行间接旁路术。本章根据现有的关于血运重建术方面的文献资料，总结了日本医生采取外科手术方式预防烟雾病相关性卒中的临床经验。

烟雾病的外科治疗

根据现有的研究，在患烟雾病的儿童和成人中，外科血运重建术被认为是改善脑血流动力学和降低继发缺血型卒中风险的标准治疗手段。手术方式可分为三种：直接旁路术、间接旁路术和联合旁路术[2-4]。1994 年，日本研究小组 [自发性 Willis 环闭塞症（烟雾病）研究委员会，日本卫生与福利部] 所登记的病例中，21% 患者采用直接旁路术，36% 采用间接旁路术，20% 采用联合旁路术，23% 采取保守治疗[6]。颞浅动脉 - 大脑中动脉（STA-MCA）吻合术最常用于直接血运重建[7]。直接旁路术能够有效改善脑血流动力学，并在术后立即改善缺血症状（图 18.1a，b 和图 18.2a）。相比间接旁路术，围术期缺血性事件在直接或联合旁路术中更少见[8]。

间接旁路术能引起脑表面和血管供体组织之间的自发性血管生成（图 18.1c 和图 18.2b）。日本已发展了多种间接旁路术术式，包括脑 - 颞肌贴敷术（EMS）、脑 - 硬膜血管贴敷术（EDAS）、脑 - 硬膜 - 动脉 - 颞肌贴敷术、多点钻孔术等，使用颞浅动脉、硬脑膜、颞肌、帽状腱膜组织和网膜作为带蒂供体组织（图 18.1c）[9-16]。间接旁路术仅用于烟雾病，该

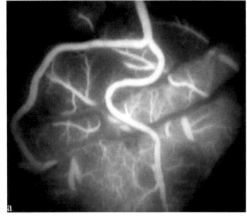
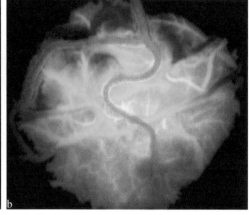
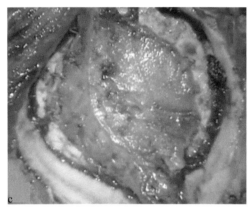

图 18.1 烟雾病的血运重建术。（a）双支 STA-MCA 吻合术后的近红外吲哚菁绿（ICG）可视血管造影。术中实时确认了旁路通畅。（b）使用 FLOW800 系统（Carl Zeiss Meditec AG，德国耶拿）将 ICG 视频血管造影表现为连续性彩色地形图。这个集成软件将 ICG 视频序列编译为可视的彩色地形图，并提供血流动力学的信息。可清楚地观察到直接旁路术的灌注区域呈现黄色至橙色的颜色。（c）脑–硬膜–动脉贴敷术。作者常规在颞浅动脉周围制备一个宽的帽状腱膜条袢，以便瓣可以覆盖更大面积的脑表面，从而改善血运重建。

术式得到广泛使用是因为在皮质支细小而脆弱的儿童患者中，实施直接旁路术存在技术困难 [4]。间接旁路术的效果不能在术后立即体现，因为侧支循环需要数月才能生成 [17, 18]。联合直接和间接旁路术综合了二者的优点，已在多个中心得到广泛应用 [8,19,20]。

儿童缺血型烟雾病的外科治疗

在接受保守治疗的儿童患者中，短暂性脑缺血发作（TIA）最常发生于烟雾病发病后的最初 4 年内，此后，发生率下降 [21]。相对而言，在大多数接受血运重建术的儿童患者中，缺血事件的发生率在术后迅速减少或消失 [8,22,23]。

直接旁路术伴或不伴间接旁路术

Karasawa 等人采用 STA-MCA 旁路术、EMS 或联合两者治疗了 104 例儿科烟雾病患者，平均 9.6 年的随访显示缺血事件显著减少 [22]。他们认为，术前的卒中大发作是不良预后的主要因素，特别对于 3 岁以下的患者。Miyamoto 等人也报道了他们治疗 113 例患者的经验，他们同样采用 STA-MCA 旁路术、EMS 或二者联合，平均随访 14.4 年，110 例（97.3%）患者的 TIA 症状获得完全缓解 [22]。

间接旁路术

Yoshiharu Matsushima 及其同事对 65 例儿童患者进行了长期随访，研究了 EDAS

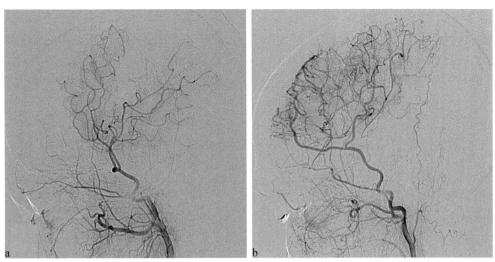

图 18.2　颅外 - 颅内旁路术后颈外动脉血管造影。(a) 18 岁男性,反复短暂性脑缺血发作,影响左下肢。术后 18 天右侧颈外动脉血管造影。右侧血管造影显示 Suzuki 分期 3 期烟雾病 [1]。经右侧 STA-MCA 旁路术后,患者的 TIA 症状完全消失。(b) 49 岁女性烟雾病患者,脑室内出血,手术治疗后 3 年复查右侧颈外动脉造影。经保守治疗后,行双侧间接血运重建术以改善血流动力学。血管造影显示额叶和顶叶 EDAS 良好的血运重建。术后未复发出血。

预防缺血发作的有效性 [24]。缺血发作在术后平均 239 天消失。然而,此后的一些报道表明,单独行间接旁路术不足以解决缺血性症状。Miyamoto 等人报道了 11 例 EDAS 或 EMS 难治患者,进一步行 STA-MCA 旁路术联合 EMS 或大网膜移植术进行治疗 [25]。多种间接旁路术联合使用与大脑前动脉(ACA)和大脑中动脉(MCA)分布区的侧支循环生成相关。Toshio Matsushima 及其同事发现,与单独行间接旁路术相比,联合多种间接旁路术可覆盖较大面积并有效减少缺血症状 [26,27]。

联合旁路手术

为了提高侧支血运重建的疗效,联合旁路术的应用越来越广泛,以进一步改善脑缺血发作。Toshio Matsushima 等人报道了 7/7 例 STA-MCA 旁路术联合 EMS 术,以及 3/13 例(23%)STA-MCA 旁路术联合 EDAS 术后患者的缺血症状完全缓解(P <0.01)[19]。Ishikawa 等人还发现,与间接旁路术组(术前缺血事件发生率为 56%)相比,联合旁路术组(术前缺血事件发生率为 10%)的术后缺血事件显著减少(P <0.01)[28]。如患者有 ACA 分布区的血流动力学障碍,也可将 STA 与 ACA 在该区域的分支吻合 [8, 29]。Kuroda 等人开发了一种联合术式:STA-MCA 血管吻合术伴脑 - 硬膜 - 颞肌 - 动脉 - 颅骨骨膜贴敷术,使用额骨骨膜瓣为广泛的脑表面供血,尤其是适于 ACA 分布区 [20]。在 75 例患者中,包括 28 例儿童患者和 47 例成人患者,总死亡率及总发病率分别为 0% 和 5.7%。在平均随访的 12.5 年中,年度脑血管事件风险分别为 0% 和 0.4%。

即使通过血运重建术减轻缺血症状后,超过 20% 的儿童患者由于智力障碍不能维

持独立的社会生活 [23, 28, 30, 31]。与普通人群相比,烟雾病儿童患者的智力往往较低 [21, 30, 32]。早期研究表明,智力障碍与烟雾病早发(年龄 <5 岁)、完全性卒中、脑梗死或更长的患病时间相关 [31, 33]。外科血运重建术有利于延缓烟雾病儿童患者的认知功能下降 [24, 31, 34]。Yoshiharu Matsushima 等人评估了 65 例接受 EDAS 治疗的儿童患者的认知功能 [24],发现虽然在 EDAS 术后认知功能停止下降,但单独行该手术并不足以改善已受损的认知功能。然而,他们还发现术前全面 IQ> 70 的患者在术后 9.5 年时表现为正常智力水平 [35]。多变量分析显示,完全性卒中和小型开颅手术是导致接受外科血运重建术的儿童患者的智力结局不佳的独立预测因素 [32]。

成人缺血型烟雾病的外科治疗

越来越多的证据表明,许多成年发病的烟雾病患者也表现为进行性狭窄 - 闭塞 [36, 37]。日本一项全国范围的调查,涵盖了日本国内 2193 例确诊病例, 33 例(1.5%)患者表现为无症状。在这 33 例患者中, 7 例(21.2%)在平均 3.7 年的随访中出现症状 [38]。Kuroda 等人报道,在 15/86 个(17.4%)受累半球中,或在 15/63 例(23.8%)随访患者中(平均 12.1 年)出现了颅内大动脉闭塞病变的进展。在这 15 例患者中, 8 例发生与疾病进展相关的缺血或出血事件 [36]。Narisawa 等人也报道了在最初诊断后接受保守治疗患者的 47 个大脑半球的随访(平均 2.1 年)中, 4 例患者的 6 个半球(12.8%)表现出明显的进行性动脉狭窄 - 闭塞,他们接受了外科血运重建术治疗 [37]。在成年起病的烟雾病患者中,直接旁路术被认为能够有效预防继发的缺血性卒中 [17, 39]。成年起病的缺血发作患者的手术指征如下:①存在缺血性症状;② SPECT 显示明显的血流减少;③能够进行独立的日常生活;④无大面积脑梗死 [37]。

出血型烟雾病的外科治疗

导致不良结局的最重要因素是烟雾病的出血性表现 [41]。据报道,年度再出血率为 7.09% [42];因此,对于出血型烟雾病的管理是至关重要的。出血主要发生在下丘脑、基底节,常常破入脑室。长期的血流动力学应力可能导致烟雾血管的病理变化,最终引起脆性烟雾血管、微动脉瘤和囊状动脉瘤的破裂出血 [43]。

血运重建术的理论基础是减少血流动力学应力以预防复发性出血的假说。一些报道证明了直接旁路术对于出血型烟雾病的疗效 [44, 45]。然而,也有其他报道认为该手术对于降低再出血率没有显著效果 [46-48]。最近的指南指出,出血型烟雾病可考虑行血运重建,但这一推荐缺乏足够的科学证据支持 [5]。为了解决这个问题,日本于 2001 年开始了成人烟雾病实验研究。这个多中心前瞻性随机实验的目标是确定直接旁路术能否降低复发性出血的发生率。该研究于 2008 年 6 月关闭,结果在 2013 年公布 [43, 49]。

有关血运重建术疗效研究的文献综述见表 18.1。血运重建术显著降低了 TIA 的发生率和继发缺血性卒中的风险,特别是在儿童患者中,尽管其预防再出血的效用亟待证实。一些临床因素有助于预测长期结局,包括发病年龄、血运重建术的选择和术后脑血流动力学 [4]。早期诊断和选择适当的手

表 18.1　关于血运重建术效果的文献回顾

参考文献	手术方式	患者人数（半球数）	人群	结局	平均随访时间
主要为儿童					
Matsushima Y. 等,1991[24]	EDAS	65（NA）	儿童	缺血发作于术后平均 239 天消失	6 年 5 个月
MatsushimaT 等,1992[19]	STA-MCA+EMS 或仅行 EDAS	16（20）	儿童	100% 的 STA-MCA+EMS、23% 的 EDAS 术后症状完全缓解（半球）	6~12 个月
Kinugasa 等,1993[14]	EDAMS	17（28）	13 例儿童 4 例成人	47% 的患者神经功能障碍完全缓解,TIA 消失 29% 的患者神经功能障碍改善、TIA 显著减少	3 年 2 个月
Kashiwagi 等,1996[15]	EDAS+ 硬膜分离	18（25）	儿童	术后 1.5 年所有患者症状消失 81% 的患者随访时可正常生活	6.5 年
Kawaguchi 等,1996[16]	多点钻孔术	10（18）	成人	100%（6/6）的患者 TIA 症状消失，100%（2/2）的 CI 患者和 100%（2/2）的 IVH 患者神经功能症状改善	34.7 个月
Ishikawa 等,1997[28]	STA-MCA+ EDAMS 或仅行 EDAS	34（64）	儿童	联合手术组（10%）和间接旁路术组（56%）术后缺血事件发生率下降	6.6 年
Matsushima T 等,1997[26]	EMAS+EDAS+ EMS 或仅行 EDAS	12（16）	儿童	94% 的联合手术组和 76% 的 EDAS 组的缺血症状消失（半球）	>1 年
Iwama 等,1997[29]	STA-ACA 和（或）STA-MCA	5（NA）	平均 19 岁（范围:5~35 岁）	80% 的患者无缺血发作,20% 的患者 TIA 发生率显著下降	2.5~8 年
Miyamoto 等,1998[23]	STA-ACA 和（或）EMS	113（NA）	儿童	97.3% 的患者 TIA 症状完全缓解,88% 的患者能够独立生活	14.4 年
Kuroda 等,2010[20,a]	STA-MCA+ EDMAPS	28（47）	儿童	96.4% 的患者 TIA 症状完全缓解，100% 的患者无脑血管事件,致残率为 4.3%,死亡率为 0%（术后 3 个月）	72.8 个月
主要为成人					
Mizoi 等,1991[40]	STA-MCA+EMS 或 STA-MCA+ EDAS	23（NA）	7 例儿童 16 例成人	所有儿童患者间接旁路术后均形成良好或中等的侧支循环,但 56% 的 30 岁以上的患者结局相反	3.4 年

（待续）

（续）

参考文献	手术方式	患者人数（半球数）	人群	结局	平均随访时间
Houkin 等，1996[40]	STA-MCA+EDAMS	35	成人	16% 的出血型和 18% 的缺血型患者术后发生颅内出血（总发生率为 14.3%）	6.4 年
Okada 等，1998[44]	STA-MCA	30	成人 15 例缺血 15 例出血	86% 的缺血组患者未遗留神经功能缺损，67% 的出血组患者恢复良好，6.7% 的缺血组患者发生术后致命性 ICH，6.7% 的出血型患者随访期间发生围术期出血，20% 为致命性	缺血型 67 个月，出血型 94 个月
Kclwaguchi 等，2000[39]	STA-MCA 或 EDAS 或保守治疗	22	成人出血型	41% 的患者出现缺血或再出血事件，STA-MCA 旁路术后的卒中发生率较保守治疗或 EDAS 显著降低	8 年
Kuroda 等，2010[20,a]	STA-MCA+EDMAPS	47（76）	成人	97.9% 的患者无脑血管事件，致残率为 6.6%，死亡率为 0%（术后 3 个月）	63.1 个月

aKuroda 等人 [20] 的研究因资料充分、详尽被分为儿童组和成人组。

缩写：ACA，大脑前动脉；CI 脑梗死；EDAMS，脑 - 硬膜 - 动脉 - 颞肌贴敷术；EDAS，脑 - 硬膜 - 动脉贴敷术；EDMAPS，脑 - 硬膜 - 颞肌 - 动脉 - 颅骨骨膜贴敷术；EDS，脑 - 硬膜贴敷术；EMAS，脑 - 颞肌 - 动脉贴敷术；EMS，脑 - 颞肌贴敷术；IVH，脑室内出血；MCA，大脑中动脉；NA，未知；STA，颞浅动脉；TIA，短暂性脑缺血发作。

术时机对于改善长期预后至关重要。

围术期并发症

虽然脑血运重建术已很好地确立并且可以安全实施，围术期管理对于烟雾病患者仍至关重要。与其他闭塞性血管疾病相比，烟雾病的血运重建术具有较高的围术期缺血事件的风险[40]。以往报道的围术期缺血并发症的发生率为 7.4%~22.2%[28, 50-52]。lwama 等人提出了儿童患者术前血流动力学因素（TIA 发生率）与围术期缺血并发症的相关性[50]。在手术期间，呼吸和血流动力学因素如高碳酸血症、低碳酸血症和低血压可能增加围术期并发症的风险。在全麻期间保证正常的血二氧化碳含量以及充分的水合，对于预防围术期缺血性并发症至关重要[50,51,53,54]。

脑血管反应性较差的患者具有较高的高灌注综合征风险[55]。已有报道称烟雾病患者血运重建术后颅内出血的发生率为 3.3%~6.6%[20, 39, 56]。最近的研究表明，直接旁路术后，局灶性脑高灌注可导致一些潜在的并发症，如短暂的神经功能恶化或迟发性脑内出血[56, 57]。由高灌注引起的短暂性神经功能恶化的发生率为 16.7%~28.1%[58]。慢性缺血导致血脑屏障脆弱是引起脑高灌注的原因之一[55]。术前和术后对脑血流动力学的评估十分必要，以防止与术后高灌注相

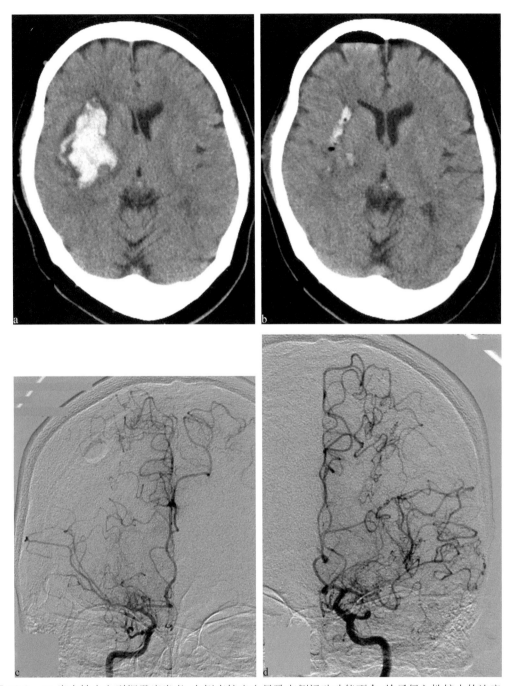

图 18.3　41 岁女性出血型烟雾病患者,右侧壳核出血导致左侧运动功能不全,给予侵入性较小的治疗。起病当天,使用神经内镜确定颅内血肿。双侧半球均诊断为 Suzuki 分期 3 期烟雾病[1]。基底动脉分叉处发现一枚未破裂动脉瘤,病情好转 1 年后给予血管内线圈栓塞治疗。(a)入院时 CT 显示右侧壳核出血。(b)内镜明确血肿后 1 天的 CT 扫描。右侧(c)和左侧(d)颈动脉血管造影,前后位,显示双侧颈内动脉分叉处的烟雾样改变。(待续)

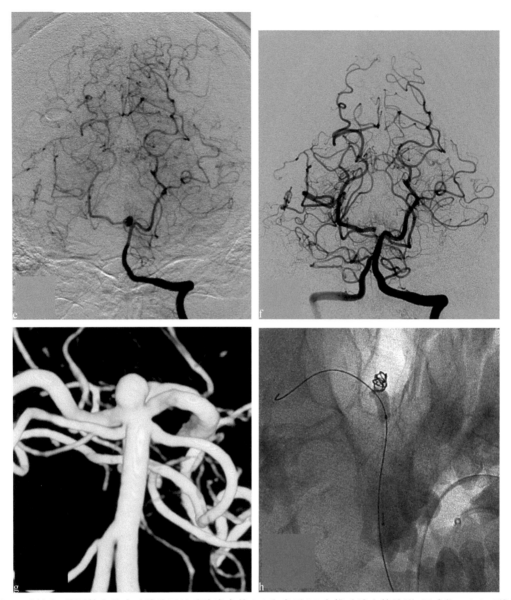

图 18.3（续）　线圈栓塞基底动脉分叉处动脉瘤术前（e）和术后（f）左椎动脉血管造影，汤式位。（g）三维旋转血管造影显示基底分叉动脉瘤，直径 4mm。（h）X 线片显示球囊辅助下的弹簧圈栓塞。

关的严重并发症 [58, 59]。Fujimura 等人报道了对症状性高灌注的患者给予有力的血压控制，这些患者中没有人因高灌注而遗留永久性神经功能障碍 [58]。

手术指征及烟雾病手术治疗的新方法

　　自 20 世纪 80 年代后期以来，SPECT、PET 和氙气 CT 被广泛应用于烟雾病脑血流动力学和代谢的研究 [60-70]。近年来,侵入性较小的手段,如 PCT 或 MRI 已经取代了放射性示踪剂检查 [71-73]。所有这些结果表明,通过测量时间或脑血管对于高碳酸的反应,发现儿童和成人烟雾病患者灌注储备能力显著降低,以及旁路术能改善储备能力。

Kikuta 等人报道了"靶向旁路"技术,使用可显示地形性(3T MRI)和区域性脑血流(SPECT)数据的神经导航系统,选择最合适的受体皮质动脉实施有效的旁路术 [74]。近年来,显微镜集成的近红外吲哚菁绿可视血管造影技术取得了显著进展,特别是在脑血管手术中。它作为一种侵入性较小、简单、实时的技术被大众接受(图 18.1c,d)。Awano 等人使用该技术在烟雾病及非烟雾病缺血性卒中患者中进行了 STA-MCA 旁路段的脑血流监测,发现相比非烟雾病缺血疾病的患者,烟雾病患者旁路血管供血范围更广,可能反映了烟雾病患者吻合血管 STA 和受体血管之间具有更大的压力梯度。Awano 等人实验还提高了大众对脑高灌注综合征的认识 [72]。神经内镜在脑室内出血和脑内出血的治疗中的作用愈发重要,因其增加了治疗的安全性和准确性,特别是在清除脑室内血肿时,甚至可处理第三脑室、中脑导水管和第四脑室的出血(图 18.3a-d)[78]。侵入性较小的治疗手段,如血管内介入治疗,也被用于处理烟雾病相关的血管疾病(图 18.3e~h)。

结论

烟雾病自 20 世纪 60 年代首次被认识以来,日本神经外科医生为改善该疾病导致的出血和缺血性卒中患者的预后付出了不懈的努力。然而,关于烟雾病的血运重建术,仍有许多问题亟待解决,如缺血症状的适应证、复发性出血的预防和认知功能的保留。要解决这些问题,仍需各国医生的不断努力。

(赵雅慧 王昊 译)

参考文献

1. Suzuki J, Takaku A. Cerebrovascular "moyamoya" disease. Disease showing abnormal net-like vessels in base of brain. Arch Neurol 1969;20(3):288–299
2. Houkin K. Management strategies part 2: Selection of surgical procedures, outcome, ischemic versus hemorrhagic forms, adults versus children. In: Ikezaki K, Loftus ML, editors. Moyamoya Disease. New York: Thieme; 2001:127–136
3. Matsushima T. Part X surgical technique. In: Cho BK, Tominaga T, editors. Moyamoya Disease Update. New York: Springer; 2010. p. 227–33.
4. Kuroda S, Houkin K. Moyamoya disease: current concepts and future perspectives. Lancet Neurol 2008;7(11):1056–1066
5. Research committee on the pathology and treatment of spontaneous occlusion of the circle of Willis; Health labour sciences research grant for research on measures for intractable diseases. Guidelines for diagnosis and treatment of moyamoya disease. Neurol Med Chir (Tokyo) 2012;52(5):245–266
6. Fukui M. Current state of study on moyamoya disease in Japan. Surg Neurol 1997;47(2):138–143
7. Karasawa J, Kikuchi H, Furuse S, Kawamura J, Sakaki T. Treatment of moyamoya disease with STA-MCA anastomosis. J Neurosurg 1978;49(5):679–688
8. Ishikawa T, Kamiyama H, Kuroda S, Yasuda H, Nakayama N, Takizawa K. Simultaneous superficial temporal artery to middle cerebral or anterior cerebral artery bypass with pan-synangiosis for Moyamoya disease covering both anterior and middle cerebral artery territories. Neurol Med Chir (Tokyo) 2006;46(9):462–468
9. Karasawa J, Kikuchi H, Furuse S, Sakaki T, Yoshida Y. A surgical treatment of "moyamoya" disease "encephalo-myo synangiosis". Neurol Med Chir (Tokyo) 1977;17(1 Pt 1):29–37
10. Karasawa J, Kikuchi H, Kawamura J, Sakai T. Intracranial transplantation of the omentum for cerebrovascular moyamoya disease: a two-year follow-up study. Surg Neurol 1980;14(6):444–449
11. Matsushima Y, Fukai N, Tanaka K, et al. A new surgical treatment of moyamoya disease in children: a preliminary report. Surg Neurol 1981;15(4):313–320
12. Matsushima Y, Inaba Y. Moyamoya disease in children and its surgical treatment. Introduction of a new surgical procedure and its follow-up angiograms. Childs Brain 1984;11(3):155–170
13. Ishii R. [Surgical treatment of moyamoya disease]. No Shinkei Geka 1986;14(9):1059–1068

14. Kinugasa K, Mandai S, Kamata I, Sugiu K, Ohmoto T. Surgical treatment of moyamoya disease: operative technique for encephalo-duro-arterio-myo-synangiosis, its follow-up, clinical results, and angiograms. Neurosurgery 1993;32(4):527–531

15. Kashiwagi S, Kato S, Yasuhara S, Wakuta Y, Yamashita T, Ito H. Use of a split dura for revascularization of ischemic hemispheres in moyamoya disease. J Neurosurg 1996;85(3):380–383

16. Kawaguchi T, Fujita S, Hosoda K, et al. Multiple burr-hole operation for adult moyamoya disease. J Neurosurg 1996;84(3):468–476

17. Houkin K, Kuroda S, Ishikawa T, Abe H. Neovascularization (angiogenesis) after revascularization in moyamoya disease. Which technique is most useful for moyamoya disease? Acta Neurochir (Wien) 2000;142(3):269–276

18. Houkin K, Nakayama N, Kuroda S, Ishikawa T, Nonaka T. How does angiogenesis develop in pediatric moyamoya disease after surgery? A prospective study with MR angiography. Childs Nerv Syst 2004;20(10):734–741

19. Matsushima T, Inoue T, Suzuki SO, Fujii K, Fukui M, Hasuo K. Surgical treatment of moyamoya disease in pediatric patients—comparison between the results of indirect and direct revascularization procedures. Neurosurgery 1992;31(3):401–405

20. Kuroda S, Houkin K, Ishikawa T, Nakayama N, Iwasaki Y. Novel bypass surgery for moyamoya disease using pericranial flap: its impacts on cerebral hemodynamics and long-term outcome. Neurosurgery 2010;66(6):1093–1101, discussion 1101

21. Kurokawa T, Tomita S, Ueda K, et al. Prognosis of occlusive disease of the circle of Willis (moyamoya disease) in children. Pediatr Neurol 1985;1(5):274–277

22. Karasawa J, Touho H, Ohnishi H, Miyamoto S, Kikuchi H. Long-term follow-up study after extracranial-intracranial bypass surgery for anterior circulation ischemia in childhood moyamoya disease. J Neurosurg 1992;77(1):84–89

23. Miyamoto S, Akiyama Y, Nagata I, et al. Long-term outcome after STA-MCA anastomosis for moyamoya disease. Neurosurg Focus 1998;5(5):e5

24. Matsushima Y, Aoyagi M, Koumo Y, et al. Effects of encephalo-duro-arterio-synangiosis on childhood moyamoya patients—swift disappearance of ischemic attacks and maintenance of mental capacity. Neurol Med Chir (Tokyo) 1991;31(11):708–714

25. Miyamoto S, Kikuchi H, Karasawa J, Nagata I, Yamazoe N, Akiyama Y. Pitfalls in the surgical treatment of moyamoya disease. Operative techniques for refractory cases. J Neurosurg 1988;68(4):537–543

26. Matsushima T, Inoue TK, Suzuki SO, et al. Surgical techniques and the results of a fronto-temporo-parietal combined indirect bypass procedure for children with moyamoya disease: a comparison with the results of encephalo-duro-arterio-synangiosis alone. Clin Neurol Neurosurg 1997;99(Suppl 2):S123–S127

27. Matsushima T, Inoue T, Ikezaki K, et al. Multiple combined indirect procedure for the surgical treatment of children with moyamoya disease. A comparison with single indirect anastomosis and direct anastomosis. Neurosurg Focus 1998;5(5):e4

28. Ishikawa T, Houkin K, Kamiyama H, Abe H. Effects of surgical revascularization on outcome of patients with pediatric moyamoya disease. Stroke 1997;28(6):1170–1173

29. Iwama T, Hashimoto N, Tsukahara T, Miyake H. Superficial temporal artery to anterior cerebral artery direct anastomosis in patients with moyamoya disease. Clin Neurol Neurosurg 1997;99(Suppl 2):S134–S136

30. Imaizumi C, Imaizumi T, Osawa M, Fukuyama Y, Takeshita M. Serial intelligence test scores in pediatric moyamoya disease. Neuropediatrics 1999;30(6):294–299

31. Matsushima Y, Aoyagi M, Masaoka H, Suzuki R, Ohno K. Mental outcome following encephaloduroarteriosynangiosis in children with moyamoya disease with the onset earlier than 5 years of age. Childs Nerv Syst 1990;6(8):440–443

32. Kuroda S, Houkin K, Ishikawa T, et al. Determinants of intellectual outcome after surgical revascularization in pediatric moyamoya disease: a multivariate analysis. Childs Nerv Syst 2004;20(5):302–308

33. Fukuyama Y, Umezu R. Clinical and cerebral angiographic evolutions of idiopathic progressive occlusive disease of the circle of Willis ("moyamoya" disease) in children. Brain Dev 1985;7(1):21–37

34. Imaizumi T, Hayashi K, Saito K, Osawa M, Fukuyama Y. Long-term outcomes of pediatric moyamoya disease monitored to adulthood. Pediatr Neurol 1998;18(4):321–325

35. Matsushima Y, Aoyagi M, Nariai T, Takada Y, Hirakawa K. Long-term intelligence outcome of post-encephalo-duro-arterio-synangiosis childhood moyamoya patients. Clin Neurol Neurosurg 1997;99(Suppl 2):S147–S150

36. Kuroda S, Ishikawa T, Houkin K, Nanba R, Hokari M, Iwasaki Y. Incidence and clinical features of disease progression in adult moyamoya disease. Stroke 2005;36(10):2148–2153

37. Narisawa A, Fujimura M, Tominaga T. Efficacy of the revascularization surgery for adult-onset moyamoya disease with the progression of cerebrovascular lesions. Clin Neurol Neurosurg 2009;111(2):123–126

38. Yamada M, Fujii K, Fukui M. [Clinical features and outcomes in patients with asymptomatic moyamoya disease—from the results of nation-wide questionnaire survey]. No Shinkei Geka 2005;33(4):337–342

39. Okada Y, Shima T, Nishida M, Yamane K, Yamada T, Yamanaka C. Effectiveness of superficial temporal artery-middle cerebral artery anastomosis in adult moyamoya disease: cerebral hemodynamics and clinical course in ischemic and hemorrhagic varieties. Stroke 1998;29(3):625–630

40. Mizoi K, Kayama T, Yoshimoto T, Nagamine Y. Indirect revascularization for moyamoya disease: is there a beneficial effect for adult patients? Surg Neurol 1996;45(6):541–548, discussion 548–549

41. Han DH, Kwon OK, Byun BJ, et al; Korean Society for Cerebrovascular Disease. A co-operative study: clinical characteristics of 334 Korean patients with moyamoya disease treated at neurosurgical institutes (1976-1994). Acta Neurochir (Wien) 2000;142(11):1263–1273, discussion 1273–1274

42. Kobayashi E, Saeki N, Oishi H, Hirai S, Yamaura A. Long-term natural history of hemorrhagic moyamoya disease in 42 patients. J Neurosurg 2000;93(6):976–980

43. Takahashi JC, Miyamoto S. Moyamoya disease: recent progress and outlook. Neurol Med Chir (Tokyo) 2010;50(9):824–832

44. Houkin K, Kamiyama H, Abe H, Takahashi A, Kuroda S.

Surgical therapy for adult moyamoya disease. Can surgical revascularization prevent the recurrence of intracerebral hemorrhage? Stroke 1996;27(8): 1342–1346

45. Kawaguchi S, Okuno S, Sakaki T. Effect of direct arterial bypass on the prevention of future stroke in patients with the hemorrhagic variety of moyamoya disease. J Neurosurg 2000;93(3):397–401

46. Ikezaki K, Fukui M, Inamura T, Kinukawa N, Wakai K, Ono Y. The current status of the treatment for hemorrhagic type moyamoya disease based on a 1995 nationwide survey in Japan. Clin Neurol Neurosurg 1997;99(Suppl 2):S183–S186

47. Fujii K, Ikezaki K, Irikura K, Miyasaka Y, Fukui M. The efficacy of bypass surgery for the patients with hemorrhagic moyamoya disease. Clin Neurol Neurosurg 1997;99(Suppl 2):S194–S195

48. Yoshida Y, Yoshimoto T, Shirane R, Sakurai Y. Clinical course, surgical management, and long-term outcome of moyamoya patients with rebleeding after an episode of intracerebral hemorrhage: An extensive follow-Up study. Stroke 1999;30(11):2272–2276

49. Miyamoto S; Japan Adult Moyamoya Trial Group. Study design for a prospective randomized trial of extracranial-intracranial bypass surgery for adults with moyamoya disease and hemorrhagic onset—the Japan Adult Moyamoya Trial Group. Neurol Med Chir (Tokyo) 2004;44(4):218–219

50. Iwama T, Hashimoto N, Yonekawa Y. The relevance of hemodynamic factors to perioperative ischemic complications in childhood moyamoya disease. Neurosurgery 1996;38(6):1120–1125, discussion 1125–1126

51. Sato K, Shirane R, Yoshimoto T. Perioperative factors related to the development of ischemic complications in patients with moyamoya disease. Childs Nerv Syst 1997;13(2):68–72

52. Matsushima Y, Aoyagi M, Suzuki R, Tabata H, Ohno K. Perioperative complications of encephalo-duro-arterio-synangiosis: prevention and treatment. Surg Neurol 1991;36(5):343–353

53. Nomura S, Kashiwagi S, Uetsuka S, Uchida T, Kubota H, Ito H. Perioperative management protocols for children with moyamoya disease. Childs Nerv Syst 2001; 17(4-5):270–274

54. Sakamoto T, Kawaguchi M, Kurehara K, Kitaguchi K, Furuya H, Karasawa J. Risk factors for neurologic deterioration after revascularization surgery in patients with moyamoya disease. Anesth Analg 1997;85(5): 1060–1065

55. van Mook WN, Rennenberg RJ, Schurink GW, et al. Cerebral hyperperfusion syndrome. Lancet Neurol 2005;4(12):877–888

56. Fujimura M, Shimizu H, Mugikura S, Tominaga T. Delayed intracerebral hemorrhage after superficial temporal artery-middle cerebral artery anastomosis in a patient with moyamoya disease: possible involvement of cerebral hyperperfusion and increased vascular permeability. Surg Neurol 2009;71(2):223–227, discussion 227

57. Fujimura M, Mugikura S, Kaneta T, Shimizu H, Tominaga T. Incidence and risk factors for symptomatic cerebral hyperperfusion after superficial temporal artery-middle cerebral artery anastomosis in patients with moyamoya disease. Surg Neurol 2009;71(4): 442–447

58. Fujimura M, Shimizu H, Inoue T, Mugikura S, Saito A, Tominaga T. Significance of focal cerebral hyperperfusion as a cause of transient neurologic deterioration

after extracranial-intracranial bypass for moyamoya disease: comparative study with non-moyamoya patients using N-isopropyl-p-[(123)I]iodoamphetamine single-photon emission computed tomography. Neurosurgery 2011;68(4):957–964, discussion 964–965

59. Fujimura M, Kaneta T, Mugikura S, Shimizu H, Tominaga T. Temporary neurologic deterioration due to cerebral hyperperfusion after superficial temporal artery-middle cerebral artery anastomosis in patients with adult-onset moyamoya disease. Surg Neurol 2007;67(3):273–282

60. Tomura N, Kanno I, Shishido F, et al. [Vascular responses in cerebrovascular "Moyamoya" disease—evaluated by positron emission tomography]. No To Shinkei 1989;41(9):895–904

61. Kuwabara Y, Ichiya Y, Otsuka M, et al. Cerebral hemodynamic change in the child and the adult with moyamoya disease. Stroke 1990;21(2):272–277

62. Ogawa A, Yoshimoto T, Suzuki J, Sakurai Y. Cerebral blood flow in moyamoya disease. Part 1: Correlation with age and regional distribution. Acta Neurochir (Wien) 1990;105(1-2):30–34

63. Ogawa A, Nakamura N, Yoshimoto T, Suzuki J. Cerebral blood flow in moyamoya disease. Part 2: Autoregulation and CO2 response. Acta Neurochir (Wien) 1990;105 (3-4):107–111

64. Kuroda S, Kamiyama H, Abe H, et al. Cerebral blood flow in children with spontaneous occlusion of the circle of Willis (moyamoya disease): comparison with healthy children and evaluation of annual changes. Neurol Med Chir (Tokyo) 1993;33(7):434–438

65. Ikezaki K, Matsushima T, Kuwabara Y, Suzuki SO, Nomura T, Fukui M. Cerebral circulation and oxygen metabolism in childhood moyamoya disease: a perioperative positron emission tomography study. J Neurosurg 1994;81(6):843–850

66. Kuroda S, Kamiyama H, Isobe M, Houkin K, Abe H, Mitsumori K. Cerebral hemodynamics and "re-build-up" phenomenon on electroencephalogram in children with moyamoya disease. Childs Nerv Syst 1995;11(4):214–219

67. Kuroda S, Houkin K, Kamiyama H, Abe H, Mitsumori K. Regional cerebral hemodynamics in childhood moyamoya disease. Childs Nerv Syst 1995;11(10): 584–590

68. Kuwabara Y, Ichiya Y, Sasaki M, et al. Cerebral hemodynamics and metabolism in moyamoya disease—a positron emission tomography study. Clin Neurol Neurosurg 1997;99(Suppl 2):S74–S78

69. Shirane R, Yoshida Y, Takahashi T, Yoshimoto T. Assessment of encephalo-galeo-myo-synangiosis with dural pedicle insertion in childhood moyamoya disease: characteristics of cerebral blood flow and oxygen metabolism. Clin Neurol Neurosurg 1997;99(Suppl 2):S79–S85

70. Ikezaki K. Rational approach to treatment of moyamoya disease in childhood. J Child Neurol 2000;15(5): 350–356

71. Sakamoto S, Ohba S, Shibukawa M, Kiura Y, Arita K, Kurisu K. CT perfusion imaging for childhood moyamoya disease before and after surgical revascularization. Acta Neurochir (Wien) 2006;148(1):77–81, discussion 81

72. Tanaka Y, Nariai T, Nagaoka T, et al. Quantitative evaluation of cerebral hemodynamics in patients with moyamoya disease by dynamic susceptibility contrast magnetic resonance imaging—comparison with positron emission tomography. J Cereb Blood Flow Metab

2006;26(2):291–300

73. Togao O, Mihara F, Yoshiura T, et al. Cerebral hemodynamics in Moyamoya disease: correlation between perfusion-weighted MR imaging and cerebral angiography. AJNR Am J Neuroradiol 2006;27(2): 391–397

74. Kikuta K, Takagi Y, Fushimi Y, et al. "Target bypass": a method for preoperative targeting of a recipient artery in superficial temporal artery-to-middle cerebral artery anastomoses. Neurosurgery 2008; 62(6, Suppl 3)1434–1441

75. Raabe A, Beck J, Gerlach R, Zimmermann M, Seifert V. Near-infrared indocyanine green video angiography: a new method for intraoperative assessment of vascular flow. Neurosurgery 2003;52(1):132–139, discussion 139

76. Raabe A, Nakaji P, Beck J, et al. Prospective evaluation of surgical microscope-integrated intraoperative near-infrared indocyanine green videoangiography during aneurysm surgery. J Neurosurg 2005;103(6):982–989

77. Awano T, Sakatani K, Yokose N, et al. Intraoperative EC-IC bypass blood flow assessment with indocyanine green angiography in moyamoya and non-moyamoya ischemic stroke. World Neurosurg 2010;73(6): 668–674

78. Hamada H, Hayashi N, Kurimoto M, et al. Neuroendoscopic removal of intraventricular hemorrhage combined with hydrocephalus. Minim Invasive Neurosurg 2008;51(6):345–349

第 19 章
韩国的烟雾病现状

Hyoung Kyun Rha

引言

烟雾病以慢性、进展性颈内动脉远端狭窄 - 闭塞伴脑底部异常、纤细血管网（烟雾血管）形成为特点。该病于 1957 年 [1] 首次报道，随后的报道将其命名为"烟雾病"（日语中表示"烟雾样的"）[2,3]。

流行病学

最初烟雾病被认为是日本特有的，随后认识到在全球范围内均有发病 [4]。该病的发病率在日本最高，其次是中国和韩国，这三个国家的发病率显著高于其他国家。在日本，1994 年统计的每 10 万人的患病率和发病率分别为 3.16 和 0.35，2003 年分别为 6.03 和 0.54[5]。其患病率在 10 年间几乎翻倍，可能反映了疾病发病率增加和诊断技术的进步。

烟雾病于 1969 年首次在韩国报道，随后发病率显著增加 [6]。根据国家健康保险公司的数据，2004 年，韩国治疗了 2539 例烟雾病患者，推断出患病率约为 5.2/100 000。2005 年的总患病人数为 2987 例，2006 年为 3429 例，2007 年为 4051 例，2008 年为 4517 例。2005 年，每 10 000 人的患病率为 6.3%，2006 年为 7%，2007 年为 8.6%，2008 年为 9.1%。这些数据表示患病率平均每年增长 15%（图 19.1 和图 19.2）。如上所述，这一增长可能反映了新病例的增加，也可能反映了检测技术的改善，对既有病例的诊断率增高。2008 年，新诊断烟雾病 466 人，表示烟雾病的发病率为 1 人 / 每 10 万人。

2008 年，在韩国接受治疗的患者有 4517 例：其中男性有 1547 例（34%），女性有 2970 例（66%），女性发病率是男性的 1.94 倍。发病年龄呈明显的双峰分布，青少年和 40~49 岁的成年人为发病高峰（图 19.3）。

韩国的手术治疗经验

在 1969—1986 年的 17 年间，韩国 33

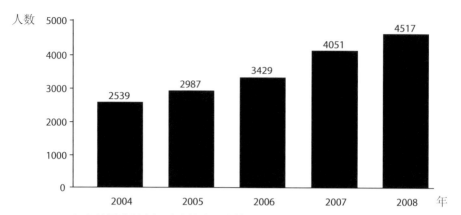

图 19.1 2004—2008 年在韩国诊断为烟雾病的患者人数。

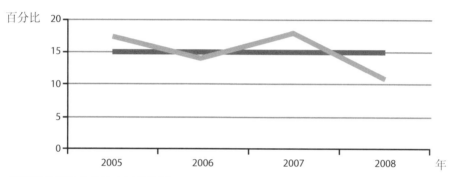

图 19.2 韩国新增烟雾病确诊病例的比例。

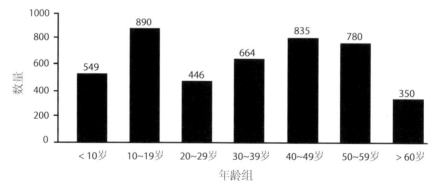

图 19.3 2008 年韩国烟雾病患者的年龄分布。（These data were presented by the author at The 10th Korean and Japanese Friendship Conference on Surgery for Cerebral Stroke，held in Nagasaki，Japan，2010.）

家医院参与了对烟雾病的合作研究,研究涉及 289 个病例(男性 130 例,女性 159 例)。在这 289 例患者中,97 例患者年龄小于 20 岁。脑梗死或短暂性脑缺血发作是最常见的临床表现(186 例),其次是颅内出血(103 例)。36 例(12.5%)接受了旁路术:12 例行 STA-MCA 旁路术,21 例行间接旁路术,3 例行直间接联合旁路术。

Han 等人回顾了 1976—1994 年来自 26 家韩国医院的 334 例烟雾病患者[7]。这些病例主要包括 6~15 岁的儿童和 31~40 岁的成人。其中出血型和缺血型烟雾病分别占 43% 和 57%。在成人患者中,最主要的表现为出血(62.4%),而 61.2% 的儿童表现为缺血。约 38% 的患者接受了手术治疗(62% 的儿童,24% 的成人),53% 的手术是双侧进行的。是否进行手术取决于发病症状。25.7% 的出血型患者和 53.9% 的缺血型患者进行了血运重建。在间接旁路术的手术中,82% 的患者选择了脑 - 硬膜 - 动脉贴敷术和脑 - 颞肌贴敷术。9 例仅行间接旁路术治疗,15 例采用直接和间接联合旁路术治疗。73% 的病例取得了良好的结果。随后,烟雾病的发病率增加,在韩国开展了更多相关的研究[2,8-10]。手术治疗也变得更加普及。

作者在 2010 年于日本长崎举办的第 10 届韩日脑卒中外科友谊会议的演讲中回顾了 2004—2008 年在韩国 19 家医院的共 473 例手术病例。烟雾病最常见的发病年龄是 40~49 岁(107 例),其次是 30~39 岁(104 例)、20~29 岁(71 例)、13~19 岁(62 例)、50~59 岁(45 例)、60 岁以上(13 例)。女性(n=322)比男性更常见(n=151)。在 473 例患者中,83 例行直接旁路术,261 例行间接旁路术,129 例行联合旁路术。共有

78 例患者(16%)出现并发症,包括 38 例缺血性并发症(短暂性脑缺血发作和脑梗死),23 例颅内出血,8 例癫痫发作,7 例伤口感染,2 例其他并发症。在平均 29.17±17.15 个月的随访(范围:1~67 个月)期间,105 例患者(22%)症状复发。其中,再发性缺血症状是最常见的(n = 77),其次是出血(n = 13)、癫痫发作(n = 8)和其他症状(n = 7)。使用 Karnofsky 远期生活质量量表评估临床结局,平均分为 88.97±15.13 分。

烟雾病患者的手术治疗方案逐渐转向更频繁地使用直接血运重建技术。早期的文献回顾表明,1976—1994 年在韩国 26 家医院进行的烟雾病外科治疗中,间接旁路术约占血运重建技术的 82%。相比之下,2004—2008 年来自韩国 19 家医院的手术病例研究显示,直接旁路术和联合旁路术共占 45%,间接旁路手术占 55%。这些研究的治疗效果与日本的研究结果相比更加良好[11]。

结论

烟雾病在韩国的发病率与日本接近。在最近的研究中,直接和联合旁路术占到韩国烟雾病患者血运重建术的 45%。

(赵雅慧　郭庚 译)

参考文献

1. Takeuchi K, Shimizu K. Hypoplasia of the bilateral internal carotid arteries. No To Shinkei 1957;9:37–43
2. Suzuki J, Takaku A, Asahi M. Etiological consideration of Moyamoya disease. In: Kudo T, editor. A disease with abnormal intracranial vascular networds. Spontaneous occlusion of the Circle of Willis. Tokyo: Igaku Shoin; 1967:73–75
3. Suzuki J, Takaku A. Cerebrovascular "moyamoya" disease. Disease showing abnormal net-like vessels in

base of brain. Arch Neurol 1969;20(3):288–299

4. Kudo T. Spontaneous occlusion of the circle of Willis. A disease apparently confined to Japanese. Neurology 1968;18(5):485–496

5. Kuriyama S, Kusaka Y, Fujimura M, et al. Prevalence and clinicoepidemiological features of moyamoya disease in Japan: findings from a nationwide epidemiological survey. Stroke 2008;39(1):42–47

6. Choi KS. Moyamoya disease in Korea: A cooperative study. In: Suzuki J, editor. Advance in surgery for cerebral stroke.Tokyo: Springer-Verlag; 1988:107–109

7. Han DH, Kwon OK, Byun BJ, et al; Korean Society for Cerebrovascular Disease. A co-operative study: clinical characteristics of 334 Korean patients with moyamoya disease treated at neurosurgical institutes (1976-1994). Acta Neurochir (Wien) 2000;142(11): 1263–1273, discussion 1273–1274

8. Choi JU, Kim DS, Kim EY, Lee KC. Natural history of moyamoya disease: comparison of activity of daily living in surgery and non surgery groups. Clin Neurol Neurosurg 1997;99(Suppl 2):S11–S18

9. Kim DS, Kang SG, Yoo DS, Huh PW, Cho KS, Park CK. Surgical results in pediatric moyamoya disease: angiographic revascularization and the clinical results. Clin Neurol Neurosurg 2007;109(2):125–131

10. Kim H, Kim YW, Joo WI, et al. Effect of direct bypass on the prevention of hemorrhage in patients with the hemorrhagic type of Moyamoya disease. Korean J Cerebrovascular Surg 2007;9(1):14–19

11. Ikezaki K, Han DH, Kawano T, Kinukawa N, Fukui M. A clinical comparison of definite moyamoya disease between South Korea and Japan. Stroke 1997; 28(12):2513–2517

索引